WHO 真菌重点病原体感染实验诊断与临床治疗

主　审　朱利平

主　编　吴文娟　徐和平　余跃天　沈银忠

副主编　周万青　曾令兵　郭　建　徐春晖

上海科学技术出版社

图书在版编目（ＣＩＰ）数据

WHO真菌重点病原体感染实验诊断与临床治疗 / 吴文娟等主编. -- 上海 : 上海科学技术出版社，2023.9
ISBN 978-7-5478-6274-2

Ⅰ．①W… Ⅱ．①吴… Ⅲ．①真菌病－病原体－感染－实验室诊断②真菌病－病原体－感染－诊疗 Ⅳ．①R446.5②R519

中国国家版本馆CIP数据核字(2023)第147615号

WHO真菌重点病原体感染实验诊断与临床治疗

主　审　　朱利平

主　编　　吴文娟　徐和平　余跃天　沈银忠

副主编　　周万青　曾令兵　郭　建　徐春晖

上海世纪出版(集团)有限公司
上海 科 学 技 术 出 版 社　出版、发行
(上海市闵行区号景路 159 弄 A 座 9F－10F)
邮政编码 201101　　　www.sstp.cn
上海普顺印刷包装有限公司
开本 787×1092　1/16　印张 17
字数 318 千字
2023 年 9 月第 1 版　2023 年 9 月第 1 次印刷
ISBN 978-7-5478-6274-2/R·2809
定价：119.00 元

内容提要

　　本书紧紧围绕真菌病原体感染这一全球公共卫生问题，在解读《WHO 真菌重点病原体清单》(WHO FPPL)的基础上，详细介绍该清单中 19 种真菌病原体及其所致疾病的病原学、流行病学、检测方法、诊断路径、药敏试验和耐药机制、治疗原则及相关进展，并从临床诊疗的角度列举了这些真菌病原体感染所致的 21 个典型病例，为侵袭性真菌感染的实验诊断与临床诊疗提供实践范例。

　　本书可提高国内各级医疗机构内实验室检测人员、临床医师和公共卫生从业人员对这些真菌病原体及其所致感染的总体认识和临床实践能力，防止真菌耐药性的形成和传播，从而规范真菌感染的实验诊断和治疗。

本书编委会

主　审

朱利平　复旦大学附属华山医院

主　编

吴文娟　同济大学附属东方医院

徐和平　厦门大学附属第一医院/厦门大学公共卫生学院

余跃天　上海交通大学医学院附属仁济医院

沈银忠　上海市(复旦大学附属)公共卫生临床中心

副主编

周万青　南京大学医学院附属鼓楼医院

曾令兵　南昌大学第一附属医院

郭　建　同济大学附属东方医院

徐春晖　中国医学科学院血液病医院

编　委 (以姓氏笔画为序)

马晓波　厦门大学附属第一医院

马爱平　厦门大学附属第一医院

王丽辉　上海交通大学医学院附属仁济医院

王洁敏　上海交通大学医学院附属仁济医院

卢桂阳　厦门大学附属第一医院

朱　波　厦门大学附属第一医院

朱　玲　上海交通大学医学院附属瑞金医院

刘敏雪　广西壮族自治区妇幼保健院

李　姝　河南省沁阳市人民医院

李艳玲　广西壮族自治区玉林市第一人民医院

杨　青　浙江大学医学院附属第一医院

邹明祥　中南大学湘雅医院

宋　炜　上海市公共卫生临床中心

陈杏春　广西医学科学院　广西壮族自治区人民医院

陈丽华　中南大学湘雅三医院

邵凌云　复旦大学附属华山医院

周　密　苏州大学附属儿童医院

郑　毅　核工业总医院(苏州大学附属第二医院)

胡柳杨　广西医学科学院　广西壮族自治区人民医院

鹿秀海　山东第一医科大学附属眼科医院

鲁怀伟　中国科学技术大学附属第一医院

编　者（以姓氏笔画为序）

万菲菲　同济大学医学院

王子文　同济大学医学院

江英骐　复旦大学附属华山医院

纪凌云　同济大学附属东方医院

李　颖　复旦大学附属华山医院

李晟超　浙江大学医学院附属第一医院

杨思敏　同济大学附属东方医院

吴永琴　中国科学技术大学附属第一医院

张　旻　同济大学医学院

陈鸿超　浙江大学医学院附属第一医院

林慧萍　同济大学医学院

周姿奕　同济大学医学院

郑燕青　厦门大学附属第一医院

赵璧和　上海市公共卫生临床中心

查琼芳　上海交通大学医学院附属仁济医院

黄江山　厦门大学附属第一医院

覃开益　柳州市人民医院医疗集团医学检验中心

覃雅爱　广西壮族自治区罗城仫佬族自治县人民医院

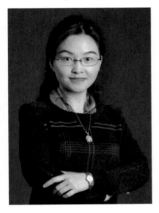

吴文娟,医学博士、主任技师、教授、博士生导师,现任同济大学附属东方医院南院检验科主任、中国女医师协会检验医学分会副主任委员、中国医学装备协会基因检测分会常委、上海市微生物学会临床微生物学专委会主任委员、上海市医学会检验医学分会微生物学组组长、上海市医学会分子诊断专科分会感染病学组组长。入选上海市学术技术带头人、上海市卫健委优秀学科带头人、国家卫生健康委药敏标准委员会专家、中国合格评定国家认可委员会主任评审员、上海市公共卫生重点学科负责人,荣获全国卫生系统新冠疫情防控先进个人、中国女医师协会五洲女子科技奖等。

主持华东地区侵袭性真菌感染协作组(ECIFIG)工作,承担国家科技重大专项、国家自然科学基金等课题和省市级人才计划20余项,发表论文140余篇,编写行业标准10余项,主编专著4部。

研究方向:病原微生物快速检测及耐药机制、医院感染控制等。

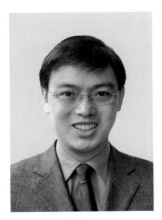

徐和平,主任技师、厦门大学公共卫生学院副教授,就职于厦门大学附属第一医院。从事临床微生物工作近30年,近几年主要从事真菌病的实验室检测和医学真菌形态学研究。

兼任国家卫生健康委全国真菌病监测网专家委员会委员、中国中西医结合学会检验医学分会感染性疾病实验室诊断学术委员会常务委员、中国微生物学会真菌学会委员等十余项学术任职。担任《医学参考报(微生物与感染频道)》《中国抗生素杂志》《中国热带医学》《中国真菌学杂志》和 Mycopathologia 等多本杂志常务编委或审稿专家。主编或参编多部医学专著。主持和参与省市科研项目多项。在核心期刊发表一作或通讯作者论文30余篇,其中SCI论文20余篇。

擅长于深部真菌和浅部真菌形态学鉴定。曾多次应邀在国内学术会议上讲授医学真菌相关课程。为临床微生物大讲堂真菌微信群的群主,热心为大家解答真菌日常检测中的疑问。

主要研究方向:真菌形态学研究和细菌耐药机制研究。

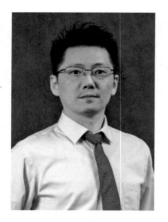

余跃天，医学博士、主任医师，任职于上海交通大学医学院附属仁济医院重症医学科，现任中华医学会细菌感染与耐药防治分会青年委员、中国研究型医院学会危重病分会常务委员、中国研究型医院学会感染病学分会常务委员、上海市微生物学会临床微生物分会副主任委员、国家卫健委人才交流中心评审专家，欧洲重症医学会（ESICM）、欧洲临床微生物和感染病学会（ESCMID）国际会员，*Journal of emergency and critical care medicine* 等 3 种 SCI 杂志感染版块客座主编，*International journal of infectious diseases*（IF：12.7）等 3 种 SCI 期刊编委，*Journal of infection*（IF：38.6）等 4 种 SCI 期刊审稿人。一作/通信发表相关 SCI 论文 60 余篇，包括指南类 5 篇，ESI 全球前 1% 高引 3 篇。

主持相关课题及人才培养计划 6 项，入选上海市优秀青年医师、医苑新星等。

研究方向：重症感染诊治。

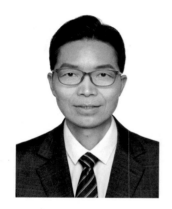

沈银忠，医学博士、教授、主任医师、博士生导师，上海市（复旦大学附属）公共卫生临床中心副主任（主持工作）。WHO COVID－19 指南制定工作组成员、WHO 新冠病毒进化技术咨询专家组成员、国家感染性疾病专业医疗质量控制中心专家委员会委员、上海市预防医学会艾滋病性病防治专业委员会副主任委员、中国性病艾滋病防治协会 HIV 合并结核病专业委员会副主任委员、中华医学会感染病学分会艾滋病专业学组委员兼秘书、上海市医学会感染病专科分会委员兼秘书、上海市医师协会感染科医师分会副会长、上海市医学会感染病专科分会新发和再现传染病学组组长、中国性病艾滋病防治协会学术委员会委员兼副秘书长、上海市药学会抗生素专业委员会副主任委员。承担上海市科委医学创新研究专项重大项目 2 项，作为子课题负责人完成国家"十三五"传染病重大专项 1 项，完成上海市科委项目 2 项。2017 年获上海市医学科技一等奖（第二完成人），2021 年获中华医学科技三等奖（排名第三）。以第一作者发表 SCI 论文 25 篇。主编专著 2 部，作为副主编参编专著 5 部。

担任《微生物与感染》《中国艾滋病性病》《中国抗生素杂志》《中国感染与化疗杂志》《内科理论与实践》《上海医药》《AIDS（中文版）》和 *Viruses* 编委，《新发传染病电子杂志》副主编，《中华医学杂志英文版》以及《中华传染病杂志》等杂志的通信编委以及多本杂志审稿专家。

业务擅长：各种感染性疾病的诊治，尤其擅长艾滋病、性病、结核病、侵袭性真菌病、非结核分枝杆菌病，以及新冠病毒感染等新发传染病的诊治。

序

2022 年 10 月 25 日世界卫生组织首次公布威胁健康的《真菌重点病原体清单》（WHO fungal priority pathogens list，WHO FPPL），共列出 19 种构成公共卫生风险的病原真菌，旨在指导针对重要侵袭性真菌病的研究、药物研发和公共卫生行动。

而在与美国西海岸跨海相望的太平洋彼岸，国内的真菌学家们也在密切监测着病原真菌的细微动向，积极开展教育培训和临床实践，为促进真菌检测和药物敏感性试验的规范开展、新技术正确解读和合理应用，引领临床真菌实验室能力建设和为国家抗菌药物合理应用提供科学支持。

由同济大学附属东方医院吴文娟教授牵头成立的华东地区侵袭性真菌感染协作组（ECIFIG），积极开展本地区侵袭性真菌的流行病学监测和多中心临床研究，通过长期持续地开展能力提升项目和建立交流合作机制，推动了本地区临床实验室真菌病微生物学检测的快速规范化发展。由吴文娟教授发起，徐和平、余跃天、沈银忠等实验室和临床专家共同编写的《WHO 真菌重点病原体感染实验诊断与临床治疗》，围绕 19 种病原真菌的实验室检测方法、诊断路径和临床诊治进行详细介绍，尤其精选了 21 个真实世界临床病例进行解读，从诊治原则到个体化方案，图文并茂，思路缜密，读来令人手不释卷。

2023 年 5 月 5 日，世界卫生组织宣布不再将新冠疫情列为全球公卫紧急事件。雨后复斜阳，关山阵阵苍。新冠后疫情时代，预防和控制感染与传染性疾病仍然需要人类长期和常态化面对，迎接未知挑战。生活方式的改变、医疗技术的发展，微生物界在适应宿主环境的过程中菌群协作、物种进化。与微生物界相处，人类赢得未来的策略，需要持续的科学发展和全社会协作。

中国工程院院士
海军军医大学皮肤性病与真菌病研究所所长
上海市医学真菌研究所所长
2023 年 6 月于上海

前 言

感染性疾病是全球死亡和致残的主要原因之一。2017 年，世卫组织在细菌耐药问题日益突出的背景下，制定了第一份《细菌重点病原体清单》（WHO bacterial priority pathogens list，WHO BPPL），以呼吁采取全球行动。近年来，随着新冠病毒感染、流感等在全球范围的大流行，侵袭性真菌病（invasive fungal diseases，IFDs）总体呈上升趋势，尤其在免疫功能低下的人群中，已被认为是致死的重要原因之一。2022 年 10 月 25 日世界卫生组织首次公布威胁人类健康的《真菌重点病原体清单》（WHO fungal priority pathogens list，WHO FPPL），共列出 19 种构成公共卫生风险的真菌病原体。WHO FPPL 首次系统地确定真菌病原体的优先列入次序，强调真菌感染在全球范围内日趋严重，进行真菌病原体流行病学、实验诊断、耐药机制研究以及抗真菌药物研发的需求迫在眉睫，其目的是进一步推动真菌感染诊治能力的提升及政策干预，以加强对抗真菌感染和真菌耐药问题的全球行动。

为了促进临床感染科医师、实验室人员和公共卫生工作者对世界卫生组织行动计划的理解和在实际工作中真菌感染诊断和临床能力的提升，本书将围绕《真菌重点病原体清单》（WHO FPPL），对其中三个优先级 19 种真菌病原体的实验诊断和临床治疗进行详细介绍。因此，书稿分为三个部分：WHO 真菌重点病原体清单（WHO FPPL）解读、WHO FPPL 中真菌病原体检测和药物敏感性，以及 WHO FPPL 中真菌病原体感染临床治疗（策略、原则和疑难病例解析）。涉及的真菌病原体包括：① 严重级别组（critical priority group）的新型隐球菌、耳念珠菌、烟曲霉和白念珠菌；② 高级别组（high priority group）的光滑那他酵母（光滑念珠菌）、组织胞浆菌属、真菌性足菌肿病原体、毛霉目、镰刀菌属、热带念珠菌和近平滑念珠菌；③ 中级别组（medium priority group）的赛多孢霉属、多育节荚孢霉、球孢子菌属、库德里阿兹威毕赤酵母（克柔念珠菌）、格特隐球菌、马尔尼菲篮状菌、耶氏肺孢子菌和副球孢子菌属。

本书主创人员均为华东地区侵袭性真菌感染协作组（ECIFIG）成员单位的临床医师和实验室技术人员，在临床一线和实验诊断工作中积累了丰富的实践经验，并查阅大量文献，结合最新的指南共识如 COVID‐19 相关曲霉病和毛霉病的诊治原则等，以期最大程度将新兴技术和前沿进展介绍给读者，改善实验室和临床对 WHO FPPL 中所列真菌病原体的总体认识，进一步规范和提高真菌感染的实验诊断技术和抗真菌治疗水平，延缓抗真菌药物耐药性的进展。

本书在编写过程中得到了上海市微生物学会领导和专家们的悉心指导和帮助，以及同济大学医学院研究生张旻、杨思敏、周姿奕、林慧萍和万菲菲等人协助文稿校对,在此表示衷心感谢!

本书的主要读者为实验室技术人员、检验医师、临床医师、护理人员、医院感染防控和公共卫生管理等相关人员。囿于编写组成员学术水平和调查研究能力有限,本书内容可能存在偏颇或错误,恳请读者批评指正。

吴文娟

2023 年 6 月于上海

目 录

第一章

WHO 真菌重点病原体清单(WHO FPPL)解读

真菌病原体对公众健康造成重要威胁变得越来越普遍,并且对目前仅有的几类抗真菌药物耐药性日益增强,已成为全球密切关注的公共卫生问题。目前研发中的临床候选药物很少,对大多数真菌病原体缺乏快速和灵敏的诊断方法,而现有方法在全球也无法广泛获得或以可负担的价格提供。较多国家的政府及科研机构对真菌病原体感染仍然没有给予足够的重视,致使关于真菌病分布和抗真菌药物耐药模式的高质量数据相对不足。

WHO 旨在关注并推动各国政府及科研机构进一步研究和加强政策干预措施,以加强全球在真菌感染和抗真菌药物耐药性方面的应对工作,于 2022 年 10 月 25 日发布了有史以来第一份《真菌重点病原体清单》(WHO fungal priority pathogens list,WHO FPPL)。该清单列出对公众健康构成威胁的 19 种真菌病原体,并且从真菌的耐药性、病死率、循证治疗、诊断方法可及性、年发病率、并发症和后遗症等因素出发,分为严重级别组(critical group)、高级别组(high group)和中级别组(medium group)三个级别(参见本书第 5 页图 1 - 2 - 1)。WHO 将这些真菌重点病原体感染确认为全球关切的公共卫生问题,强调必须结合具体情况认真解读这一清单,迫切需要采取协调行动,在"全健康"(ONE HEALTH)框架下应对抗真菌药物使用对耐药性的影响,并呼吁扩大公平获得优质诊断和治疗的机会。

第一节 出台背景

真菌感染已经成为日益严峻的全球公共卫生问题。据估计,近 10 亿人患有皮肤、指甲和头发真菌感染,数以千万计的黏膜念珠菌感染,超过 1.5 亿人患有严重的真菌病,这些疾病对他们的生活有重大影响,严重程度从无症状的轻度黏膜皮肤感染到可能危及生命的全身性感染不等。此外,与真菌病相关的病死率与结核病相似,是疟疾的 3 倍以上。

最近的全球估计发现,每年约有 3 000 000 例慢性肺曲霉病,约 223 100 例 HIV 感染/AIDS 合并隐球菌脑膜炎,约 700 000 例侵袭性念珠菌感染,约 500 000 例耶氏肺孢子菌肺炎,约 250 000 例侵袭性曲霉病和约 100 000 例播散性组织胞浆菌病。每年发生超过 10 000 000 例真菌性哮喘和约 1 000 000 例真菌性角膜炎(表 1-1-1)。

表 1-1-1　真菌疾病的负担

真　菌　病	年发病率	全球暴发	评　　论
浅表			
皮肤,头发,指甲		～1 000 000 000	
真菌性角膜炎		～1 000 000	
黏膜			
口腔念珠菌病	～2 000 000		仅限 HIV 感染,90% 未服用 ARVs
食管念珠菌病	～1 300 000		仅 HIV 感染,CD4 细胞计数<200 的患者占 20%,未服用 ARVs 患者占 5%
阴道念珠菌病			70% 的人终身受影响
复发性阴道念珠菌病		～134 000 000	年度流行率高,近 5 亿人终身受累
变应性			
哮喘患者的变应性支气管肺曲霉病		～4 800 000	仅成人,儿童罕见
囊性纤维化中的变应性支气管肺曲霉病		～6 675	仅成人,从 4 岁起
严重哮喘伴真菌致敏		～6 500 000	仅成人,儿童中可能不常见
真菌性鼻-鼻窦炎		～12 000 000	
慢性的严重的			
慢性肺曲霉病		～3 000 000	
真菌性足菌肿		～9 000	1950—2013 年病例报告,NTD
着色芽生菌病		>10 000	不常见,资料有限,NTD
球孢子菌病		～25 000	
副球孢子菌病		～4 000	
芽生菌病		～3 000	基于皮肤检测,大多数新感染者无症状
组织胞浆菌感染	～500 000	～25 000	全球数据非常有限。在秘鲁、巴西和墨西哥的高流行地区常见
孢子丝菌病		>40 000	
急性侵袭性			
侵袭性念珠菌病	～750 000		包括 60 000～100 000 例腹腔内念珠菌感染

（续表）

真 菌 病	年发病率	全球暴发	评 论
侵袭性曲霉病	～＞300 000		每年约有 1 000 万人存在风险
耶氏肺孢子菌肺炎	～500 000		
HIV 相关隐球菌病	～223 000		HIV 相关,非 HIV 可高达 10%
毛霉病	＞10 000		基于法国数据＝ 4 200；基于印度数据＝910 000
播散性组织胞浆菌病	～100 000		没有可靠的估计
马尔尼菲篮状菌病	～8 000		仅东南亚

注：NTD,WHO 认可的被忽视的热带病；ARVs,抗逆转录病毒药物；AIDS,艾滋病。

　　不同的国家和地区之间,以及风险人群之间存在一定的疾病负担差异,这可能与估算的基本原理以及所用方法的内在局限性有关系。但不可否认的是,真菌感染是导致多种疾病死亡的主要原因,通过公共卫生等多领域的共同努力降低这些感染病发病率和病死率是至关重要的。

　　真菌感染的疾病负担增加,原因是复杂的,可归因于多种不同的因素,甚至是多种因素的共同作用。其中一些因素是众所周知的,例如人口数量不断增多的人类因老龄化而免疫力下降,包括免疫抑制药物在内的现代医疗干预措施的普及,以及 HIV 感染患者数量的持续增加等。近年来,人们对新的风险因素了解逐步加深,这些因素使易感染侵袭性真菌病（invasive fungal disease,IFD)的人群成倍增加。我们已经知道,有呼吸道感染的住院患者有很高的真菌合并感染风险。其中,包括新冠病毒感染相关的肺曲霉病、流感相关的肺曲霉病和慢性阻塞性肺病相关的肺曲霉病。此外,慢性肺曲霉病可能和肺结核等感染性疾病存在鉴别困难,或者存在混合感染的情况,或者在这些疾病的治疗过程中出现了继发真菌感染。

　　此外,在生态环境变化的驱动下,新的致病真菌正在出现。耳念珠菌虽然在 2009 年才被报道,但现在已在全球均有分布。由于抗真菌药物耐药性的出现,药物的疗效下降,加重了真菌感染的负担。与此同时,由于机会性致病真菌暴露于与临床抗真菌药物具有相同作用模式的农业杀菌剂,导致环境中广泛出现抗真菌耐药性,形势较为严峻。

第二节　真菌病原体优先级评定机制

　　为了应对真菌感染这一日益严重的公共卫生危机,世界卫生组织采取了一种多步骤的方法,对全球真菌病谱进行优先排序。2017 年 WHO 发布了《细菌重点病原体清单》(BPPL),极大地促进了全球对于细菌耐药的重视,抗菌药物研发、应用等领域获得深入进展。受此启发,2022 年 10 月 25 日,WHO 发布了第一份《真菌重点病原体清单》(FPPL)。这份列有 19 组与死亡或发病风险相关的人类真菌重点病原体的清单,旨在指导针对侵袭性真菌感染的研究、药物研发和公共卫生行动。WHO 这一行动也凸显了抗真菌感染的重要性,而针对真菌感染诊治所需的认识和研究资金方面一直被忽视。

WHO 制定 FPPL 的目标见表 1-2-1。

表 1-2-1 WHO 制定 FPPL 的目标

序号	目标
1	指导并推动对构成最大公共卫生威胁和/或知识差距最大的病原体的研究工作
2	促进国际协调,为研发投资提供信息,以发现新的和优化现有的治疗和诊断方法,并改善患者预后
3	监测抗真菌药物开发管线,以跟踪趋势并确定差距
4	确定研发优先事项,使投资和资金与已确定的未满足的公共卫生需求保持一致
5	促进知识传承,以提高全球对真菌感染和抗真菌药物耐药性的认识和响应
6	告知并使决策者能够设计和实施解决 IFD 和抗真菌药物耐药性的措施

该清单重点关注导致急性、亚急性全身真菌感染的真菌病原体,这些真菌感染存在耐药性或其他治疗与处置方面的挑战。所包括的真菌病原体都与严重的死亡和/或发病风险有关。该清单主要集中于全身性侵袭性感染。未来的类似评估可能包括其他具有重要经济和健康后果的真菌,特别是那些引起黏膜、皮肤和眼睛感染的真菌。

WHO 组建了国际真菌学专家小组后,最初关注的真菌病原体被选中,但没有排名。对每种病原体的发病率和抗真菌耐药性发生率进行了系统综述。然后商定了 10 个半定量标准作为优先考虑的基础,包括病原体引起的疾病的发病率或流行率及其地理范围、病死率、并发症、诊断方法和治疗药物可及性受限、传播性和爆发可能以及抗真菌耐药性问题。一项国际离散选择试验在 300 多名从业者和诊断实验室人员中进行,随后对每种真菌病原体进行排名,并进行了最佳/最差比例调查。40 多位真菌学专家一致认为公众重要性相对较高的真菌病原体优先考虑列入。具体步骤详见表 1-2-2。

表 1-2-2 优先顺序步骤汇总(所有步骤都是互相重叠和非顺序性的)

第一步	利益相关者群体的选择:包括 WHO AG FPPL,该机构由来自 WHO 所有地区的真菌学专家组成,以及全球医学真菌学专家应答组(Global Medical Mycology Expert Respondent Group)的参与者
第二步	选择要优先考虑的真菌病原体:根据协商和共识选择要优先处理的真菌病原体
第三步	优先排序标准的选择:通过迭代过程,选择真菌病原体分析的标准和水平,并定义每个标准
第四步	系统综述:根据预定义的标准和水平,进行了 19 项系统综述,以描述每种真菌病原体
第五步	级别分配:根据系统综述和专家意见(如需要),将级别分配给每种真菌病原体
第六步	MCDA-DCE 研发调查:在 WHO 的六个地区进行了一次基于 DCE 的大型调查,根据已知的研发优先级对每个标准进行加权。调查有三种语言(英语、法语和西班牙语)
第七步	公共卫生重要性的最佳-最差尺度(BWS)调查:使用 BWS 进行基于选择的调查,以根据已知的公共卫生重要性估计每种病原体的权重。这项调查还包括确定未满足的研发与已知病原体的公共卫生重要性的相对权重,并用于告知最终的总体排名
第八步	最终的 WHO FPPL:根据第 7 步的权重分配,将公共卫生和研发排名结合起来,形成最终的 FPPL

注:WHO AG FPPL,WHO 真菌重点病原体清单咨询小组;DCE,离散选择实验;MCDA,多准则决策分析;R&D,研发;WHO,世界卫生组织。

这些结果进一步进行了合并,最终排名产生了 3 个优先组,具体分组见图 1-2-1。

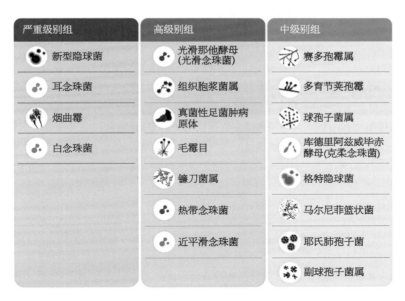

严重级别组	高级别组	中级别组
新型隐球菌	光滑那他酵母(光滑念珠菌)	赛多孢霉属
耳念珠菌	组织胞浆菌属	多育节荚孢霉
烟曲霉	真菌性足菌肿病原体	球孢子菌属
白念珠菌	毛霉目	库德里阿兹威毕赤酵母(克柔念珠菌)
	镰刀菌属	格特隐球菌
	热带念珠菌	马尔尼菲篮状菌
	近平滑念珠菌	耶氏肺孢子菌
		副球孢子菌属

图 1-2-1　WHO 真菌优先病原体清单分组

本文件的目标读者包括但不限于表 1-2-3。

表 1-2-3　本文件的目标读者

序号	目　标　读　者
1	卫生部门或负责感染病、抗微生物药物耐药性(AMR)监测,制定和实施感染预防和控制干预措施、国家行动计划、公共卫生政策的同等机构的国家级和国家以下各级决策者
2	医学真菌学专家、公共卫生研究人员、全科医生和其他医疗保健服务提供者
3	医疗保健、感染病、医学真菌学和公共卫生等方面专业协会的成员
4	制药和诊断行业、学术和公共卫生研究机构从业成员

这项工作提出了许多建议,突出了三个优先行动领域:① 加强实验室能力和监测;② 研究、开发和创新的可持续投资;③ 公共卫生干预。这些相互关联的领域在此基础上相互融合加强(图 1-2-2)。

根据 WHO 的建议(下页表 1-2-4),减少全球真菌疾病负担的战略包括:改进真菌疾病的检测和监测,需要尽可能在患者方获得负担得起的诊断工具;有针对性地支持研发和创新,以加快新型抗真菌药物的应用和改进诊断;加强卫生系统,以确保公平获得基于证据的治疗、诊断、耐药性检测和抗真菌管理。鼓励各国提高真菌学诊断能力,以处置真菌感染并进行监测。在大多数情况下,这可能需要

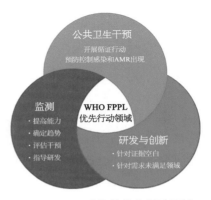

图 1-2-2　建议的优先行动区域

注:AMR 抗微生物药物耐药性;R&D 研究和开发;WHO FPPL 世界卫生组织真菌重点病原体清单

循序渐进的方法。需要在研究、开发和创新方面进行可持续投资,在真菌学基础研究、抗真菌药物研发和诊断方面需要更多的投资。需要创新的方法来优化和促进全球当前使用的诊断模式标准化。真菌感染性疾病的高质量诊断是 WHO AMR 议程的重要组成部分。

表 1-2-4 监测行动、干预措施和策略

序号	目 标
1	从进行真菌鉴定和药敏试验的参考微生物学实验室着手,建立真菌学诊断能力,处置真菌感染并进行监测。这样的参考实验室可以进行监测,并提供真菌诊断方面的室间质评和培训
2	根据当地流行病学、背景、能力和需求,将列入世卫组织基本诊断模式清单的真菌诊断纳入常规照护或专业实验室流程。优先提供诊断服务,为患真菌性疾病的高风险(如伴有癌症、HIV 感染/AIDS、TB、COPD、哮喘)人群提供服务
3	建立抗真菌药物管理能力,以限制抗真菌药物和抗生素的不当使用。为实验室制定标准实验操作规程,以优化真菌感染的诊断,包括对具有潜在感染暴发能力的病原体的诊断;建立对病原体感染暴发监测、报告和应对的能力
4	鼓励在国家和国际层面发展互联网,并参与全球和区域协作的监测倡议(如世卫组织 GLASS-AMR、GLASS-FUNGI、GLASS-EAR 以及 ReLAVRA 和 EARS-Net 等其他区域平台)。通过国家、区域和国际疾病登记处以及其他全球协作平台进行知识传达,有助于对其病理生理学的认识,尤其是罕见病原体,并将促进诊疗的研究
5	利用流行病学实验室和临床监测数据以及其他卫生保健数据,量化 IFD 和抗真菌耐药性的负担,为公共卫生干预措施提供信息,并指导综合预防控制措施
6	采取循序渐进的方法,从最优先级的病原体开始,从数据和证据生成开始,并根据区域、国家及地方的情况和需要来调整 FPPL

注:AMR,抗微生物药物耐药性;COPD,慢性阻塞性肺疾病;EAR,新兴抗微生物药物耐药性;EARS-Net,抗微生物药物耐药监测网;FPPL,优先真菌病原清单;GLASS,全球抗微生物药物耐药性和使用监测系统;IFD,侵袭性真菌病;ReLAVRA,拉丁美洲和加勒比抗微生物药物耐药性监测网;TB,结核病;WHO,世界卫生组织。

此外,需要采取公共卫生干预措施,突出真菌感染的重要性,包括将真菌疾病和真菌病原体检测纳入各级医疗(临床)和公共卫生培训方案和课程。同样,需要跨部门合作,以解决抗真菌药物使用对"全健康"(ONE HEALTH)范围内耐药性的影响。

第三节　当前对真菌感染的认识

据统计,真菌王国目前已被人类认识的大约有 150 000 个物种,但可能还有几百万个物种等待被发现。尽管真菌与人类社会错综复杂地交织在一起,但它们在很大程度上仍然未被重视以致研究不足。与细菌和病毒不同,真菌在人类疾病方面受到的关注较少。疾病格局的变化,例如包括免疫功能低下患者数量的急剧增加(由于损害宿主免疫功能的突变、癌症化疗或防止移植器官排斥的药物的作用),以及严重损害免疫系统功能的新疾病的出现(例如艾滋病)等,使得真菌这种机会性感染越来越多地走进人们的视野中。

真菌病原体对人类健康、食品生物安全和生态系统构成严重威胁,但资金缺乏导致真菌病

发病率和抗真菌药物耐药性的监测系统不足。世界卫生组织少有专门针对真菌病的资助项目，只有有限的国家有真菌参考诊断实验室。真菌的诊断与治疗存在诸多挑战。真菌感染发生率低且数据有限。真菌感染诊断缺乏高效、理想的诊断方法。每种诊断方法都有其优点和缺点。许多现有的诊断方法在发展中国家都不可及，而治疗疾病的公认抗真菌药物，如两性霉素 B、氟胞嘧啶等药物的可及性也存在地区差异。全球真菌感染行动基金（Global Action Fund for Fungal Infections，GAFFI）还提出了到 2025 年实现 95% 感染者及时诊断和获得抗真菌药物的路线图，旨在提高诊断的可及性/可负担性，培训临床医生进行真菌疾病诊断和治疗，并确保抗真菌药物在全球范围内可用。同时，迫切需要资金来促进真菌发病机制和耐药性的研究，开发新的诊断技术和抗真菌治疗药物，并改进对真菌耐药性的监测。

亚洲真菌工作组（Asia Fungal Working Group，AFWG）在中国、印度、印度尼西亚、菲律宾、新加坡和泰国的临床医生中进行了一项基于网络的侵袭性真菌病管理实践调查。在 292 名受访者中，51.7% 是感染病专家。只有 37% 的受访者接受过正规的医学真菌学培训。他们每月只处理 2～4 例经确诊的真菌感染病例，其中侵袭性念珠菌感染最为常见。大多数人可以获得直接显微镜检查（96%）和组织病理学检查（87%），仅 60% 和 25% 的受访者回答曲霉特异半乳甘露聚糖和药敏检测存在可及性。大多数患者（84%）使用临床指标监测治疗反应。77% 遵循美国感染病学会指南。针对发热伴中性粒细胞减少症，74% 的受访者采用了经验性治疗的方法。只有 30% 的受访者所在医院有抗真菌管理项目。80% 的患者不能使用首选的抗真菌药物。该研究表明亚洲地区医学真菌学培训、非培养诊断、抗真菌药物可及性和当地指南方面的不足存在显著差距。

第四节　控制真菌感染的全球策略

许多地区和国家严重缺乏公共卫生和研究方面的真菌学工作能力。WHO 的行动计划实际上是作为一项全球性的纲领性文件，用以改变全球和国家的卫生政策，以应对许多具有关键和高度重要性的真菌病原体。医学、生物学、药学和公共卫生学等领域在真菌感染方面做得不够。通过提高认识，数据和证据会随之而来。战略投资将通过更公平的方式，分配并用于诊断和抗真菌药物的投入，公共卫生效益更容易实现。

"ONE HEALTH"是近年提出的"全健康"的理念，是一种综合、统一的方法，旨在可持续地平衡和优化人、动物和生态系统的健康观。它认识到，人类、家畜和野生动物、植物的健康以及更广泛的环境（包括生态系统）是密切联系和相互依存的。虽然健康、食品、水、能源和环境都是涉及特定行业的更广泛主题，但跨部门和跨学科的合作有助于保护健康，应对传染病、抗微生物耐药性和食品安全等健康挑战，并促进我们生态系统的健康和完整性。通过将人类、动物和环境联系起来，"ONE HEALTH"可以帮助人们解决从预防到检测、准备、应对和管理的全方位疾病控制问题，并为全球卫生安全做出贡献。

这一理念在真菌感染领域尤为重要，以孢子丝菌病为例。在流行地区，患有孢子丝菌病的猫死

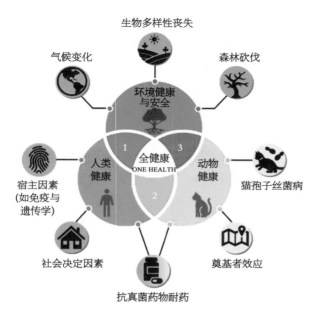

图 1-4-1 "ONE HEALTH"的方法解决猫传孢子丝菌病需要考虑的相关因素〔引自参考文献[8]〕

亡后通常直接埋在土壤中,这样的做法可以变成病原体的潜在源头。土壤是真菌繁殖储库。亚马逊、大西洋等森林的砍伐导致生物群落的生物多样性丧失。进而出现生物种群的变化,造成生态失衡。如棘阿米巴会迅速改变土壤中细菌群落的组成。这些原生动物中有许多可能与孢子丝菌相互影响,导致土壤中的多种生物对于环境压力的适应性改变(如更高的温度、湿度、pH 等),并直接反应在孢子丝菌这一物种的种群失衡,见图 1-4-1。

这个例子的情境表明,"ONE HEALTH"这一理念是复杂的,该理念用于实施也很复杂,但这一理念对于人们认识真菌感染的演化,以及采取措施进而遏制真菌感染的传播至关重要。

(周　密　徐和平)

参 考 文 献

[1] Bongomin F, Gago S, Oladele RO, Denning DW. Global and multi-national prevalence of fungal diseases-estimate precision[J]. J Fungi (Basel), 2017, 3(4): 57. DOI: 10.3390/jof3040057.

[2] Fisher MC, Denning DW. The WHO fungal priority pathogens list as a game-changer[J]. Nat Rev Microbiol, 2023, 21(4): 211 - 212.

[3] Rhodes J, Fisher MC. Global epidemiology of emerging Candida auris[J]. Curr Opin Microbiol. 2019; 52(12): 84 - 89.

[4] Fisher MC, Alastruey-Izquierdo A, Berman J, et al. Tackling the emerging threat of antifungal resistance to human health[J]. Nat Rev Microbiol, 2022, 20(9): 557 - 571.

[5] WHO. Prioritization of pathogens to guide discovery, research and development of new antibiotics for drug-resistant bacterial infections, including tuberculosis [EB/OL]. https://www.who.int/publications/i/item/WHO-EMP-IAU-2017.12.

[6] Organization. WH. WHO fungal priority pathogens list to guide research, development and public health action[EB/OL]. https://www.who.int/publications/i/item/9789240060241.

[7] Organization WH. One health[EB/OL]. https://www.who.int/health-topics/one-health# tab= tab_1.

[8] Rodrigues AM, Goncalves SS, de Carvalho JA, et al. Current progress on epidemiology, diagnosis, and treatment of sporotrichosis and their future trends[J]. J Fungi (Basel), 2022, 8(8): 776.

[9] Tan BH, Chakrabarti A, Patel A, et al. Clinicians' challenges in managing patients with invasive fungal diseases in seven Asian countries: An Asia Fungal Working Group (AFWG) Survey[J]. Int J Infect Dis, 2020, 95: 471 - 480.

第二章

WHO FPPL 中真菌病原体检测和药物敏感性

在真菌感染总体呈上升趋势的情况下,高质量诊断技术和治疗方案的制定与实施,对有效控制抗真菌药物耐药和侵袭性真菌感染诊疗所面临的挑战具有重要意义。本章中,将统一使用最新的真菌分类进行命名,光滑那他酵母(*Nakaseomyces glabrata*)替代原先的光滑念珠菌(*Candida glabrata*);库德里阿兹威毕赤酵母(*Pichia kudriavzevei*)替代原先的克柔念珠菌(*Candida kruseii*)。准确命名并鉴定真菌病原体是临床实验室的重要任务,不同的检测技术在临床应用过程中存在一定的差异。真菌药敏试验的规范化,对指导临床合理用药至关重要,是应对抗真菌药物耐药性加剧的有效措施。

第一节　新型隐球菌

关键点
- 新型隐球菌是机会性致病真菌,主要经呼吸道吸入环境中隐球菌而导致隐球菌病。
- 中枢神经系统隐球菌病严重威胁患者生存,即使接受抗真菌治疗,病死率仍然很高。
- 虽然针对主要风险群体(艾滋病患者)的治疗方案已经确立,但许多国家尚无针对非艾滋病患者的治疗指南。

一、概述

新型隐球菌(*Cryptococcus neoformans*)是一种全球分布的致病酵母菌,存在于环境中(土壤、腐烂的木头等)。人类从环境中吸入真菌孢子后可致感染。隐球菌最初侵袭肺部,但可以扩散到中枢神经系统(隐球菌性脑膜炎)和血液(隐球菌血症)。尚未发现人际传播。大多数患者免疫功能低下,多发于 HIV 感染人群,其次在器官移植患者和其他服用抑制免疫系统药物的人群也处于高危,亦可发生在表观健康的个体。隐球菌病的危险因素包括 HIV 感染、医源性免疫抑制、自身免疫性疾病和失代偿性肝硬化。

隐球菌病是一种非常严重的疾病,尤其是对于艾滋病患者,据报道隐球菌病的病死率为 41%~61%,住院时间中位数为 18~39 d。新型隐球菌感染及其治疗引起的并发症包括急性肾功能损害和颅内压升高及视力下降乃至失明。因为缺乏研究,过去 10 年的全球年发病率和趋势无法评估。现阶段隐球菌病并未开发出疫苗,隐球菌病的可预防性是中等的,但在高危人群中进行预防和抢先治疗可显著降低隐球菌脑膜炎的发病率。

目前,通过有效、快速、价廉和易于获取可用的侧向免疫层析技术的方式,隐球菌病的快速诊断可在全球范围内迅速推广。孤立性隐球菌病可用氟康唑治疗,重症和播散性病例可使用两性霉素 B 和氟胞嘧啶联合治疗,然后氟康唑序贯治疗。尽管上述疗法被列入世卫组织基本药物目录(世卫组织 EML),但在许多国家仍然无法获取上述药物。

隐球菌对抗真菌药物耐药性所知甚少,欧洲临床微生物和感染病学会药敏委员会(EUCAST)仅有两性霉素 B 的临床折点[美国临床和实验室标准化协会(CLSI)尚无折点]。此外,对氟康唑敏感性的降低也已有报道。为深入了解,需要进行旨在降低发病率和病死率的临床试验。结合新型隐球菌抗真菌药物敏感性数据与分子分型,将会更好地比较不同基因型新型隐球菌抗真菌药物的耐药率。体外和体内协同试验将会对新型隐球菌的当前治疗选择进行扩展和优化。前瞻性队列研究旨在评估长期并发症、风险因素和其他临床转归以及全球监测数据,将更好地了解总体疾病负担和不同患者群体和地区的新型隐球菌的分子流行病学情况。

二、病原学介绍

1. 隐球菌属   隐球菌属在 19 世纪末首次在环境中分离,属真菌界、担子菌门(Basidiomycota)、伞菌亚门(Agaricomycotina)、银耳纲(Tremellomycetes)、银耳目(Tremellales)、隐球菌科(Cryptococcaceae)。属内包括 70 多个种和变种,其中新型隐球菌和格特隐球菌(*C. gattii*)是主要的致病真菌。新型隐球菌含新型变种(*C. neoformans var. neoformans*)和格鲁比变种(*C. neoformans var. grubii*)。在最新的分类中,新型隐球菌格鲁比变种保留为新型隐球菌,而新型隐球菌新型变种更名为非新型隐球菌(*C. deneoformans*)。新型隐球菌根据其抗原结合特异性分为血清型 A、血清型 D 和血清型 AD。血清型 A 被认为是新型隐球菌格鲁比变种所特有,血清型 D 通常为新型隐球菌新型变种,血清型 AD 可以认为是新型隐球菌格鲁比变种和新型隐球菌新型变种间菌株杂交的结果。血清型 A 分离株包括新型隐球菌变种(VN)谱系 VN Ⅰ、VN Ⅱ 和 VNB,血清型 D 分离株包括谱系 VN Ⅳ,血清型 A、D 之间的杂交种包括谱系 VN Ⅲ。

最近的大量系统发育研究建议将原先命名的新型隐球菌重新组织其种复合群,以前的新型隐球菌格鲁比变种名称保留为新型隐球菌。尽管这些新建立的物种的流行率、致病性、药物敏感性不同,且在最近的分子分析中被认为是不同的种系,但是尚未就采用这一新命名法达成共识。

2. 培养及镜检

（1）培养：新型隐球菌在普通真菌和细菌培养基上均能生长，25～42℃均可生长，5% CO_2 生长较为迅速。培养 2～5 d 后形成酵母样菌落，有荚膜菌株菌落呈黏液状。随着菌龄增长变得干燥或灰暗，颜色可随菌龄变化加深（奶油色、黄褐色、粉色、黄色）。菌落在科玛嘉显色平板上呈现红、粉、棕、绿、紫等不同颜色。

（2）镜下结构：新型隐球菌孢子呈圆形或卵圆形酵母样，偶见出芽，有时能看到多个芽。母体与子体细胞连细颈，假菌丝极少见，无真菌丝，大部分菌株有荚膜。纯培养菌落革兰染色阳性，可见藕断丝连现象。形态变异很大，直径为 3.5～8.0 μm 或更大。偶尔可见大的酵母细胞（达 60 μm），可能与孵育温度较高、隐球菌逃避免疫机制有关。细胞壁非常脆弱，尤其是在染色的组织切片中经常能见到破裂或新月形的细胞。

3. 致病性　新型隐球菌主要存在于环境中，与哺乳动物宿主的相互作用相对较少。因此，它的许多毒力相关表型可能在一般环境生存中发挥作用，或者在与非人类宿主相遇期间起到保护作用。

新型隐球菌毒力因子包括荚膜、黑色素、甘露醇和各种蛋白酶，如漆酶、尿素酶、磷脂酶等。存在于细胞内以及细胞外空间中的微囊泡含有包括荚膜、黑色素和分泌酶等多种物质，参与经典毒力因子表达相关物质的转运，在新型隐球菌致病中发挥作用。而且，上述物质非常稳定，能够在微生物的细胞外表面局部作用或影响与宿主细胞的相互作用。此外，细胞壁和形态改变等细胞特征在真菌与宿主免疫识别和反应途径的相互作用中发挥重要作用。在宿主压力下生存也需要保持 RNA/DNA 的完整性。最近已经探索了调节这些毒力相关表型表达的新机制。

在有效的免疫反应中，吸入的隐球菌孢子首先被许多与巨噬细胞相关的模式识别受体（pattern recognition receptor，PRR）识别，包括 Dectin‑1、Mincle、甘露糖受体、CD14 和 Toll 样受体。刺激巨噬细胞释放趋化因子受体 2，后者则募集单核细胞和树突状细胞。反过来，被募集细胞产生促炎性细胞因子，例如 INF‑γ、TNF‑α 和 IL‑6，并促进 T 细胞向 T 辅助细胞的分化。活化的 T 辅助细胞进一步分泌 IFN‑γ、IL‑6、IL‑10 和粒细胞巨噬细胞集落刺激因子（GM‑CSF），进而激活并极化 M1 巨噬细胞以进一步分泌 TNF‑α 和 IL‑12，从而成功杀死真菌。这些患者包括宿主免疫力低下的微生物损伤患者（尤其是因 HIV 感染而受到免疫抑制的患者），以及微生物负荷低（活）但免疫介导损伤高的患者（HIV 相关免疫重建炎症综合征和非 HIV 相关感染后炎症反应综合征）。以前健康宿主中的隐球菌病尽管罕见，但很久以前就已经为人所知。对这些罕见患者脑脊液的免疫表型和树突状细胞-T 细胞信号研究揭示了识别的免疫能力和 T 细胞活化途径，包括 HLA‑DR 和 CD56 水平的增加。然而，除了有效的 T 细胞信号，脑活检和尸检标本显示 M2 替代巨噬细胞极化和吞噬真菌细胞的能力差。这些研究扩展了隐球菌病易感性的模式，包括免疫介导损伤的显著作用，并表明在不同宿主中治疗隐球菌病期间需要仔细考虑免疫激活。

三、流行病学与所致疾病

在过去 30 年中，人类感染侵袭性真菌病的发生率显著增加（增加约 200%），特别是重症监护患者和免疫功能低下人群,例如 HIV 感染患者。据估计,全球每年发生 223 100 例隐球菌性脑膜炎病例,导致 181 100 人死亡。新型隐球菌是引起人类侵袭性疾病的主要真菌物种之一。新型隐球菌和格特隐球菌每年在全球造成 650 000 人死亡。

新型隐球菌全球分布广泛,在自然界可从土壤、腐烂的木头等分离出,在鸽粪中亦大量存在,可侵犯人和动物,目前尚无可由人传人、动物传人、实验室获得性感染的证据。新型隐球菌可以借用鸟类作为载体进行传播。在哺乳动物个体中可分离出有更高适应性的隐球菌菌株。此外,它还具有感染大量有机体的能力,例如阿米巴、苍蝇、线虫、鳞翅目,甚至植物如拟南芥。考拉、海豚和猫等多种哺乳动物也有感染报道。

隐球菌病的自然病程包括以下两种:第一种是人在暴露于新型隐球菌之后,免疫功能低下时出现感染,导致快速进展为隐球菌病。如仅在移植后出现新型隐球菌感染,表明他们在免疫抑制期间在移植后暴露并发展为疾病。第二种为潜伏隐匿,儿童期的原发感染和免疫控制,然后经历可持续数年的潜伏期,最后重新激活和传播。幼儿期以最小的血清反应性获得隐球菌抗体,5 年后,70% 的儿童对隐球菌抗原有反应。后者似乎是感染的主要机制。研究显示,移民患者分离出的隐球菌与其出生地的菌株为同一基因型;亦有移植受者发生既往潜伏隐球菌的再激活和传播发生。

新型隐球菌感染始于吸入干燥的单倍体酵母细胞或担孢子。长期以来,干燥酵母细胞一直被认为是新型隐球菌病的传染性繁殖体,但渗透到肺实质需要直径<2 μm 的颗粒。然而,酵母直径为 4~8 μm,降低了其穿透肺实质的能力。担孢子直径为 1.8~2 μm,小到足以穿透肺泡,容易雾化,非常耐干燥。由肺经血液播散时可侵犯中枢神经系统(隐球菌性脑膜炎)和血液(隐球菌血症)。新型隐球菌感染除了导致肺部和中枢神经系统感染外,亦可播散全身脏器组织导致皮肤、骨骼、关节、尿路等感染。脑膜脑炎是重症最常见的表现。而皮肤感染可由开放性皮肤伤口原发感染或隐球菌播散引起的继发感染。

新型隐球菌病好发于细胞免疫功能低下者,如艾滋病、结核、自身免疫性疾病、血液肿瘤、糖尿病、恶性肿瘤、器官移植及肝硬化患者或大剂量使用糖皮质激素者。全球分布数据显示,撒哈拉以南非洲隐球菌性脑膜炎的年发病例数一直在下降(2007 年为 720 000 例,2014 年为 162 500 例,2020 年为 82 000 例),该地区已经并将继续承受最大的隐球菌病负担。亚太地区病例数居世界第二,其年发病例数似乎已经达到稳定状态(2014 年为 43 200 例,2020 年为 44 000 例),隐球菌脑膜炎相关死亡人数在减少(从 2014 年 39 700 人减少至 2020 年为 26 000 人)。值得注意的是,在欧洲和北美(从 2014 年 7 400 人到 2020 年 12 000 人)和拉丁美洲(从 2014 年 5 300 人到 2020 年 12 000 人),隐球菌脑膜炎的年发病例数增加 1 倍左右。自 2009 年以来,HIV 相关隐球菌脑膜炎的全球负担在地理区域上发生重大变化,可能与高效抗逆转录病毒疗法的改进和扩展有关。然而,根据 2017 年和 2020 年的估计,隐球菌脑膜炎每年仍占 HIV 相关死亡人数的 21%。中枢神经系统感染新型隐球菌的最常见临床表现是脑膜炎或脑膜脑炎,病死率很高;另一个典型表现是隐球菌病的形成,是由隐球菌局灶组织感染引起的占位性病变。隐球菌病的形成取决于炎症反应,因此该感染更常见于免疫受损患者。

目前,隐球菌入侵血脑屏障的方式有三种。第一种机制是隐球菌细胞可与血脑屏障的管腔侧结合,并被内皮细胞内吞,结合和侵袭取决于宿主因素(如 CD44 和膜联蛋白 A2)和隐球菌毒力因子,例如脲酶、磷脂酶 B、透明质酸和一些金属蛋白酶。第二种机制为细胞旁通道。第三种机制则通过"隐藏"在受感染吞噬细胞内的生物体进行传播,即"特洛伊木马"传播机制。来自墨西哥的研究发现,HIV 感染男性患者隐球菌性脑膜炎发病率和严重程度较高,且罹患糖尿病和接触家禽是常被观察到的危险因素。主要临床表现为亚急性头痛、认知改变和畏光(仅在 HIV 感染患者中)。MRI 对脑膜增强和隐球菌病等病理改变高度敏感,其中大多数与新型隐球菌复合体有关。部分患者发生严重脑血管炎,脑积水伴颅内高压是最常见的并发症,其他包括神经精神表现和继发性头痛等神经系统后遗症。国内隐球菌脑膜炎专家共识指出,隐球菌脑膜炎临床表现主要包括发热(低热和中等度发热)、渐进性头痛、精神和神经症状(精神错乱、易激动、定向力障碍、行为改变、嗜睡等)。颅内压增高往往比较明显,头痛、恶心呕吐较剧烈;病情进展可累及脑神经(动眼神经、外展神经、视神经等),出现脑神经麻痹(表现为听觉异常或失聪、复视或视力模糊、眼球外展受限等)和视乳头水肿,脑实质受累可出现运动、感觉障碍,脑功能障碍,癫痫发作和痴呆等临床表现。查体可有脑膜刺激征。中枢神经系统感染可同时伴发肺部或其他部位播散性感染,但大多数不伴有其他感染。与非 HIV/AIDS 相关的隐球菌性脑膜炎患者相比,HIV 感染患者隐球菌性脑膜炎的临床症状无明显差异,但 HIV 感染患者症状持续时间较非 HIV 感染者长,且更不典型。目前国内报告显示大多数隐球菌脑膜炎病例多来自 HIV 阴性、免疫功能正常的宿主。加强专科传染病医院的病例分析以获得流行病学数据,对公共卫生的控制及决策有着重要的意义。

与隐球菌性脑膜炎相比,由于诊断工具的局限性,肺隐球菌病仍然未被充分诊断。通常需要在临床和放射学上与肺癌、肺结核、细菌性肺炎和其他肺真菌病相鉴别。肺结节是最常见的放射学特征,但该特征并非肺隐球菌病所特有。呼吸道标本培养对隐球菌的敏感性较差,阳性结果也可能反映定植。免疫功能低下患者表现出广泛的胸部 X 线和 CT 扫描异常表现,包括单个或多个结节、节段性实变、空洞、双侧支气管肺炎、肿块样外观、弥漫性粟粒型或混合型。近端支气管充气征、空洞和晕轮征的 CT 表现在免疫功能低下患者中比未受损患者更常见。免疫功能正常患者更常出现孤立且明确的结节。急性重度呼吸窘迫是 HIV 或非 HIV 感染患者肺隐球菌病的可能结局。一项关于非 HIV 感染肺隐球菌病的 10 年回顾性研究报告称,33% 的患者出现呼吸衰竭,病死率为 55%。所有呼吸衰竭病例均发生在患者到达医院后 24 h 内。

四、检测方法和诊断路径

(一)检测方法

1. 显微镜检查　收集痰液、BALF、胸腔积液或脑脊液,以及肺脑活检组织,进行显微镜检查。后者还需组织病理学检查,来自胸腔积液或 BALF 的颗粒及脑脊液离心集菌后可与墨汁混合并在显微镜下观察。镜下隐球菌属的独特结构是或宽或窄的荚膜酵母菌,可见出芽。其他常用的染色包括荧光染色、革兰染色。墨汁染色和革兰染色灵敏度不高,检出率较低。

组织病理学检查中,当痰液或支气管镜标本不可用或呈阴性时,需要活检取材确认时采取的方案如下:用苏木精和伊红、银染和高碘酸希夫进行组织学染色用于检测隐球菌,其表现为窄基出芽酵母(4～10 μm),通常被肺组织包围。组织切片可用阿尔新蓝或黏液卡红处理以显示荚膜,黏液卡红可区分隐球菌与其他酵母样结构,如球孢子菌、组织胞浆菌或念珠菌的结构,但只能对芽生菌进行微弱染色。偶尔,存在荚膜缺陷菌株的隐球菌感染,黏液卡红可呈阴性。这时,应选用 Fontana-Masson 染色剂,因该染色剂可将隐球菌细胞壁中的黑色素和其他银还原颗粒显色。一些研究报告发现大多数隐球菌样本显示缺乏荚膜,而是不寻常的结构(对于隐球菌),如假菌丝、胚管和出芽酵母链。细胞壁非常脆弱,尤其是在染色的组织切片中经常能见到破裂或新月形的细胞。此外,在 10% 的肺隐球菌病病例中发现了胞体直径>15 μm 或总尺寸(包括荚膜)>30 μm 的异常增大的细胞,称之为泰坦细胞(titan cell),体积巨大,很难被吞噬,可在机体内长期存活,是逃避人体免疫反应的机制之一。

2. 培养法 新型隐球菌营养要求不高,25～40℃ 的沙保弱葡萄糖琼脂上 2～5 d 可见生长。接受抗真菌治疗的患者的培养可能需要更长的时间。新型隐球菌通常为光滑略湿润的菌落。培养法是疾病诊断金标准但需要足够的菌量支持,灵敏度不高,耗时长,但对进行隐球菌药敏试验是个必需的方法。

3. 抗原检测 隐球菌荚膜多糖是一种长链糖分子,主要由葡萄糖醛酸木糖甘露聚糖(glucuronoxylomannan,GXM)和半乳木糖甘露聚糖(galactoxylomannan,GalXM)组成。针对隐球菌荚膜多糖的单克隆抗体可实现血清、脑脊液、BALF 和尿液等体液中抗原的检测和定量。目前有 3 种隐球菌抗原(cryptococcal antigen,CrAg)检测测试:乳胶凝集试验(latex agglutination test,LAT)、酶联免疫测定(enzyme immunoassay,EIA)和侧向免疫层析法(lateral flow immunoassay,LFA)。上述方法快速、灵敏且特异,但尚未针对胸腔积液、BALF 或痰液等呼吸道标本的标准化操作流程。血清 CrAg 对隐球菌性脑膜炎和播散性疾病的敏感性为 93%～100%,特异性为 93%～98%。脑脊液 CrAg 的敏感性和特异性甚至更高。血清 CrAg 假阴性通常与肺隐球菌感染有关,可能与肺外真菌负荷低或隐球菌菌株荚膜缺乏有关。然而,在肺受累的播散性隐球菌病中,可呈阳性。其中,乳胶凝集法和酶联免疫测定法假阳性率较高,特异性和灵敏性不如侧向免疫层析法测定,后者被 2019 年 EORTC/MSG 侵袭性真菌感染指南更新推荐为隐球菌感染确诊试验。侧向免疫层析测定方法操作简单,价格相对低,在脑脊液、血清的特异性和敏感性为 98%～100%,尿液标本经 100℃ 预热 10 min 亦可达到 98% 以上的特异性和敏感性。在 HIV 阳性患者,BALF 样本检测 CrAg 的敏感性和特异性分别达 100% 和 98%(以≥1∶8 滴度作为检测限)。免疫功能正常患者肺抽吸物样本检测 CrAg 的敏感性和特异性分别达 100% 和 97%。假阴性可能与支气管洗涤过程中样品稀释有关。最近一项针对 23 例 HIV 阴性肺隐球菌病患者的研究表明,BALF 中 CrAg 检测的敏感性为 82.6%,而血清 CrAg 敏感性仅为 73.9%。未经抗真菌治疗的患者脑脊液或血清阳性滴度达 1∶4 往往提示新型隐球菌感染,当>1∶8 时提示其病情在发展或病情活动;但在艾滋病或者严重免疫抑制患者中,血清中抗原滴度与隐球菌感染的预后并无明显关联,但脑脊液中抗原滴度有助于判断 HIV 感染患者隐球菌脑膜炎的预后。值得注意的是,由于死亡的隐球菌菌体仍持续释放荚膜多糖抗原,而机体清除该抗原相对较慢,即使在有效治疗数月后,患者体液多次真菌涂片及培养转阴后,体液的抗原检测仍可呈阳性,所以抗原检测是否转阴不能作为隐球菌病是否治愈的标准。

4. 核酸扩增试验方法　在其他诊断工具未能确诊隐球菌病的特定情况下,需要对隐球菌进行分子检测。如组织学检查结果呈阳性,但培养结果为阴性时,可选用的分子方法包括泛真菌 PCR,用于鉴定的 DNA 测序、多重 PCR 等温扩增方法和基于探针的微阵列方法。见表 2-1-1。

表 2-1-1　隐球菌属 PCR 方法[17]

序号	PCR 方法	样　品	DNA 提取	引物/靶基因	精度和 LoD
1	单重 PCR（*C. neoformans var. Grubii*，*C. neoformans var. Neoformans*，*C. gattii and hybrids*）	参考菌株	—	*STR 1F* 和 *STR 1R*	灵敏度：99.2%
2	PCR 和限制性酶切物（*C. neoformans* 和 *C. gattii*）	临床分离株采集	热冲击法	*ITS4 - ITS5* continue with restriction digest with *NS7 - ITS2* and *NS7 - ITS4*	
3	巢式 PCR（*C. neoformans*）	PC 患者的痰液,BALF,活检,支气管抽吸物	玻璃珠技术和热处理	*URA5*	10pg；1×10^3 CFU
4	多重 PCR（*C. neoformans* 的血清型和交配型）	鸽子粪便	玻璃珠技术	*STE20*	—
5	巢式和实时荧光定量 PCR	来自受感染小鼠的大脑	QIAamp 组织试剂盒	rRNA（18S rDNA）	1～10 CFU
6	多重 PCR（*C. gattii*，*C. neoformans var neoformans and var. grubii*）	通过培养获得的临床分离株	CTAB 技术	*CNa - 70S* and *CNa - 70A* for *C. neoformans*，*CNb - 49S* and *CNb - 49A* for *C. gattiii*	1. 25 ng，100% 符合血清分型
7	多重 RT - PCR（*C. neoformans*）	临床样本（BALF、痰液、血液）	—	*OLI CRYPTO 12 OLI CRYPTO 2*	2Fg,灵敏度：90.7%,特异性：100%
8	巢式 PCR（*C. neoformans*）	脑脊液	氯仿技术	第一轮：*ITS - 1* 和 *CN -4* 第二轮：*CN -5* 和 *CN -6*	10 cells
9	比较引物组（*C. gattii* 和 *C. neoformans*）	脑脊液	QIAamp DNA 迷你试剂盒	*CN4 - CN5*（编码 rDNA）和多重 *CNa 70S - Cna 70A/ CNb 49S - CNb -49A*	灵敏度：94.8% 特异性：98.5%

注：BALF,支气管肺泡灌洗液;CFU,菌落形成单位;CTAB,溴代十六烷基三甲胺;DNA,脱氧核糖核酸;LoD,检测限;PC,肺隐球菌病;PCR,聚合酶链反应;RT,实时荧光定量。

另有基于多重 PCR 检测 POCT 分子设备和项目,例如 FilmArray 脑膜/脑炎组合,可检测中枢神经系统感染中最常见的病原体,包括新型隐球菌和格特隐球菌。虽然各指南也推荐用宏基因组二代测序(metagenomic next generation sequencing, mNGS)技术来及时获得肺部感染和中枢神经系统感染的病原体,但该方法存在成本昂贵、不便普及以及灵敏度低特点,结果的解读仍需要结合临床。mNGS 中真核生物的破壁技术还需进一步提高,因此检测阴性时应结合其他手段综合判断,同时对低序列数的隐球菌的检出,应引起足够重视。

（二）诊断路径

1. 肺隐球菌病诊断路径（图 2-1-1）

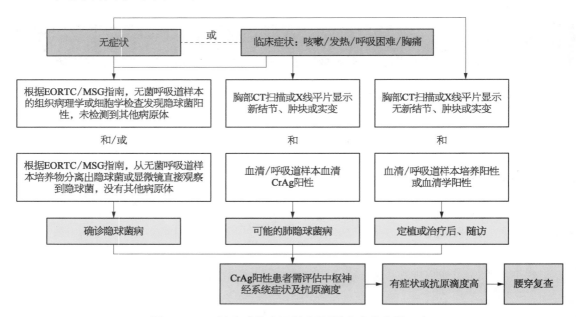

图 2-1-1　肺隐球菌病诊断路径｛引自参考文献[17]｝

2. 隐球菌脑膜炎诊断路径（图 2-1-2）

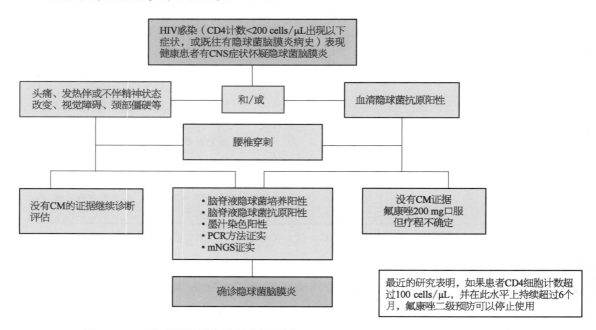

图 2-1-2　隐球菌脑膜炎诊断路径（引自 https://oncohemakey.com/cryptococcosis-2/）

注：PCR,聚合酶链反应；CM,隐球菌脑膜炎；mNGS,宏基因组二代测序。

五、药敏试验和耐药机制

根据 CLSI(2022 年)规则,新型隐球菌对抗真菌药物尚无临床折点,只有流行病学界值(ECV),新型隐球菌对两性霉素 B、氟康唑、氟胞嘧啶、伊曲康唑、伏立康唑和泊沙康唑的 ECV 值分别为:0.5 μg/mL、8 μg/mL、8 μg/mL、0.25 μg/mL、0.25 μg/mL 和 0.25 μg/mL。MIC 值低于 ECV 界值,报告为野生型(WT);MIC 值高于 ECV 界值,则报告为非野生型(NWT)。隐球菌对棘白菌素类抗真菌药物(阿尼芬净、米卡芬净、卡泊芬净)为天然耐药。欧洲 EUCAST(2020 版)药敏规则亦无新型隐球菌对抗真菌药物的临床折点,只有两性霉素 B、伏立康唑和泊沙康唑的 ECV 值,分别为:1 μg/mL、0.5 μg/mL 和 0.5 μg/mL。由于 CLSI 和 EUCAST 体外药敏试验方法不完全一致,所以两者的判断标准不能互换使用。

隐球菌对主要抗真菌药物的耐药机制,见表 2-1-2。

表 2-1-2　隐球菌属对主要抗真菌药物类别的耐药机制[a][24]

药 品 类	耐 药 机 制[b]	分 子 机 制
唑类[c]	14α-去甲基化酶亲和力降低,ERG11突变	G484S,G470R,Y145F,(G344S)
	ERG11过表达	
	降低唑类和外排泵的细胞内浓度	ABC 转运蛋白 CnAFR1 的上调
	异质性耐药,染色体重复	1 号染色体
两性霉素 B	麦角甾醇耗竭	δ8-7 异构酶缺陷
氟胞嘧啶	摄取或新陈代谢减少	胞嘧啶渗透酶(FCY2)、胞嘧啶脱氨酶(FCY1)、尿嘧啶磷酸核糖转移酶(FUR1)的改变

注:a,隐球菌属对棘白菌素类药物具有固有的耐药性;b,单个分离株中可能存在多种耐药机制;c,主要适用于氟康唑。

两性霉素 B 和氟康唑是隐球菌脑膜炎治疗的主要药物:两性霉素 B 用于诱导,氟康唑用于巩固、维持,偶尔用于预防。然而,针对两性霉素 B 和氟康唑的标准抗真菌药敏试验结果与治疗结果没有很好的相关性,因此尚未建立临床折点。一个潜在原因是体内感染环境和体外环境之间的生理差异可能导致对药物的敏感性不同。这些易感性影响因素包括黑色化(在体外药敏试验期间不会发生),多糖荚膜的大小,在感染细胞中比在正常实验室条件下生长的细胞大,以及大的多倍体"泰坦细胞"的存在(这在实验室条件下很少发生)。与体内环境相比,需要研究新型隐球菌是否以及如何在标准抗真菌药敏试验环境中差异表达对两性霉素 B 和氟康唑的耐药机制,才可能更好地解释结果及开发更好的药敏方法。研究表明,体内上调的基因,包括一些调节麦角甾醇合成和分布的基因,可能会改变对两性霉素 B、氟康唑或两者的敏感性。

基于最近在非洲环境中的大型临床试验,1 周的两性霉素 B 联合口服氟胞嘧啶,然后是高剂量氟康唑现在被认为是参考疗法。抗真菌治疗失败与初始播散、高血清抗原血症(>1∶512)

和缺乏初始氟胞嘧啶治疗独立相关。作为两性霉素 B 的配合用药,氟胞嘧啶优于氟康唑。南非发现新型隐球菌分离株的氟康唑敏感性近十年是降低的。在西方国家,尽管进行了充分的治疗和管理,急性新型隐球菌脑膜炎治疗期间的 3 个月病死率为 15%～20%。国内用于治疗隐球菌感染的药物主要包括两性霉素 B、两性霉素 B 脂质体、氟康唑、伏立康唑、伊曲康唑、氟胞嘧啶等,两性霉素 B 联合氟康唑和氟胞嘧啶最为经济,显示该种联合方案疗效较好。在中国尤其是经济欠发达地区,应积极推荐两性霉素 B 联合氟康唑和/或氟胞嘧啶方案作为隐球菌脑膜炎药物治疗首选方案。两性霉素 B 需要较长时间的总量累积,但由于其肾毒性及其他副作用,多数患者不能耐受短时间内大剂量治疗,需从小剂量逐渐累积,同时密切监测患者耐受情况,包括肝肾功能和血钾等的变化。

真菌对抗真菌药物产生耐药性的机制可分为两种方式:遗传性耐药和短暂性耐药。白念珠菌和曲霉的遗传性氟康唑耐药性与点突变有关,最常见于药物靶标 *ERG11/CYP51* 或药物转运蛋白。但在多项研究中患者新型隐球菌分离株中很少发现 *ERG11* 点突变。在突变菌株和其他临床分离株中已发现其他额外的点突变,但它们对耐药性的确切贡献尚未确定。体外和体内的研究已经揭示了新型隐球菌内在的异质性耐药:短暂性耐药细胞亚群能够在高浓度氟康唑的存在下增殖,但一旦药物应激被消除,它们就会失去耐药性。基因组分析表明,这种异质性耐药是由 1 号、4 号、6 号和 10 号染色体的非整倍性介导的。但氟康唑和氟胞嘧啶联合治疗新型隐球菌可以抑制异质耐药性。

隐球菌形态改变也会导致耐药。隐球菌荚膜和细胞壁的变化有助于耐药性和毒力。例如,具有较厚荚膜的新型隐球菌细胞表现出两性霉素 B 耐药性和毒力增强。泰坦细胞为多倍体,产生子细胞诱导氟康唑的耐药。

一些老的药物,如芬苯达唑对隐球菌具有有效的体外活性以及在隐球菌病小鼠模型中的体内活性。芬苯达唑的功效归因于其生长抑制特性、对隐球菌毒力决定簇的抑制和对巨噬细胞内真菌增殖的抑制。另外是大环内酯类,这是靶向蛋白质合成的常用抗生素,可减少隐球菌荚膜形成,损害这一关键的毒力因子,并导致培养物中巨噬细胞的吞噬作用和炎性细胞因子产生增强。

(朱 波 徐和平)

参 考 文 献

[1] WHO. WHO fungal priority pathogens list to guide research, development and public health action[M]. Geneva: WHO, 2022.

[2] Carroll KC, Pfaller MA. 临床微生物学手册[M]. 12 版. 王辉,等译. 中华医学电子音像出版社,2021: 1929 - 1932.

[3] 卢洪洲,徐和平,冯长海,等. 医学真菌检验与图解[M]. 2 版. 上海:上海科学技术出版社,2023.

[4] Iyer KR, Revie NM, Fu C, et al. Treatment strategies for cryptococcal infection: challenges, advances and future outlook[J]. Nat Rev Microbiol, 2021, 19(7): 454 - 466.

[5] Kwon-Chung KJ, Bennett JE, Wickes BL, et al. The case for adopting the "species complex" nomenclature for the etiologic agents of Cryptococcosis[J]. mSphere, 2017, 2(1): e00357 - 16.

[6] Hagen F, Lumbsch HT, ArsicArsenijevic V, et al. Importance of resolving fungal nomenclature: the case of multiple

pathogenic species in the Crypococcus genus[J]. mSphere, 2017, 2(4): e00238-17.

［7］ Alspaugh JA. Virulence mechanisms and *Cryptococcus neoformans* pathogenesis[J.] Fungal Genet Biol, 2015, 78: 55-58.

［8］ Elsegeiny W, Marr KA, Williamson PR. Immunology of Cryptococcal infections: developing a rational approach to patient therapy[J]. Front Immunol, 2018, 9: 651.

［9］ Araújo GRS, Freitas GJC, Fonseca FL, et al. The environmental yeast *Cryptococcus liquefaciens* produces capsular and secreted polysaccharides with similar pathogenic properties to those of *C. neoformans*[J]. Sci Rep, 2017, 7: 46768.

［10］ Rodrigues ML, Alviano CS, Travassos LR. Pathogenicity of *Cryptococcus neoformans*: virulence factors and immunological mechanisms[J]. Microbes Infect, 1999, 1(4): 293-301.

［11］ Alanio Alexandre. Dormancy in *Cryptococcus neoformans*: 60 years of accumulating evidence[J]. J Clin Invest, 2020, 130: 3353-3360.

［12］ Zhao Y, Ye L, Zhao F, et al. *Cryptococcus neoformans*, a global threat to human health[J]. Infect Dis Poverty, 2023, 12(1): 20.

［13］ Zaragoza O. Basic principles of the virulence of Cryptococcus[J]. Virulence, 2019, 10(1): 490-501.

［14］ Cárdenas G, Vargas-García LF, Adames-Espinal H, et al. Cryptococcal meningitis in a mexican neurological center[J]. Neurologist, 2023, 28(4): 237-243.

［15］ 刘正印,王贵强,朱利平,等.隐球菌性脑膜炎诊治专家共识[J].中华内科杂志,2018,57(5)：317-323.

［16］ Chen M, Xu N, Xu J. Cryptococcus neoformans meningitis cases among China's HIV-infected population may have been severely under-reported[J]. Mycopathologia, 2020, 185(6): 971-974.

［17］ Findra Setianingrum, Riina Rautemaa-Richardson, David W Denning. Pulmonary cryptococcosis: a review of pathobiology and clinical aspects[J]. Med Mycol, 2019, 57(2): 133-150.

［18］ Yu JQ, Tang KJ, Xu BL, Xie CM, Light RW. Pulmonary cryptococcosis in non-AIDS patients[J]. Braz J Infect Dis, 2012, 16(6): 531-539.

［19］ Gunda DW, Bakshi FA, Rambau P, Kilonzo SB. Pulmonary cryptococcosis presenting as acute severe respiratory distress in a newly diagnosed HIV patient in Tanzania: a case report[J]. Clin Case Reports, 2015, 3(9): 749-752.

［20］ Diaz MR, Nguyen MH. Diagnostic approach based on capsular antigen, capsule detection, β-glucan, and DNA analysis[M]. In: Cryptococcus: From Human Pathogen to Model Yeast. Washington, DC: ASM Press, 2011: 547-564.

［21］ Gazzoni AF, Oliveira FdeM, Salles EF, et al. Unusual morphologies of *Cryptococcus* spp. in tissue specimens: report of 10 cases[J]. Rev Inst Med Trop Sao Paulo, 2010, 52(3): 145-149.

［22］ Donnelly JP, Chen SC, Kauffman CA, et al. Revision and update of the consensus definitions of invasive fungal disease from the European Organization for Research and Treatment of Cancer and the Mycoses Study Group Education and Research Consortium[J]. Clin Infect Dis, 2020, 71(6): 1367-1376.

［23］ Oshima K, Takazono T, Saijo T, et al. Examination of cryptococcal glucuronoxylomannan antigen in bronchoalveolar lavage fluid for diagnosing pulmonary cryptococcosis in HIV-negative patients[J]. Med Mycol, 2018, 56: 88-94.

［24］ Grossman NT, Casadevall A. Physiological differences in *Cryptococcus neoformans* strains in vitro versus in vivo and their effects on antifungal susceptibility[J]. Antimicrob Agents Chemother, 2017, 61(3): e02108-16.

［25］ Molloy SF, Kanyama C, Heyderman RS, et al. ACTA Trial Study Team. Antifungal combinations for treatment of Cryptococcal meningitis in Africa[J]. N Engl J Med, 2018, 378(11): 1004-1017.

［26］ 葛瑛,张凯宇,马小军,等.隐球菌脑膜炎 62 例临床分析[J].协和医学杂志,2018,9(5)：431-436.

［27］ Zafar H, Altamirano S, Ballou ER, Nielsen K. A titanic drug resistance threat in *Cryptococcus neoformans*[J]. Curr Opin Microbiol, 2019, 52: 158-164.

［28］ Izumikawa K, Kakeya H, et al. Executive summary of JSMM clinical practice guidelines for diagnosis and treatment of Cryptococcosis 2019[J]. Med Mycol J, 2020, 61(4): 61-89.

第二节 耳 念 珠 菌

关键点
- 耳念珠菌是一种酵母菌,可导致侵袭性念珠菌病。由耳念珠菌导致的侵袭性念珠菌病是一种危及生命的疾病,病死率高。
- 耳念珠菌有很高的暴发潜力,已有多次引起医院感染暴发的报道。
- 对大部分抗真菌药物天然耐药,部分菌株可表现为泛耐药。
- 传统方法鉴定困难,尽管治疗指南已经发布,但在一些国家推荐的药物难以获得。
- 预防措施尚未完善。该菌具有耐热性且对常用的消毒剂部分耐药。

一、概述

耳念珠菌(*Candida auris*)是一种全球分布性的致病性酵母样真菌,可引起血液(念珠菌血症)、心脏、中枢神经系统、眼、骨骼和内脏器官的侵袭性念珠菌病。侵袭性念珠菌病是一种严重的院内感染,特别是对于危重症患者和免疫功能低下的患者,如癌症、器官和造血干细胞移植患者。其他风险因素包括肾功能损害、住院时间超过 10～15 d、机械通气、中心静脉置管、肠外营养和脓毒症。既往使用抗真菌药物,特别是三唑类药物,也与耳念珠菌感染风险增加有关。耳念珠菌已经成为院内感染暴发的原因之一。这一现象强调了充分的感染控制预防措施对防止耳念珠菌在医院内传播的重要性,但最佳的预防策略还需要进一步研究。耳念珠菌导致的侵袭性念珠菌病总病死率为 29%～53%。与其他念珠菌相比,耳念珠菌导致的真菌血症所需住院时间或重症监护病房(intensive care unit,ICU)时间更长。成人和儿童耳念珠菌血症患者的中位住院时间为 46～68 d,甚至为 70～140 d。

由于缺乏相关研究,全球的年发病率尚不能明确。过去 10 年的趋势表明,由于在许多国家出现暴发,耳念珠菌感染有所增加。COVID‑19 大流行期间一些国家报道其病例数有所增加。耳念珠菌导致的侵袭性念珠菌病的可预防性为中等。尚无疫苗可用,预防定植与监测是念珠菌易感人群感染追踪的关键措施。传统诊断的可及性:中等,不过总体而言,传统技术鉴定有难度。循证治疗的可及性和可负担性低。侵袭性感染通常用棘白菌素治疗,其他抗真菌药物如唑类药物可在体外敏感试验确认后使用。棘白菌素于 2021 年纳入 WHO 基本药物目录(EML),尽管如此,在许多国家仍然无法获得该类药物。总体来说,抗真菌药物耐药性中等。耳念珠菌对氟康唑的耐药率为 87%～100%,而对其他唑类的敏感性具有可变性。耳念珠菌对两性霉素 B 中等耐药,耐药率为 8%～35%;对棘白菌素的耐药率较低,为 0～8%。与其他念珠菌不同,耳念珠菌具有天然耐药性。此外,泛耐药菌株已有报道。为弥补知识欠缺,应评估抗真菌药物之间的体内外协同作用,以优化目前针对耳念珠菌的治疗方案。需要根据已确定的风险因素,探讨预防措施的潜在有效性和实施情况。全球监测研究可以更好地了解其他国家和区域的年发病率、分布和趋势。

二、病原学介绍

耳念珠菌隶属于子囊菌门，念珠菌属，为酵母样真菌，菌落在 SDA 和 PDA 培养基上呈白色或灰白色、质地光滑、边缘整齐，镜下为圆形或卵圆形孢子。最适生长温度为 37～40℃，42℃生长缓慢，45℃不生长。CHROMagar 显色平板上菌落为淡粉色。耐高糖、高盐，对常用消毒剂耐受，对放线菌酮敏感。耳念珠菌与葡萄牙念珠菌和希木龙念珠菌复合群内各成员亲缘关系很近，用生化的方法常常难以鉴别。该菌全球分布，经全基因组测序（whole-genome sequencing，WGS）分析提示包括 5 个地域分支：南亚分支、南非分支、南美洲分支、东亚分支和伊朗分支，不同分支几乎同时且独立出现在不同地区，但南亚分支和南非分支流行性最广；同一分支遗传差异小，不同分支可能存在数千个单核苷酸多态性（single nucleotide polymorphism，SNP）差异，相应表型特征、毒力、耐药性等均不同，例如南亚分支的分离株比南非分支的毒力更强，而南非分支比南亚分支对三唑类抗真菌药物的 MIC 值更高。

耳念珠菌基因组中的毒力基因主要编码水解酶、甘露糖转移酶、溶血素、氧化还原酶、寡肽转运体、分泌型天冬氨酸酶（secreted aspartyl proteases，SAPs）、脂肪酶、磷脂酶等。其中，甘露糖转移酶维护细胞壁结构，影响免疫细胞的识别，促进对宿主细胞的黏附。SAPs、脂肪酶、磷脂酶、溶血素促进耳念珠菌对宿主的入侵和组织破坏。耳念珠菌分泌的 SAPs 水平与白念珠菌相当，甚至在 42℃ 也能高表达。但不同菌株分泌的磷脂酶、蛋白酶和溶血素活性差异很大，这说明并非所有的耳念珠菌都是致病菌。耳念珠菌生物膜的形成在逃避宿主免疫防御、持续性感染以及对抗微生物药物耐药性的产生均发挥重要作用，有 686 种生物膜相关蛋白参与其中，包括核糖体蛋白、转运蛋白、酶和转录因子等。耳念珠菌生物膜形成能力比白念珠菌弱，但强于光滑那他酵母，对导管的依附性较差。小鼠模型试验研究提示耳念珠菌毒力比希木龙念珠菌强，但弱于白念珠菌；但也有动物研究得出耳念珠菌与白念珠菌毒力相似的结论。MTL（mating-type loci）基因可调控念珠菌的有性生殖，促进同型细胞的交配，根据所携带的 MTL，耳念珠菌交配型分为 MTLa 型和 MTLα 型，不同交配型表达毒性因子的水平有明显差别，例如 MTLa 型分泌的 SAPs 水平较高。

耳念珠菌酵母形态可分为聚集型和非聚集型，大蜡螟感染模型中非聚型比聚集型的毒力和致病性更强；非聚集型菌株形成生物被膜的能力比聚集型菌株强；聚集型菌株对多烯类抗真菌药物的耐药性比非聚集型强；另外，聚集型可能是耳念珠菌的免疫逃逸模式。研究发现南亚分支分离株暴露于三唑类和棘白菌素类抗真菌药物中，细胞聚集可被可逆性诱导。除了典型酵母形态外，耳念珠菌还发现存在菌丝型。耳念珠菌常规培养无假菌丝形成，但在部分生物被膜上发现较短的菌丝，提示耳念珠菌菌丝的形成可能是菌株特异性或条件特异性的。我国黄广华等学者发现耳念珠菌菌丝发育与细胞记忆相关。耳念珠菌菌丝的形成解释了其具有的高致病性以及超强环境和宿主适应能力。

耳念珠菌的临床分离株对唑类、多烯类抗真菌药物耐药率高，曾多次引起多个国家的院感暴发,且侵袭性耳念珠菌病的病死率高,故耳念珠菌被称为"超级真菌"。2018 年,Kevin 等研究者将耳念珠菌列为"世界十大恐怖真菌"中排名第三的真菌。2019 年,美国疾病预防控制中心(CDC)将耳念珠菌列为紧急威胁(urgent threats)。2022 年,WHO 真菌重点病原体清单将耳念珠菌纳入严重级别组(critical group),在 19 种真菌病原体中排第二位(见本书第 5 页)。耳念珠菌传播快、耐药广、鉴定难、病死率高,已成为全球公共卫生的威胁。

三、流行病学与所致疾病

耳念珠菌是一种皮肤共生菌,可存在于医疗环境及器械表面,条件致病,可通过人传播导致感染暴发。引起的浅部真菌病主要为泌尿道及伤口感染,而侵袭性耳念珠菌病可侵犯血液、心脏、中枢神经系统、眼、骨骼和肺部等组织器官。国内大多数病例为浅部感染(例如尿道感染),血液和组织器官感染发生率较低。2009 年,临床上首次从日本一名耳乳突炎女性患者的外耳道分离,故名耳念珠菌。2011 年韩国南部报道了 3 例医院获得性耳念珠菌菌血症病例,其中一例在 1996 年分离于一名儿童患者的血液(当时未准确鉴定),提示了用生化方法易将耳念珠菌鉴定错误。2008 年巴基斯坦分离的耳念珠菌也是在后来才获得准确鉴定。2013 年美国发生首例耳念珠菌感染。随后,巴基斯坦、南非、印度、委内瑞拉等国家相继报道散发病例。自 2016 年以来,耳念珠菌感染在纽约、芝加哥、新泽西等地区的发病率快速升高,并出现大量院内感染的暴发病例。此后,在包括英国、印度等多个国家和地区,也发现了高度耐药的耳念珠菌以及由耳念珠菌引起院内感染暴发的案例。至 2022 年,我国报道感染耳念珠菌的患者约 60 例,除了沈阳和香港地区两家医院为暴发式感染事件外,其余多为散发病例。十多年来,除南极洲外,全球六大洲近 50 个国家已有耳念珠菌感染的病例报道。总而言之,耳念珠菌流行区域广,具有暴发式感染的特点。

耳念珠菌主要感染危重症患者和免疫功能低下患者(包括糖尿病、肺炎、癌症、HIV 感染、慢性肾病透析、器官和造血干细胞移植、化疗、高龄等),其他危险因素还包括侵袭性操作(例如手术、中心静脉置管、中央导管)、插管(肠外营养、导尿管、呼吸管)、机械通气、长期使用抗细菌药物或抗真菌药物、ICU 住院时间长和脓毒症等,总的来说与其他念珠菌感染的危险因素相似。由于 ICU 内患者病情重,免疫力低,广谱抗生素和抗真菌药物的大量使用易导致正常菌群失调,且留置装置可使定植在器械及环境中的耳念珠菌易于通过护理人员和患者本身传播,所以院内耳念珠菌感染暴发多发生于 ICU 内患者,感染通常发生在入院后几周(10~50 d)。早期的研究表明公立医院耳念珠菌患病率(8.2%)较私立医院高(3.2%)。侵袭性耳念珠菌病所需住院时间或 ICU 内时间长,成人和儿童耳念珠菌菌血症患者的中位住院时间为 46~68 d,甚至为 70~140 d。耳念珠菌菌血症病死率为 30%~60%,侵袭性耳念珠菌感染总病死率为 29%~53%。概括而言,侵袭性耳念珠菌病病情重、病死率高。

COVID‐19 大流行期间,由于 COVID‐19 对免疫系统的影响,也因为 COVID‐19 的治疗(如类固醇和其他药物)会削弱人体对真菌的防御,所以 COVID‐19 患者感染真菌的风险有所增加。2020 年 2 月,中美洲的萨尔瓦多境内医院的 ICU 病房就首次出现了感染耳念珠菌的 COVID‐19 患者。随后,意大利、西班牙、印度、美国、哥伦比亚、墨西哥、巴拿马、巴西、巴基斯坦、土耳其及黎巴嫩等国家陆续暴发了 COVID‑19 合并耳念珠菌感染或定植的病例。耳念珠菌继发 COVID‑19 感染并不罕见,患病率增至 14%,尤其在患有糖尿病(42.7%)、高血压(32.9%)、肥胖 (14.6%)基础疾病的患者,以及中心静脉置管(76.8%)患者,且 ICU 病房多见(75.6%)。另外,使用 托珠单抗治疗 COVID‑19 患者与合并感染耳念珠菌菌血症相关。由于耳念珠菌与其他念珠菌 难以鉴别及其具有的多重耐药性,ICU 病房里患者共感染的严重病情需要引起特别关注。感染 COVID‑19 合并耳念珠菌菌血症者的病死率从 30.3% 至 83.3% 不等,激素使用、败血症及高龄是 其死亡的危险因素。

　　有效实施严格的感染预防控制策略以控制耳念珠菌的传播是必要的。策略包括隔离患者 及其密切接触者、医护人员穿戴防护服及严格实施手卫生、仔细筛查来自高危病房和从其他已 知感染病房或地区转来的患者、用氯己定给皮肤去定植、含氯消毒剂清洁环境、过氧化氢或紫外 灯进行终末消毒、对医护人员包括医院保洁人员进行耳念珠菌相关知识教育等。研究发现白念 珠菌疫苗 NDV‑3A 可预防小鼠感染耳念珠菌,但人类尚无预防耳念珠菌的疫苗可用。Akhtar 等 研究者选择凝集素样序列‑3(Als3)黏附蛋白,构建了一种新的多价疫苗,经过理论分析及体外 模拟,认为此候选疫苗可以作为耳念珠菌的替代疗法,但其疗效和安全性尚需通过体内研究来 确定。最佳的预防策略还有待进一步研究。

四、检测方法和诊断路径

(一) 检测方法

　　1. 显微镜检查　耳念珠菌涂片做革兰染色通常为阳性,形态为圆形、卵圆形真菌孢子,常规 培养无假菌丝。形态与希木龙念珠菌、酿酒酵母等相似,不具有特征性。病理切片染色镜检亦 与其他念珠菌难以区分。

　　2. 培养　在 SDA 和 PDA 培养基上呈光滑、白色、边缘整齐的菌落,2～3 d 成熟,与其他大多 数念珠菌形态难以区分。42～45℃ 生长是区分于具亲缘关系念珠菌的鉴别要点。菌落在 CHROMagar 显色平板上为淡粉色。芽管试验阴性。法国研究者发明了一种耳念珠菌选择性培 养基 SCA(specific C. auris),所有耳念珠菌分支都能生长,适用于临床样本的筛查,检测灵敏度 为 10～100 CFU/mL,特异度为 100%。

　　3. 生化鉴定　耳念珠菌糖类氧化反应特征见表 2‑2‑1。微生物自动生化鉴定仪 Vitek 2 YST 8.01 以上版本可以鉴定耳念珠菌,但该版本常将耳念珠菌误鉴定为希木龙念珠菌、双希木龙 念珠菌、无名念珠菌或葡萄牙念珠菌,这时需要进一步鉴定。有研究提示,Vitek 2 YST 8.01 对不 同分支的耳念珠菌鉴定准确率不同,所以 Vitek 2 数据库仍需进一步完善。由于鉴定库数据缺乏,BD 凤凰念珠菌鉴定卡、MicroScan、生物梅里埃 API 20C、RapID Yeast Plus 不能鉴定耳念珠菌。

表 2‑2‑1　耳念珠菌糖类氧化反应特征[6]

葡萄糖	麦芽糖	蔗糖	乳糖	甘露糖	密二糖	纤维二糖	肌醇	木糖	棉子糖	海藻糖
+	+	+	-	-	+	-	-	-	+	+

4. 基质辅助激光解吸电离飞行时间质谱（matrix assisted laser desorption ionization-time of flight mass spectrometry，MALDI－TOF MS）　质谱鉴定耳念珠菌具有快速、成本低、准确率高的特点，鉴定的关键要素如下。① 质谱数据库包含耳念珠菌数据，且不同分支耳念珠菌光谱数量应足够大。② 合适的样本处理方法。③ 新鲜培养菌落。

目前可鉴定耳念珠菌的质谱仪及数据库主要包括：① 生物梅里埃质谱仪 IVD 3.2 版及其 RUO（research use-only）数据库（MS Saramis 4.14 及以上版本），样本处理方法推荐直接涂布法。文献报道 IVD 3.2 版鉴定耳念珠菌的准确率为 96.7%，Vitek MS RUO 数据库鉴定的准确率为 93.4%～100%。② 布鲁克质谱仪 MALDI Biotyper CA system（版本 4）及其 RUO 数据库{2014[5627]版本及以上版本数据库}，样本处理推荐乙醇/甲酸提取法。RUO 数据库鉴定耳念珠菌准确率从 83.6% 至 100% 不等。研究报告用布鲁克修订版 E MBT 7854 MSP 库鉴定耳念珠菌的准确率可高达100%。哥伦比亚学者通过增加菌株数量自建耳念珠菌质谱库，相比于布鲁克 BDAL 数据库而言，自建库鉴定哥伦比亚分离耳念珠菌分离株的水平和准确率均获得大幅提升。部分质谱仪数据库已有耳念珠菌质谱峰图，但仍然需要扩大不同分支来源的耳念珠菌质谱图库，以提高鉴定准确率。

5. 分子诊断　rDNA 的 ITS（internal transcribed spacer）区、28s rDNA 的 D1/D2 区可有效鉴定不同分支的耳念珠菌，但可能不是实验室常规的检测方法。实时 PCR（real-time PCR）方法亦可有效地将耳念珠菌与亲缘关系较近的希木龙念珠菌、假希木龙念珠菌及葡萄牙念珠菌鉴别。美国 CDC 推荐用实时荧光 PCR TaqMan 探针法（TaqMan qPCR）检测样本中的耳念珠菌，目前 TaqMan qPCR 方法已成功设计入商品化 BD Max 系统，相关研究证实 TaqMan qPCR 敏感度为 93.6%～99%，特异度为 97.2%～100%，而且具有可重复、快速（3 h）、灵敏度高（1 CFU）等优点。另外，实时荧光 PCR SYBR green 染料结合法（SYBR green qPCR）亦可有效鉴定样本中的耳念珠菌，该方法检测皮肤拭子上耳念珠菌的灵敏度为 93%，特异度为 96%。常用耳念珠菌分子诊断方法引物见表 2－2－2。

表 2－2－2　不同分子诊断方法检测耳念珠菌引物

分子诊断方法	上　游　引　物	下　游　引　物
ITS	5′- GTCGTAACAAGGTTAACCTGCGG - 3′	5′- TCCTCCGCTTATTGATATGC - 3′
D1/D2	5′- GCATATCAATAAGCGGAGGAAAAG - 3′	5′- GGTCCGTGTTTCAAGACGG - 3′
TaqMan qPCR	5′- CGTGATGTCTTCTCACCAATCT - 3′	5′- TACCTGATTTGAGGCGACAAC - 3′
	探针：5′- FAM/TTTGTGAAT/ZEN/GCAACGCCACCGC/IABkFQ - 3′	
SYBR green qPCR	5′- CGCACATTGCGCCTTGGGGTA - 3′	5′- GTAGTCCTACCTGATTTGAGGCGAC - 3′

宏基因组二代测序（mNGS）亦可用于样本中耳念珠的检测，但只有在 mNGS 结果符合患者临床表现及其他实验室检查时才推荐用于指导临床决策，测序成本高、测序平台构建困难及专业生物信息分析人员缺乏等原因限制了 mNGS 在临床的开展。此外，GenMark ePlex 血培养真菌鉴定系统（BCID－FP）与 FilmArray BCID2 用于血培养耳念珠菌的鉴定已被美国 FDA 认证。

6. T2 磁共振检测技术(T2 Magnetic Resonance assay，T2MR)　这是近几年新出现的磁共振结合 PCR 的念珠菌检测技术。目前仅 T2 念珠菌检测平台通过美国 FDA 批准用于检测全血中的念珠菌,且无需进行血培养纯化及核酸提取。第二代的 T2 耳念珠菌检测平台可在 5 h 内从全血和皮肤拭子中检出<5 CFU/mL 的耳念珠菌,检测灵敏度为 89%,特异度为 98%。但目前国内 T2MR 技术并未开始应用于临床。

7. 血清学检测(G 试验)　耳念珠菌细胞壁成分 $1,3-\beta-D$ 葡聚糖检测(真菌 G 试验),感染早期可呈阳性,可检测血清及脑脊液。假阳性影响因素多,阴性结果排除感染的意义更大,但也存在假阴性情况,不具备特异性,适用于怀疑侵袭性真菌病(不包括隐球菌病及毛霉病)的患者。耳念珠菌比白念珠菌 $1,3-\beta-D$ 葡聚糖释放水平低。一项回顾性研究发现耳念珠菌血症患者真菌 G 试验敏感性为 71%。动态监测真菌 G 试验对于疗效判断具有重要意义,建议对高危患者每周 2 次动态监测以提高其特异性,并结合临床表现及其他微生物学检查结果综合判断。

(二) 诊断路径

临床样本中分离的耳念珠菌应该判断是感染还是定植。参考我国《中国成人念珠菌病诊断与治疗专家共识》与《成人耳念珠菌感染诊治防控专家共识》,耳念珠菌感染或定植判断依据见表 2-2-3。

表 2-2-3　耳念珠菌感染或定植判断依据[2,31]

	感　染			定　植
	拟　诊	临床诊断	确　诊	
流行病学证据	√	√		
宿主危险因素	√	√		
临床症状	√	√	√	×
真菌 G 试验阳性		√		
涂片见酵母样真菌孢子		√		
临床样本耳念珠菌检测阳性:			√	
(1) 有菌部位检出耳念珠菌				√
(2) 无菌体液或组织标本检出耳念珠菌			*	

注:√,符合;×,不符合;*,权重高。

五、药敏试验和耐药机制

耳念珠菌对氟康唑的耐药率为 87%～100%,而对其他唑类的敏感性可变。耳念珠菌对两性霉素 B 中等耐药,耐药率为 8%～35%;对棘白菌素的耐药率较低,为 0～8%。随着多重耐药甚至泛耐药耳念珠菌分离株的出现,耳念珠菌感染的治疗面临着巨大挑战。虽然棘白菌素类抗真菌药物是治疗耳念珠菌的一线药物,但需以尽早进行药敏试验为前提。

1. 药敏试验　耳念珠菌常规药敏试验检测方法主要包括 CLSI 微量肉汤稀释法、E-test 法、梅里埃 Vitek 2 及赛默飞 Sensititre YeastOne 仪器法等。其中,CLSI 微量肉汤稀释法是参考方法,操作步骤参照 CLSI *M27M44S*。E‒test 法使用 RPMI 1640 培养基,操作步骤参考欧洲抗微生物药物敏感性试验委员会(EUCAST)指南。另外,Vatanshenassan 等用布鲁克 MALDI‒TOF MS 在 6 h 内完成耳念珠菌对棘白菌素类的药敏检测,与参考方法相比,更快速,且敏感性、特异度及分类一致率均取得较好结果。虽然 MALDI‒TOF MS 检测耳念珠菌药敏目前暂无统一标准,但随着耳念珠菌药敏折点的完善,MALDI‒TOF MS 将可能成为实验室耳念珠菌药敏检测的常规技术。

根据 2022 年 CLSI *M27M44S* 及 CLSI *M57S*,耳念珠菌仅对雷扎芬净(Rezafungin)有敏感折点,对阿尼芬净、卡泊芬净、米卡芬净有流行病学界值(ECV),对唑类、两性霉素 B、氟胞嘧啶无药敏折点及 ECV,见表 2‒2‒4。此外,美国 CDC 确定了耳念珠菌对不同抗真菌药物的适用性耐药折点及其解释,见表 2‒2‒5。检测耳念珠菌对各类抗真菌药物的最小抑菌浓度(MIC)有利于指导临床治疗及感控。

表 2‒2‒4　CLSI 确定的耳念珠菌药敏折点及 ECV 值(μg/mL)

药　物	S	ECV
雷扎芬净	≤0.5	/
阿尼芬净	/	1
卡泊芬净	/	0.5
米卡芬净	/	0.5

注:S,敏感;ECV,流行病学界值;/,无。

表 2‒2‒5　美国 CDC 确定的耳念珠菌对不同抗真菌药物适用性耐药折点及其解释

药　物	适用性耐药折点 MIC(μg/mL)	解　释
氟康唑	≥32	CDC 检测的耳念珠菌对氟康唑的模式最低抑菌浓度(MIC)≥256 μg/mL;MIC≥32 μg/mL 说明耳念珠菌 *ERG11* 基因存在耐药性突变,氟康唑可能对其无治疗作用
伏立康唑和其他第二代三唑类抗真菌药物	/	以耳念珠菌对氟康唑的易感性作为第二代三唑类药物易感性评估的替代指标。然而,对氟康唑耐药的耳念珠菌分离株偶尔会对其他三唑类药物敏感。是否使用另一种三唑类药物治疗需要具体情况具体分析
两性霉素 B	≥2	对耳念珠菌感染小鼠模型的药代动力学/药效学分析表明,标准剂量下两性霉素 B 的折点应为 1 μg/mL 或 1.5 μg/mL,与其他念珠菌属相似。因此,MIC≥2 μg/mL 的耳念珠菌分离株提示存在耐药。如果使用 E‒test 法测定两性霉素 B 且 MIC 为 1.5 μg/mL,则该值应四舍五入为 2 μg/mL
阿尼芬净	≥4	试用性折点的确定基于来自不同地区的约 100 株耳念珠菌的棘白菌素模式 MIC 值
卡泊芬净	≥2	
米卡芬净	≥4	

2. 耐药机制　耳念珠菌的耐药机制主要包括：① 外排泵过表达介导的唑类耐药。② 生物被膜的形成与耳念珠菌对唑类、棘白菌素类和多烯类的耐药性相关。③ *ERG11* 基因的突变会导致耳念珠菌对唑类药物产生耐药。④ *FKS1* 的热点区编码 S639F 突变可能导致耳念珠菌对棘白菌素药物的亲和力降低从而引起耐药。⑤ 两性霉素 B 耐药与甾醇甲基转移酶基因 *ERG6* 突变相关。⑥ 对多烯类耐药的耳念珠菌进行全基因组测序后发现 4 个非同义突变，其中一个涉及膜转运蛋白。

（刘敏雪）

参 考 文 献

［1］Jeffery-Smith A, Taori SK, Schelenz S, et al. Candida auris: a review of the literature[J]. Clin Microbiol Rev, 2017, 31(1): e00029 - 17.

［2］中华医学会检验分会临床微生物学学组. 成人耳念珠菌感染诊治防控专家共识［J］. 临床检验杂志，2020，38(8)：564 - 570.

［3］Szekely A, Borman AM, Johnson EM. Candida auris isolates of the Southern Asian and South African lineages exhibit different phenotypic and antifungal susceptibility profiles in vitro[J]. J Clin Microbiol, 2019, 57(5): e02055 - 18.

［4］Ciurea CN, Mare AD, Kosovski IB, et al. Candida auris and other phylogenetically related species — a mini-review of the literature[J]. Germs, 2021, 11(3): 441 - 448.

［5］Nett JE. Candida auris: an emerging pathogen "incognito"? [J]. PLoS Pathog, 2019, 15(4): e1007638.

［6］Karen C. Carroll, Michael A. Pfaller, et al. Manual of Clinical Microbiology [M]. 12thed. Washington DC: ASM, 2021.

［7］Bing J, Wang S, Xu H, et al. A case of Candida auris candidemia in Xiamen, China, and a comparative analysis of clinical isolates in China[J]. Mycology, 2021, 13(1): 68 - 75.

［8］Yue H, Bing J, Zheng Q, et al. Filamentation in Candida auris, an emerging fungal pathogen of humans: passage through the mammalian body induces a heritable phenotypic switch[J]. Emerg Microbes Infect, 2018, 7(1): 188.

［9］徐英春，黄晶晶，肖盟，等. 中国耳念珠菌临床感染现状［J］. 协和医学杂志，2019，10(5)：442 - 445.

［10］Hyde KD, Al-Hatmi AMS, Andersen B, et al. The world's ten most feared fungi[J]. Fungal Diversity, 2018, 93: 161 - 194.

［11］WHO.WHO fungal priority pathogens list to guide research, development and public health action[M]. Geneva: World Health Organization, 2022. Licence: CC BY - NC - SA 3.0 IGO.

［12］Du H, Bing J, Nobile CJ, et al. Candida auris infections in China[J]. Virulence, 2022, 13(1): 589 - 591.

［13］Hoenigl M, Seidel D, Sprute R, et al. COVID - 19-associated fungal infections[J]. Nat Microbiol, 2022, 7(8): 1127 - 1140.

［14］Magnasco L, Mikulska M, Giacobbe DR, et al. Spread of carbapenem-resistant gram-negatives and Candida auris during the COVID - 19 pandemic in critically ill patients: one step back in antimicrobial stewardship? [J] Microorganisms, 2021, 9(1): 95.

［15］Villanueva-Lozano H, Treviño-Rangel RJ, González GM, et al. Outbreak of Candida auris infection in a COVID - 19 hospital in Mexico[J]. Clin Microbiol Infect, 2021, 27(5): 813 - 816.

［16］Vinayagamoorthy K, Pentapati KC, Prakash H. Prevalence, risk factors, treatment and outcome of multidrug resistance Candida auris infections in Coronavirus disease (COVID - 19) patients: a systematic review[J]. Mycoses, 2022, 65(6): 613 - 624.

［17］Mo Y, Adarkwah O, Zeibeq J, et al. Treatment with tocilizumab for patients with COVID - 19 infections: a case-series study[J]. J Clin Pharmacol, 2021, 61(3): 406 - 411.

［18］Kayaaslan B, Eser F, Kaya Kalem A, et al. Characteristics of candidemia in COVID - 19 patients; increased incidence, earlier occurrence and higher mortality rates compared to non-COVID－19 patients[J]. Mycoses, 2021, 64(9): 1083－1091.

[19] Aldejohann AM, Wiese-Posselt M, Gastmeier P, Kurzai O. Expert recommendations for prevention and management of Candida auris transmission[J]. Mycoses, 2022, 65(6): 590－598.

[20] Akhtar N, Joshi A, Kaushik V, et al. In-silico design of a multivalent epitope-based vaccine against Candida auris[J]. Microb Pathog, 2021, 155: 104879.

[21] Ibrahim A, Peyclit L, Abdallah R, et al. SCA medium: a new culture medium for the isolation of all Candida auris clades[J]. J Fungi (Basel), 2021, 7(6): 433.

[22] Kwon YJ, Shin JH, Byun SA, et al. Candida auris clinical isolates from South Korea: identification, antifungal susceptibility, and genotyping[J]. J Clin Microbiol, 2019, 57(4): e01624－18.

[23] Mizusawa M, Miller H, Green R, et al. Can multidrug-resistant Candida auris be reliably identified in clinical microbiology laboratories[J]. J Clin Microbiol, 2017, 55(2): 638－640.

[24] Vatanshenassan M, Boekhout T, Meis JF, et al. Candida auris identification and rapid antifungal susceptibility testing against echinocandins by MALDI－TOF MS[J]. Front Cell Infect Microbiol, 2019, 9: 20.

[25] Ceballos-Garzon A, Amado D, Vélez N, et al. Development and validation of an in-House library of colombian Candida auris strains with MALDI－TOF MS to improve yeast identification[J]. J Fungi (Basel), 2020, 6(2): 72.

[26] Lima A, Widen R, Vestal G, et al. A TaqMan probe-based real-time PCR assay for the rapid identification of the emerging multidrug-resistant pathogen Candida auris on the BD max system[J]. J Clin Microbiol, 2019, 57(7): e01604－18.

[27] Sexton DJ, Kordalewska M, Bentz ML, et al. Direct detection of emergent fungal pathogen Candida auris in clinical skin swabs by SYBR green-based quantitative PCR assay[J]. J Clin Microbiol, 2018, 56(12): e01337－18.

[28] US CDC. Identification of Candida auris [EB/OL]. (2022－12－14)[2023－06－15]. https://www.cdc.gov/fungal/candida-auris/identification.html.

[29] Sexton DJ, Bentz ML, Welsh RM, et al. Evaluation of a new T2 magnetic resonance assay for rapid detection of emergent fungal pathogen Candida auris on clinical skin swab samples[J]. Mycoses, 2018, 61(10): 786－790.

[30] Chibabhai V, Fadana V, Bosman N, et al. Comparative sensitivity of 1,3 beta-D-glucan for common causes of candidaemia in South Africa[J]. Mycoses, 2019, 62(11): 1023－1028.

[31] 朱利平,管向东,黄晓军,等.中国成人念珠菌病诊断与治疗专家共识[J].中国医学前沿杂志(电子版),2020,12(1):35－50.

第三节　烟　曲　霉

关键点
- 烟曲霉是自然环境中广泛存在的条件致病真菌,可感染人类引起曲霉病。人类在吸入孢子后感染,主要引起肺部疾病,亦可播散至其他部位,如中枢神经系统。
- 曲霉可引起过敏反应、定植、半侵袭性疾病和急性侵袭性曲霉病。
- 侵袭性曲霉病可危及生命,病死率极高。近年来唑类耐药烟曲霉感染率持续增加。

一、概述

烟曲霉（Aspergillus fumigatus）是自然环境中广泛存在的条件致病真菌，具有潜在的致病性。烟曲霉引起侵袭性曲霉病（invasive aspergillosis，IA），主要累及呼吸系统，也可播散至其他器官，特别是中枢神经系统。IA 多发于慢性肺病、癌症或移植等免疫功能低下的危重症患者，血液系统恶性肿瘤、慢性肺病、实体器官或骨髓移植、使用糖皮质激素、中性粒细胞减少症和慢性肝病均是感染的危险因素。唑类耐药烟曲霉感染者的病死率很高（47%～88%），一些研究报道病死率为 100%。与 IA 相关的住院时间数据有限且差别较大（21～532 d），暂无法分析住院时间对 IA 发病率的影响。IA 的患病率在地理上存在差异，从＜1% 到 5%～10% 不等；每年的发病率也各不相同。唑类耐药烟曲霉感染也持续增加，但由于缺乏相关研究，无法判定过去 10 年的发展趋势。

IA 的预防措施相对完善，高危人群可预防性使用抗真菌药物降低感染的风险，但目前尚无疫苗可用。对于未使用唑类药物的患者，尤其是癌症、囊性纤维化和 ICU 患者等高危人群，也建议进行唑类药物耐药性监测，以预防唑类耐药的发生。常规诊断及循证治疗目前仍处于比较滞后的状态，以经验治疗为主，唑类药物是 IA 的一线治疗用药；其他有效治疗药物，如两性霉素 B（Amphotericin，AMB）脂质体，在高收入水平国家应用广泛，但在中低收入水平国家尚未普及。

二、病原学介绍

烟曲霉隶属子囊菌门、散囊菌纲、散囊菌目、曲霉科、曲霉属、烟色亚属、烟色组。菌落生长迅速，在沙氏葡萄糖琼脂培养基（SDA）上，菌落最初为白色绒毛状，随后菌落中心变为灰绿色或蓝绿色。镜下分生孢子梗壁光滑，顶囊烧瓶状，瓶梗在顶囊上 2/3 处单层排列。分生孢子向基性连续生长成链状，绿色，稍粗糙。烟曲霉是一类在自然环境中广泛存在的条件致病真菌，吸入或接触分生孢子后侵袭性感染人类宿主引起侵袭性曲霉病，主要累及呼吸系统，也可播散至其他器官，特别是中枢神经系统，任何器官都可作为单一器官感染。根据宿主免疫力的强弱，曲霉病可分为变应性支气管肺曲霉病（allergic bronchopulmonary aspergillosis，ABPA）、慢性肺曲霉病（chronic pulmonary aspergillosis，CPA）和侵袭性曲霉病（IA）三种类型。全球研究表明，每年大约有 250 000 例 IA。曲霉感染病情严重，病死率高达 45%，如果不治疗，病死率超过 99%。

烟曲霉具有以下几个独特的生物学特性，使其成为曲霉属中最常见的病原菌：① 能够将高浓度的分生孢子播散到环境中；② 耐热性和在恶劣环境中的快速生长能力；③ 分生孢子直径小，易深入肺部；④ 利用细胞外酶在有限的肺部环境中获取营养的能力；⑤ 其独特的细胞壁结构可抵抗宿主免疫系统，如抑制 NADPH 氧化酶复合物的黑色素层和杆状体层；⑥ 半乳糖氨基半乳聚糖（Galactosaminogalactan，GAG）具有黏附特性，是主要毒力因子；⑦ 次级代谢产物如胶霉毒素和烟曲霉素可直接攻击宿主。

三、流行病学与所致疾病

全球估计表明，每年大约有 250 000 例 IA，烟曲霉是最致命的侵袭性致病真菌，IA 的病死率超过 50%，甚至高达 95%。曲霉病是指依赖于宿主因素和免疫反应的一系列疾病。根据宿主免疫力，曲霉病分为 ABPA、CPA 和 IA 三种类型。对于侵入性感染，通过吸入或接种曲霉分生孢子后感染，呼吸道是 IA 最常见的原发部位，但任何器官都可能作为单一器官感染或播散受累，特别是在接受免疫抑制治疗、骨髓抑制或接受化疗后中性粒细胞减少的患者。曲霉病仍然是造血干细胞移植（hematopoietic stem cell transplantation，HSCT）患者中最常见的真菌感染。感染人数逐年增加，HSCT 后，最高风险时期是移植后的前 2～4 周，由于移植物抗宿主病（graft versus-host disease，GVHD）和免疫抑制剂的使用，发生率在 3～4 个月后出现第二个高峰。

中性粒细胞减少症、骨髓异常增生综合征、实体器官移植（solid organ transplantation，SOT）患者也面临更高的感染风险。此外由于肺、黏液纤毛清除减少和移植后解剖缺陷，肺移植患者的风险更高，有 10%～15% 的患者会发生曲霉感染，尤其是手术吻合部位。其他 SOT（小肠、心脏、肾脏等）患者也容易发生 IA，主要是由于免疫抑制、与免疫调节病毒（如巨细胞病毒）的合并感染及代谢性疾病，如肾病、糖尿病等。最近，研究表明使用依鲁替尼等小分子药物的患者 IA 发病率高，被认定为 IA 的新易感因素。最近 ICU 的患者被确定为潜在的高危人群。慢性阻塞性肺病（chronic obstructive pulmonary diseases，COPD）伴有糖皮质激素的使用、结构性肺病、急性呼吸窘迫综合征和感染后黏液纤毛清除受损被认为是 ICU 患者的风险因素。

呼吸道病毒的感染与侵袭性肺曲霉病（IPA）相关，包括禽流感病毒 H7N9、甲型流感病毒、乙型流感病毒、呼吸道合胞病毒，以及严重急性呼吸综合征-冠状病毒-2（SARS－CoV－2）等。IPA 发生在呼吸道病毒感染之后，目前认为是由于呼吸道病毒感染导致气道内的上皮损伤，引发定植的曲霉属侵袭所致。以往研究评估了 7 个流感季节比利时和荷兰 ICU 流感肺炎患者的 IA 发病率，研究发现，ICU 流感肺炎患者（与流感病毒的亚型无关）的 IA 发生率很高（与流感季节无关，＞10%），尤其是免疫功能低下患者，流感相关曲霉病的病死率也非常高。通过与非免疫抑制的社区获得性肺炎患者组相比，发现流感肺炎与 IA 独立相关。由于上皮细胞受损、免疫失调和纤毛清除受损，曲霉属侵袭概率增加，SARS－CoV－2 患者可能会合并 COVID－19 相关肺曲霉病（COVID－19 associated pulmonary aspergillosis，CAPA）。CAPA 发病率有所不同，但可导致危重 COVID－19 患者的病死率增加（一些研究报道病死率增加了 16%～25%）。

唑类耐药烟曲霉感染所致 IA 患者病死率极高，因此临床和环境中烟曲霉唑类耐药性的产生是全球关注的问题。唑类耐药烟曲霉分离率增加，欧洲唑类耐药烟曲霉分布广泛，不同地区耐药率存在差异，最近荷兰和德国报道的临床分离株中唑类耐药率为 20%～30%。唑类耐药烟曲霉感染患者的病死率高于敏感菌株感染患者（88% vs. 30%～50%）。2015—2017 年的报道中，2/3 的唑类耐药 IA 患者没有唑类药物用药史，此外，临床上 80%～90% 的唑类耐药菌株突变类型与环境耐药株相同。

四、检测方法和诊断路径

（一）检测方法

1. 显微镜检查和真菌培养必不可少，但敏感性不高　组织、痰液、肺泡灌洗液和其他临床标本可使用 KOH 制片、革兰染色、真菌荧光染色及特殊的真菌染色方法如六胺银染色（GMS）和过碘酸希夫染色（PAS）后直接镜检。曲霉为透明分隔菌丝，直径为 3～6 μm。烟曲霉菌落生长迅速，在 SDA 培养基上，菌落最初为白色绒毛状，随后菌落中心变为灰绿色或蓝绿色。痰液、肺泡灌洗液直接涂片发现曲霉菌丝及培养出曲霉时，须结合标本取材、临床表现及其他诊断结果判断是定植还是感染。无菌组织标本直接镜检发现曲霉菌丝或培养出曲霉，可确诊曲霉感染。血培养直接镜检找到曲霉菌丝或培养出曲霉，通常考虑污染。其他标本如分泌物、脑脊液、皮肤、眼拭子标本找到曲霉菌丝或培养出曲霉，需结合标本取材和临床综合判断是感染还是污染。

　　2. 1,3-β-D-葡聚糖（BDG）　BDG 是许多真菌细胞壁的成分，但对 IA 的诊断特异性较低。一项对儿科 IA 患者的研究表明，IA 患者单次 BDG 检测阳性（cut-off 80 pg/mL）的敏感性、特异性、阳性预测值（PPV）和阴性预测值（NPV）分别为 100%（95% CI：29%～100%）、55%（95% CI：32%～77%）、25%（95% CI：5%～57%）和 100%（95% CI：72%～100%）。大量研究评估了 BALF BDG 对侵袭性真菌感染（IFI）的诊断价值，但专门针对 IPA 的研究较少。对实体器官移植受者的研究发现，BALF 的 BDG 检测对 IFI 具有中等敏感性（79%），但另一项专门针对 IPA 的研究发现敏感性仅为 53%，特异性为 39%～70%。其他研究主要评估了有血液系统疾病的患者，并指出 BALF BDG 对 IFI 的敏感性为 73%，对 IPA 的敏感性为 71%，但特异性仅为 48%～53%。

　　3. 曲霉半乳甘露聚糖抗原试验（GM 试验）　GM 试验主要存在于曲霉属的细胞壁中，但不具有特异性，与其他真菌的多糖存在交叉反应，例如荚膜组织胞浆菌、镰刀菌属、隐球菌属、篮状菌属、枝顶孢属、链格孢属、青霉属或地霉属等。血清或血浆 GM 试验在不同的 meta 分析中具有 48%～92% 的中等至良好的敏感性和 85%～95% 的特异性。大多数研究是在血液病患者中进行的，因为他们的 IA 风险最高，尤其是同种异体干细胞移植患者或急性髓系白血病诱导化疗的患者。在该人群中，GM 试验的灵敏度最高，尤其是对中性粒细胞减少的患者。而在其他通常没有中性粒细胞减少的人群中，血清或血浆 GM 试验敏感性明显较低，例如实体器官移植患者和 ICU 患者。多个 meta 分析中 BALF GM 试验的敏感性为 61%～92%，特异性为 89%～98%。将 cut-off 值增加到 1.0，将特异性增加到 94%～95%，同时仅略微降低灵敏度，更新的共识定义中选择 1.0 作为 BALF GM 试验的 cut-off 值。有抗真菌药物用药史的患者血清和 BALF GM 试验的敏感性较低，此外，用黏液溶解剂预处理黏性 BALF 样品会对敏感性产生负面影响。与血清 GM 试验不同，BALF GM 试验对血液病患者与非血液病患者、中性粒细胞减少症与非中性粒细胞减少症患者的敏感性相似。与血清 GM 试验相比，BALF GM 试验对血液病患者和非中性粒细胞减少患者更敏感。

　　4. 曲霉 IgG　通过商业 ELISA 或 POCT 测试检测曲霉特异性 IgG 是曲霉球和慢性肺曲霉病（CPA）的主要诊断方法，应结合肺部影像学诊断疾病。曲霉特异性 IgG 是 CPA 的治疗分层指标之一。一项研究表明，在 69%～90% 的 ABPA 患者中可以检测到曲霉特异性 IgG。值得注意的是，极高水平的曲霉特异性 IgG 以及肺纤维化或空洞的存在强烈提示 CPA 处于进展期。缺点：IgG 诊断 IA 缺乏特异性。

　　5. 曲霉 PCR　使用曲霉 PCR 检测来诊断临床 IA 患者或筛查有发病风险的个体，以促进早期诊断。使用曲霉 PCR 筛查血液样本时，meta 分析评价产生的灵敏度和特异性分别为 84%～88% 和 75%～76%。在临床诊断 IA 患者时，感染部位的标本比血液样本更具优势。在一项回顾性多中心评估中，BALF 与血液样本同时进行曲霉 PCR 检测，BALF PCR 灵敏度显著高于血液（63% VS 8%）。BALF 曲霉 PCR 检测的荟萃分析性能与 GM－EIA 相当，灵敏度和特异性分别为 76.8%～79.65% 和 93.7%～94.5%。曲霉 PCR 结合抗原检测，性能最佳。在一项检测 BALF 的研究中，PCR 和 GM（＞1.0）相结合的灵敏度为 100%，特异度为 98%。由于曲霉实时 PCR 检测的发展，在治疗过程中可使用该检测作为评价预后的指标。然而，检测血液样本时，Cq 值经常延迟，患者通常在接受治疗后立即转阴，故只作为定性检测。而 BALF 的 PCR 检测阳性通常与 Cq 值有关，可用于疗效监测，但侵入性取样的方式不适合进行预后评估。缺点：检测呼吸道标本时无法区分气道定植或感染。

（二）诊断路径

EORTC/MSGERC 侵袭性真菌病诊断路径见表 2－3－1，侵袭性肺曲霉病（IPA）的临床诊断标准见下页表 2－3－2。

表 2－3－1　EORTC/MSGERC 侵袭性真菌病诊断路径[9]

侵袭性曲霉病	
确诊依据（proven）	应至少包括以下一项： 1. 针吸或活体组织获得的样本，组织病理学、细胞病理学或直接镜检发现曲霉菌丝，并伴有相关的组织损伤证据（必要时借助培养和 PCR 辅助诊断） 2. 无菌操作采集感染部位样本，培养出曲霉
侵袭性肺曲霉病（IPA）	
临床诊断依据（probable）	仅限于 ICU 中的 IPA，应至少包括以下一项： 1. 细胞学、直接镜检和/或培养证明下呼吸道样本中存在曲霉属 2. 血浆/血清半乳甘露聚糖抗原＞0.5 和/或 BALF 半乳甘露聚糖抗原＞0.8，需符合临床和宿主标准。 　即至少符合以下一项临床/影像学异常，排除其他原因不明肺部感染性疾病： 　（1）密集、界限清晰的病灶，有或无晕征 　（2）空气新月征 　（3）空洞 　（4）楔形和节段性或叶性实变 　（5）支气管镜检查发现气管支气管溃疡、假膜、结节、斑块或焦痂（用于曲霉气管支气管炎） 　加上至少以下一个宿主因素： 　1）使用糖皮质激素（每日用药量≥20 mg 泼尼松） 　2）中性粒细胞异常（遗传性中性粒细胞缺乏，中性粒细胞绝对计数≤500 cells/mm³） 　3）慢性呼吸道疾病（慢性阻塞性肺病、支气管扩张） 　4）失代偿性肝硬化 　5）90 天内有免疫抑制剂用药史[如钙调磷酸酶或 mTOR 抑制剂、肿瘤坏死因子（TF）阻断剂和类似的抗真菌免疫治疗、阿伦单抗、依鲁替尼、核苷类似物] 　6）血液学恶性肿瘤/HSCT 　7）SOT 　8）人类免疫缺陷病毒感染 　9）严重流感（或其他严重病毒性肺炎，如 COVID－19）

表 2-3-2　侵袭性肺曲霉病(IPA)诊断标准[13]

	血液病和免疫抑制患者 EORTC/MSG 标准	ICU 标准 (针对 ICU 患者)	COPD	重症流感
宿主因素(符合其中之一)	1. 粒细胞缺乏(<0.5×10⁹/L 持续>10 d) 2. 血液系统恶性肿瘤 3. 同体异体造血干细胞移植患者 4. 实体器官移植患者 5. 60 d 内持续使用治疗量糖皮质激素(>0.3 mg/kg,>3 周) 6. 90 d 内应用 T 细胞免疫抑制剂 7. 应用 B 细胞免疫抑制剂 8. 遗传性重度免疫缺陷患者 9. 急性移植物抗宿主病 3 级或 4 级累及消化道、肺或肝脏且对糖皮质激素反应不佳	1. GOLD 分级 3~4 级的 COPD 患者 2. 应用糖皮质激素治疗(未规定剂量,给药途径,持续时间)	1. 入 ICU 前或入 ICU 即刻粒细胞缺乏(<0.5×10⁹/L) 2. 血液系统或实体器官恶性肿瘤患者,应用细胞毒性药物治疗 3. 糖皮质激素治疗(泼尼松>20 mg/d) 4. 遗传或获得性免疫缺陷患者	1. 入 ICU 前 7 d 至入 ICU 后 3~4 d 的所有重症流感患者
临床表现(符合其中之一)	胸部 CT 出现下列 4 种征象之一: 1. 致密规则的病灶伴或不伴晕征; 2. 空气新月征; 3. 空洞; 4. 楔形和叶性/节段性实变影	1. 符合以下症状/体征之一:经至少 3 d 抗细菌治疗后仍发热;经抗细菌治疗后退热 48 h 再次发热并除外其他病因;胸膜性胸痛/胸膜摩擦音;呼吸困难;咯血;经治疗及机械通气后呼吸衰竭进行性加重 2. 胸片或胸部 CT 异常	1. 呼吸困难加重,抗生素治疗无效 2. 胸部影像学表现进行性加重(3 个月内,未强调必须行胸部 CT)	1. 影像学提示肺内浸润影 2. 影像学提示空洞性病变
微生物学证据(符合其中之一)	1. 下呼吸道标本培养阳性 2. GM 符合下列条件之一:单次血标本 GM≥1.0、BALF GM≥1.0,单次血标本 GM≥0.7 且 BALF GM≥0.8 3. 曲霉 PCR 符合下列条件之一:血标本连续 2 次以上阳性;BALF 标本连续 2 次以上阳性;至少 1 次血标本及 1 次 BALF 阳性	1. 下呼吸道标本曲霉培养和/或直接镜检阳性 2. 血清烟曲霉特异性抗体阳性(包含沉淀素) 3. 连续两次血清 GM 阳性	下呼吸道标本培养阳性	1. 血清 GM>0.5,BALF GM>1.0,BALF 曲霉培养阳性 2. 痰培养曲霉阳性,气管内吸取物曲霉培养阳性

五、药敏试验和耐药机制

(一) 药敏试验

体外抗真菌药物敏感性试验确定,目前国际公认的方法是美国临床和实验室标准协会(CLSI)颁布的 *M38-A3* 方案,以及由隶属于欧洲临床微生物学与感染性疾病学会的欧洲抗菌药物敏感试验委员会(EUCAST)颁布的 E.Def 9.3.2 方案。商品化的药物敏感性试验方法如

Sensititre YeastOne，E‐test 法等用于测试三唑类药物对曲霉敏感性的结果与 CLSI/EUCAST 方案的一致性较高，可以省去繁琐的药敏板配制步骤；但需要与标准方法比对，验证其检测性能后方可应用于临床。

CLSI 建立了伏立康唑对烟曲霉的临床折点，MIC＞1 μg/mL 定义为耐药。EUCAST 定义烟曲霉对伊曲康唑、伏立康唑 MIC＞1 μg/mL 为耐药，泊沙康唑 MIC＞0.25 μg/mL 为耐药，艾沙康唑 MIC＞2 μg/mL 为耐药。详见表 2‐3‐3。

表 2‐3‐3　烟曲霉微量肉汤稀释法药敏试验标准

抗真菌药物	MIC(μg/mL)			ECV(μg/mL)	依 据
	敏 感	中 介	耐 药		
两性霉素 B	—	—	—	2	CLSI
两性霉素 B	≤1	—	＞1	—	EUCAST
阿尼芬净	—	—	—		CLSI
阿尼芬净	IE	—	IE		EUCAST
卡泊芬净	—	—	—	0.5	CLSI
卡泊芬净	IE	—	IE		EUCAST
氟康唑	—	—	—		CLSI
氟康唑		—			EUCAST
艾沙康唑	—	—	—	1	CLSI
艾沙康唑	≤1	—	＞2	—	EUCAST
伊曲康唑	—	—	—	1	CLSI
伊曲康唑	≤1	—	＞1	—	EUCAST
米卡芬净	—	—	—		CLSI
米卡芬净	IE	—	IE		EUCAST
泊沙康唑	—	—	—		CLSI
泊沙康唑	≤0.125	—	＞0.25	—	EUCAST
伏立康唑	≤0.5	1	≥2	—	CLSI
伏立康唑	≤1	—	＞1	—	EUCAST

注：IE，没有证据表明烟曲霉具有此抗菌药物的良好治疗效果。

（二）耐药机制

烟曲霉已知两种唑类耐药进化途经：① 临床途经：临床上长期使用唑类药物治疗；② 环境途径：农业中长期使用去甲基化抑制剂。在两种情况下通过选择压力获得唑类耐药，但可产生不同的耐药机制和不同的唑类易感性。根据烟曲霉不同的唑类耐药机制，可分为以下不同的类型。

1. 靶位（cyp51A）修饰　烟曲霉对唑类耐药的主要机制是 cyp51A 基因的点突变，基于

cyp51A 修饰，可对唑类耐药进行分类。

（1）热点单点突变：烟曲霉中最常见的单点突变是 G54、M220 和 G448 处的 Cyp51A 氨基酸取代，并且被认为是在临床使用唑类治疗过程中产生的。甘氨酸 54 位（G54）突变的氨基酸变化包括 G54E、G54V、G54R 和 G54W，上述突变的临床菌株表现出对伊曲康唑（itraconazole，ITC）耐药和泊沙康唑（posaconazole，POS）高 MIC。第二个重要的单点突变是甲硫氨酸 220（M220），包括氨基酸变化 M220V、M220K、M220T 和 M220I，表现为对 ITC 的耐药性并降低对 POS 和伏立康唑（voriconazole，VCZ）的易感性。第三种点突变机制是 G448S，表现为对 VCZ 的耐药性并降低对 ITC 和 POS 的易感性。其他不太常见的突变包括 G138R、G138C 等。

（2）Cyp51A 多点突变：唑类治疗患者的分离株中经常报道 Cyp51A 氨基酸取代的组合，主要有两种氨基酸取代组合：三个点突变组合（F46Y、M172V 和 D255E）；五个点突变组合（F46Y、M172V、N248T、D255E 和 E427K）。两组具有不同的唑类易感性特征，但它们的唑类 MIC 显著高于烟曲霉野生型菌株。

（3）涉及 *cyp51A* 过表达的多个 *cyp51A* 修饰：曲霉对唑类药物的耐药性可在治疗过程中获得，但在唑类初治的患者中也可检测到耐药菌株。从环境中可获得特定遗传变异的耐药分离株，由启动子中的 34 bp 串联重复序列（TR34）和 *cyp51A* 靶基因中的点突变 L98H 组成，对多种唑类药物具有耐药性，*cyp51A* 基因的一种新的耐药突变 TR46/Y121F/T289A 对伏立康唑耐药。

2. *cyp51A* 非依赖性机制　该耐药机制是通过主动外排机制降低细胞内唑类的浓度，例如 ATP 结合盒转运蛋白和主要促进子超家族转运蛋白。一些研究表明 ATP 结合盒转运蛋白的表达与唑类耐药之间存在相关性。此外，转录因子如 SrbA 在烟曲霉唑类耐药性中也发挥作用，HapE 中的 P88L 取代也可导致唑类耐药性增强。最近提出了线粒体复合物 I 通过膜动力学或组合物的改变在真菌药物耐药性中的可能作用。导致 29.9 KD 亚基 E180D 氨基酸变化的突变与临床烟曲霉唑类耐药分离株密切相关。

（李　姝　胡柳杨）

参 考 文 献

[1] Fang W, Latgé JP. Microbe profile: *Aspergillus fumigatus*: a saprotrophic and opportunistic fungal pathogen[J]. Microbiology (Reading), 2018, 164(8): 1009 – 1011.

[2] Cadena J, Thompson GR 3rd, Patterson TF. Aspergillosis: epidemiology, diagnosis, and treatment[J]. Infect Dis Clin North Am, 2021, 35(2): 415 – 434.

[3] Rivelli Zea SM, Toyotome T. Azole-resistant *Aspergillus fumigatus* as an emerging worldwide pathogen[J]. Microbiol Immunol, 2022, 66(3): 135 – 144.

[4] Garcia-Rubio R, Cuenca-Estrella M, Mellado E. Triazole resistance in *Aspergillus* species: an emerging problem[J]. Drugs, 2017, 77(6): 599 – 613.

[5] Springer J, Held J, Mengoli C, et al. Diagnostic performance of (1→3)-β-D-Glucan alone and in combination with *Aspergillus* PCR and galactomannan in serum of pediatric patients after allogeneic hematopoietic stem cell transplantation[J]. J Fungi (Basel), 2021, 7(3): 238.

[6] Linder KA, Kauffman CA, Zhou S, et al. Performance of the (1,3)-β-D-glucan assay on bronchoalveolar lavage

fluid for the diagnosis of invasive pulmonary Aspergillosis[J]. Mycopathologia, 2020, 185(5): 925‑929.

［7］Page ID, Richardson MD, Denning DW. Siemens immulite *Aspergillus*-specific IgG assay for chronic pulmonary aspergillosis diagnosis[J]. Med Mycol, 2019, 57(3): 300‑307.

［8］White PL, Bretagne S, Caliendo AM, et al. Aspergillus polymerase chain reaction-an update on technical recommendations, clinical applications, and justification for inclusion in the second revision of the EORTC/MSGERC definitions of invasive fungal disease[J]. Clin Infect Dis, 2021, 72(Suppl 2): S95‑S101.

［9］Bassetti M, Azoulay E, Kullberg BJ, et al. EORTC/MSGERC definitions of invasive fungal diseases: summary of activities of the intensive care unit working group[J]. Clin Infect Dis, 2021, 72(Suppl 2): S121‑S127.

［10］Yang, X, Chen, W, Liang, T, et al. A 20-year antifungal susceptibility surveillance (From 1999 to 2019) for *Aspergillus* spp and proposed epidemiological cutoff values for *Aspergillus fumigatus* and *Aspergillus flavus*: a study in a tertiary hospital in China[J]. Front Microbiol, 2021, 12: 680884.

［11］Feys S, Dedeurwaerdere F, Lagrou K, et al. Successful multimodal therapy with intracerebral liposomal amphotericin B and systemic high-dose isavuconazole in proven disseminated Aspergillosis[J]. J Fungi (Basel), 2023, 9(3): 327.

［12］Donnelly JP, Chen SC, Kauffman CA, et al. Revision and update of the consensus definitions of invasive fungal disease from the European Organization for Research and Treatment of Cancer and the Mycoses Study Group Education and Research Consortium[J]. Clin Infect Dis, 2020, 71(6): 1367‑1376.

［13］张英芳,黄琳娜,詹庆元.重症监护室中侵袭性肺曲霉病的诊断标准：因人而异[J].内科急危重症杂志, 2022,28(5)：361‑367.

第四节　白念珠菌

关键点
- 白念珠菌是重要的真菌病原体之一。它既是人体正常微生物群的组成部分,也可引起黏膜感染或产生侵袭性念珠菌病。
- 侵袭性念珠菌病(Invasive *Candidiasis*,IC)是一种危及生命的疾病,病死率很高。

一、概述

白念珠菌(*Candida albicans*)是一种全球范围内流行的致病性酵母样真菌。它是人体消化道、生殖道和皮肤黏膜等部位正常微生物群的重要组成部分。在健康人群中,白念珠菌通常不引起感染;而在免疫力低下的人群中,可引起包括口腔、阴道和皮肤等浅表的黏膜念珠菌病;也可引起严重的侵袭性感染,如念珠菌血症、心脏、中枢神经系统、眼部、骨关节以及其他重要器官的念珠菌病,并且伴发高病死率。另一方面,即使积极地应用了抗真菌治疗,IC 的病死率依旧为20%～50%。并且,根据患者自身的健康状况,住院时间可为 2～4 周至 2 个月不等。此外,有4% 的 IC 会导致继发性感染。由于暂无相关的疫苗,白念珠菌导致的侵袭性念珠菌感染的预防措施有限。目前,定植预防和监测是相对有效控制念珠菌感染风险的重要手段。诊断可及性高。但循证治疗的可获得性和可负担性尚不清楚。某些部位的感染很难诊断,如腹部念珠菌病,血培养阳性率＜15%。对于这些患者,需要手术标本来进行常规诊断。

IC的治疗通常用棘白菌素类抗真菌药物,在适当的时候可降阶梯到唑类药物。虽然棘白菌素类在2021年纳入EML,但它们仍然在许多国家无法获得。耐药性相对少见。此外,非无菌部位分离株的耐药率正在增加,这表明需要进行更有力和更系统地监测。为弥补知识差距,需要对过去5年的IC发病率进行基于人群的评估。因此,应编制IC关于并发症、后遗症和归因病死率,以及更加翔实的数据。

二、病原学介绍

白念珠菌属于半知菌亚门、芽孢菌纲、隐球酵母目、隐球酵母科、念珠菌属。白念珠菌的酵母形态通常呈圆形或卵圆形,直径3～6 μm。革兰阳性,着色不均匀,出芽方式繁殖。在不同环境中,可表现为不同的形态,包括酵母态、假菌丝态和菌丝态等,且白念珠菌的形态转换与其致病性密切相关。

三、流行病学与所致疾病

白念珠菌广泛分布于自然界,如人的口腔、呼吸道、肠道和生殖道黏膜上。当机体免疫功能低下或菌群失调时,白念珠菌可侵犯人体多个部位,引发各种念珠菌病:如婴幼儿的鹅口疮、女性的念珠菌性阴道炎、念珠菌性膀胱炎、念珠菌性肠炎和心内膜炎等。在这些不同的感染类型中,侵袭性的念珠菌感染对人类健康影响最大。有研究表明,侵袭性念珠菌感染发生后,即使应用了抗真菌治疗,其病死率仍为40%～60%。在侵袭性念珠菌病中,白念珠菌仍是主要的病原体。我国CHIF－NET的监测数据显示,白念珠菌感染在所有侵袭性念珠菌感染中占比为44.9%,其中在念珠菌血症中的占比为32.3%。

通常,唑类、多烯类、棘白菌素类是临床治疗念珠菌感染常用的抗真菌药物,但随着临床上的广泛使用,白念珠菌对上述药物的耐药性不断增加。我国白念珠菌对氟康唑耐药率＜6%、剂量依赖性敏感率为4.35%,对伏立康唑耐药率和中介率均为2.17%。美国疾控中心统计,念珠菌感染患者的血液样本分离的白念珠菌中,约有7%对氟康唑有耐药性。印度对加尔各答市内医院中念珠菌耐药性的调查结果显示,白念珠菌对伏立康唑、伊曲康唑和两性霉素B耐药率分别为10.7%、21.4%和53.6%。白念珠菌对多烯类药物的敏感性高达95%,很少发生耐药性,但白念珠菌生物膜形成后,对两性霉素B和制霉菌素的敏感性明显降低。可见,无论国内还是国外,白念珠菌耐药问题都较为严重。

四、检测方法和诊断路径

(一) 检测方法

侵袭性白念珠菌病的实验室诊断方法具有多种,按照是否经体外培养可分为非培养方法和培养方法。其中非培养方法中包括样本直接涂片(真菌直接镜检);基于抗原抗体的免疫学方法和指标(血清学检查);基于PCR、宏基因组二代测序技术等分子方法学(分子生物学检查)。而对于分离培养获得白念珠菌菌种鉴定,则可通过显色培养基、商品化鉴定板卡、质谱(MS)和

rDNA ITS 测序等技术实现。本书主要侧重侵袭性感染,因此,对于感染方法学中浅表感染的相关描述省略。

1. 显微镜检查　真菌直接镜检在真菌检测中占据非常重要地位,包括不染色标本检查和染色标本检查。念珠菌感染的诊断可通过不染色方法(如 KOH 湿片法)和染色方法(如组织革兰染色、乳酸酚棉兰染色、荧光染色或六胺银染色等)查见假菌丝或菌丝进行确定。组织切片样本中念珠菌孢子和菌丝的查见可作为 IC 的诊断金标准。

依据怀疑侵袭性白念珠菌感染部位不同,可依据不同样本类型选择不同方法,例如对于支气管肺泡灌洗液(BALF)和无菌体液(除血液外),可经过体外离心浓缩后制备涂片,经革兰染色、荧光染色等方法查找真菌孢子及菌丝;而对于活检组织,可在进行病理学检测(常用 Fontana-Masson 染色、Gomori 银染色、PAS 染色等染色方法)同时,作直接压片后的荧光染色镜检,以快速发现真菌存在。

优点及局限性:较培养方法快速、简便。但该方法在 IC 诊断中的可操作性不强,且无法确定念珠菌菌种信息;同时基于方法学的敏感性,直接镜检阴性并不能完全排除真菌感染。

2. 分离培养　血培养是白念珠菌侵袭性感染诊断的"金标准"。通常,白念珠菌的侵袭性感染通常包括三种类型:血流感染伴随其他深部感染、血流感染不伴其他深部感染,以及深部感染不伴有血流感染。在侵袭性真菌感染的诊断中,血培养的总体灵敏度为 50% 左右。理论上,血培养的最低检出限可在 1 CFU/mL,与 PCR 的检出限相当,甚至优于核酸检测。

然而,在实际工作中,血培养的检出率并未达到理想的状态。可能存在以下原因:① 白念珠菌在血液中的含量极低;② 隐匿性感染;③ 深部组织或脏器的侵袭性念珠菌病等,都有可能导致血培养阴性。此外,血培养的检测时间较长,通常为 1~7 d 不等,多数在 2~3 d;而其他无菌体液培养的检出率和检出时间与血培养相当,甚至低于血培养。因此,虽然血培养或无菌体液培养是诊断白念珠菌侵袭性感染的"金标准",但由于客观原因,在实际诊断当中,建议辅以分子或血清学的方法,进行早期、综合的判断,为尽早采取抗真菌治疗提供必要依据。

优点及局限性:无菌部位分离培养获得念珠菌是侵袭性念珠菌感染确诊及临床诊断的重要依据,但培养方法学耗时长、阳性率低及在某些情况下需有效鉴别定植与感染。

3. 血清学检查　由于念珠菌细胞壁主要由 1,3-β-D 葡聚糖(BDG)、甘露聚糖和几丁质等多种糖类构成。通常 1,3-β-D 葡聚糖和甘露聚糖的检测可用于侵袭性念珠菌感染的诊断。有研究表明,1,3-β-D 葡聚糖初次检测的浓度如果 $>$80 pg/mL,则提示重症感染患者发生侵袭性念珠菌感染的风险加倍,可进行预防性治疗。此外,甘露聚糖约占白念珠菌干重的 7%,因此,它在侵袭性感染过程中,是一种主要的循环物质,也是一种重要的诊断靶点。有研究分析了 14 个侵袭性念珠菌感染的独立试验,一共纳入了 453 名患者和 767 名对照,甘露聚糖抗原检测的灵敏度为 58%,特异性为 93%;甘露聚糖抗体的灵敏度为 83%,特异性为 86%;并且,这两类血清学检测对于白念珠菌侵袭性感染的诊断效能最高,可用于早期的诊断。

优点及局限性：BDG 指标预测侵袭性真菌感染时具有较高的阴性预测值，但无法确认特定真菌类型（念珠菌属、曲霉、肺孢子菌等均可升高）。建议高危患者每周 2 次监测以提高其特异性，动态监测可应用于疗效监测。需要关注的是，很多临床诊疗措施或物料可造成检出结果的假阳性，例如应用纤维素膜血液透析患者、某些纱布或医疗用品中含葡聚糖、某些品牌静脉制剂（脂肪乳、白蛋白、免疫球蛋白、香菇多糖等）含葡聚糖、某些菌血症患者（例如链球菌血症患者）等。

4. 分子生物学检测　在白念珠菌的侵袭性感染中，分子生物学的检测方法相较于培养和血清学检测，有更高的灵敏度和特异性。目前推广的方法包括荧光定量 PCR、念珠菌 T2 磁共振结合 PCR 技术、宏基因组二代测序等。尽管目前正在对其他感染诊断或辅助诊断试验进行研究，但这些方法仍未得到更为广泛的验证和推广应用。表 2-4-1 总结了目前能够用于诊断念珠菌感染的分子生物学方法，以及常用的真菌 ITS 扩增用引物序列（下页表 2-4-2）。

表 2-4-1　各种分子生物学检测方法的比较[9]

产　品	方　法	样本类型	检测种类	TAT	灵敏度	特异性
MALDI-TOF		纯培养物	可检测多种念珠菌，与数据库相关	90 min	91.3%～100%	100%
PNA-FISH		纯培养物	可检测白念珠菌、光滑那他酵母、库德里阿兹威毕赤酵母、热带念珠菌和近平滑念珠菌	90 min	97.5%～98.9%	98.2%～100%
In-house PCR	普通 PCR 或巢氏 PCR	全血或血清	可检测多种，与检测的靶基因相关	4～12 h	95%	92%
Prove-it Sepsis	芯片检测	培养物	可检测白念珠菌、光滑那他酵母、库德里阿兹威毕赤酵母、热带念珠菌、近平滑念珠菌、季也蒙念珠菌、都柏林念珠菌等	3 h	99%	98%
Candida7-Plex	Luminex	培养物	可检测白念珠菌、光滑那他酵母、库德里阿兹威毕赤酵母、热带念珠菌、近平滑念珠菌、季也蒙念珠菌、都柏林念珠菌等	5 h	100%	99%～100%
Lightcycler SeptiFast	DNA-based（ITS1）	全血或培养物	可检测白念珠菌、光滑那他酵母、库德里阿兹威毕赤酵母、热带念珠菌、近平滑念珠菌	6 h	61%（全血标本），95%（培养物）	99%
T2MR	DNA based	全血	可检测白念珠菌、光滑那他酵母、库德里阿兹威毕赤酵母、热带念珠菌、近平滑念珠菌	4 h	91%～100%	97.8%～99%

表 2-4-2 真菌 rDNA-ITS 通用扩增引物[10]

引 物 名 称	序列(5'-3')
ITS1	TCCGTAGGTGAACCTGCGG
ITS2	GCTGCGTTCTTCATCGATGC
ITS3	GCATCGATGAAGAACGCAGC
ITS4	TCCTCCGCTTATTGATATGC

（二）诊断路径

白念珠菌侵袭性感染的早期诊断仍是一个亟待解决的重要问题。一方面,白念珠菌侵袭性感染无特异性的临床表现,无法通过临床症状做出早期判断;另一方面,目前培养和非培养的方法对于检测早期少量念珠菌的感染也存在一定困难,整体的检出率较低。因此,有临床研究制定了一系列的念珠菌评分、念珠菌定植指数和风险指数等,对侵袭性念珠菌感染做出早期的临床诊断,及早地应用抗真菌治疗。在此基础上,结合实验室诊断的方法,将有助于进一步明确念珠菌的侵袭性感染,具体诊断路径如图 2-4-1。

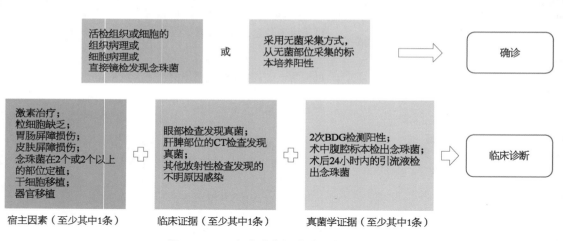

图 2-4-1 白念珠菌侵袭性感染诊断路径

五、药敏试验和耐药机制

（一）药敏试验

白念珠菌药物敏感性试验参考标准有肉汤稀释法和纸片扩散法,其中肉汤稀释法分为宏量肉汤稀释法和微量肉汤稀释法。不同方法学所能检测药物种类上存在差异,纸片扩散法适用于对氟康唑、伏立康唑、卡泊芬净和米卡芬净的敏感性检测,而肉汤稀释法则适用更多种类药物的敏感性及流行病学(ECV)检测。相关操作及判读可参照 CLSI 的 *M27-Ed4*(酵母菌稀释法药物敏感试验的参考方法)、*M44-Ed3*(酵母菌纸片扩散法药物敏感性试验)、*M60-Ed2*(酵母菌药物敏感试验标准)和 EUCAST 的 E.Def 7.3。

目前,在临床微生物实验室常用白念珠菌药物敏感性检测方法多采用商品化真菌药敏试剂盒,包括 E-test、ATB Fungus 和 YeastOne 等。E-test 又叫浓度梯度稀释法,为结合稀释法和扩散法特点,具有操作简便、结果易读等特点。ATB Fungus 和 YeastOne 均为微量肉汤稀释法,相比较,后者可检测药物种类多于前者,并通过真菌生长引起的氧化还原电势改变,通过指示剂显色反应判断结果。详见表 2-4-3。

表 2-4-3　CLSI 确定的白念珠菌的药敏折点及 ECV 值(μg/mL)

药　　物	MIC 折点			ECV
	S	I/SDD	R	
两性霉素 B				2
阿尼芬净	≤0.25	0.5	≥1	0.12
卡泊芬净	≤0.25	0.5	≥1	
氟康唑	≤2	4	≥8	0.5
雷扎芬净	≤0.25			
米卡芬净	≤0.25	0.5	≥1	0.03
泊沙康唑				0.06
伏立康唑	≤0.12	0.25～0.5	≥1	0.03

(二) 耐药机制

1. 对唑类药物的耐药机制　白念珠菌对唑类药物的耐药机制主要体现在耐药靶点的突变、外排泵的过表达和应激反应的调节三个方面。*ERG11* 是唑类药物的作用靶点,它的突变或过表达可引起白念珠菌对唑类药物耐药。目前,已经发现 *ERG11* 的 105～165 位、266～287 位和405～488 位氨基酸区域突变后,白念珠菌对唑类药物的耐药性显著提升。而调控外排泵蛋白CDR1 和 CDR2 表达的 TAC1 和 MRR1 蛋白的突变,可以诱导外排泵蛋白的高表达,进而导致白念珠菌对唑类药物耐药。此外,也有研究表明,热休克蛋白可以通过调控 Ras/cAMP/PKA 通路诱导白念珠菌的唑类药物耐药。

2. 对氟胞嘧啶类的耐药机制　根据已有的研究表明,氟胞嘧啶的耐药性是由特殊菌株的隐性基因决定的,其中 *FUR1* 的基因突变最为常见。该基因的突变,能够降低氟胞嘧啶转化为具有细胞毒性代谢产物的能力。此外,*FCA1* 发生突变,也可能导致药物摄入减少等,促使白念珠菌对该类药物产生耐药。

3. 对多烯类药物的耐药机制　白念珠菌对多烯类药物产生耐药的机制,多数是通过降低药物对膜的结合亲和力或从膜中消耗麦角甾醇的酶的方式介导。其中 *ERG2*、*ERG5* 或 *ERG11* 的突变,均被报道参与介导白念珠菌对两性霉素 B 耐药。此外,形成生物被膜也是白念珠菌对多烯类抗真菌药物耐药的方式之一。

4. 对棘白菌素类的耐药机制　棘白菌素类药物对白念珠菌的主要作用位点是葡聚糖合酶,因此,该类酶合成的相关基因 *FKS1* 的突变,可以导致白念珠菌对该类抗真菌药物的耐药。有研究表明，*FKS1*的突变热点主要集中在 645 位氨基酸，常见的突变类型为 S645P 和 S645F。此外，*FKS1*的负性调控因子 *FKS2*和 *FKS3*的突变，亦可间接促进 *FKS1*的高表达，进而引起白念珠菌对棘白菌素类药物的耐药。

（曾令兵）

参 考 文 献

［1］ Lu Y, Su C, Liu H. *Candida albicans* hyphal initiation and elongation[J]. Trends Microbiol, 2014, 22(12): 707－714.

［2］ Bilal H, Shafiq M, Hou B, et al. Distribution and antifungal susceptibility pattern of Candida species from mainland China: a systematic analysis[J]. Virulence, 2022, 13(1): 1573－1589.

［3］ Xiao M, Sun ZY, Kang M, et al. China Hospital Invasive Fungal Surveillance Net Study, Five-year national surveillance of invasive candidiasis: species distribution and azole susceptibility from the China Hospital Invasive Fungal Surveillance Net (CHIF－NET) Study[J]. J Clin Microbiol, 201, 56(7): e00577－18.

［4］ Toda M, Williams SR, Berkow EL, et al. Population-based active surveillance for culture-confirmed candidemia —— four sites, United States, 2012－2016[J]. MMWR Surveill Summ, 2019, 68(8): 1－15.

［5］ Bhattacharjee P. Epidemiology and antifungal susceptibility of candida species in a tertiary care hospital, Kolkata, India[J]. Curr Med Mycol, 2016, 2(2): 20－27.

［6］ Dupuis C, Le Bihan C, Maubon D, et al. Empiricus study, performance of repeated measures of (1－3)-beta-D-Glucan, mannan antigen, and antimannan antibodies for the diagnosis of invasive candidiasis in ICU patients: a preplanned ancillary analysis of the EMPIRICUS randomized clinical trial[J]. Open Forum Infect Dis, 2021, 8(3): ofab080.

［7］ Pitarch A, Nombela C, Gil C. Diagnosis of invasive candidiasis: from gold standard methods to promising leading-edge technologies[J]. Curr Top Med Chem, 2018, 18(16): 1375－1392.

［8］ 张欠欠，封小川，张凯玄，元航. 白念珠菌对临床常用抗真菌药物耐药机制研究进展[J]. 中国真菌学杂志，2022，17(3)：251－254.

［9］ Phoompoung P, Chayakulkeeree M. Recent progress in the diagnosis of pathogenic candida species in blood culture[J]. Mycopathologia, 2016, 181(5－6): 363－369.

［10］ Jin L, Cao Z, Wang Q, et al. *MDR1* overexpression combined with *ERG11* mutations induce high-level fluconazole resistance in *Candida tropicalis* clinical isolates[J]. BMC Infect Dis, 2018, 18(1): 162.

第五节　光滑那他酵母（光滑念珠菌）

关键点

● 光滑那他酵母是一种共生酵母菌，可引起侵袭性念珠菌病。

● 由光滑那他酵母引起的侵袭性念珠菌病的病死率为 20%～50%。

● 虽然在分类学上光滑那他酵母独立于念珠菌属，为了便于临床诊治，在疾病名称和真菌检验报告中可沿用光滑念珠菌，并对其分类学更新进行备注提醒。

一、概述

光滑那他酵母（*Nakaseomyces glabrata*，旧称光滑念珠菌，*Candida glabrata*）是全世界广泛分布的具有致病力的共生酵母菌。它是引起念珠菌病的主要菌种，在发病率上仅次于白念珠菌，可引起侵袭性念珠菌病，包括血液（念珠菌血症）、心脏、中枢神经系统、眼睛、骨骼和/或内脏器官。由光滑那他酵母引起的侵袭性念珠菌病是一种非常严重的疾病，30 d 的全因病死率为 20%～50%。感染的风险因素包括影响宿主免疫力的因素。关于感染的并发症和后遗症的报道很少。虽然经常有报道其他念珠菌引起感染住院时长为 2～8 周，但关于预测住院时长影响因素的数据不多。住院是否直接归因于感染尚不明确。过去 10 年，在侵袭性念珠菌病中该菌的患病率正在上升。预防信息有限，其他念珠菌同样。常规诊断方法、循证治疗的负担和实用性尚不明确。

通常用棘白菌素类治疗，其他抗真菌药物如唑类药物可以在体外药敏试验确认敏感后使用。棘白菌素类在 2021 年纳入 EML，但在许多国家仍无法获得。该菌对唑类表现出较高的 MIC，近年来棘白菌素类的耐药性也一直在上升。目前严重缺乏中低收入地区的病原学数据，特别是可归因病死率、并发症、后遗症以及住院时长等群体研究，关于疾病预防和预后还需要更多的临床试验来补充证据。

二、病原学介绍

光滑那他酵母曾被命名为光滑球拟酵母（*Torulopsis glabrata*），是 *Nakaseomyces* 属，Nakaseomyces/念珠菌分支，在遗传进化上更接近于酿酒酵母。光滑那他酵母复合群（*Candida glabrata* species complex）包括光滑那他酵母及关系密切但表型不同的布拉加念珠菌（*Candida bracarensis*）和尼瓦利亚念珠菌（*Candida nivariensis*），后两种菌种对唑类药物的敏感性低于光滑那他酵母。光滑那他酵母营养要求低，在临床微生物实验室常规平板上均能生长，于沙氏葡萄糖琼脂（SDA）平板上 30℃培养 2～3 d，出现表面光滑、乳白色菌落，镜下形态为橄榄形或椭圆形芽生孢子，直径为 1～4 μm。

光滑那他酵母缺乏白念珠菌的致病性毒力因子如菌丝和蛋白水解酶，因此曾被认为是一种不引起致死感染的弱致病性腐生菌。但光滑那他酵母在真菌浅部感染和侵袭性感染中较高的流行病学占有率以及非常高的病死率，引起了临床的广泛关注。这是因为光滑那他酵母具有许多独特的毒力因子。光滑那他酵母通过分泌黏附素如 Epa1 蛋白等，黏附于宿主组织及非生物材料如导尿管、静脉导管和心脏起搏器等表面，发生初始定植，同时能够形成生物膜结构，对抗宿主免疫系统和抗真菌药物的攻击。光滑那他酵母生物膜是由酵母细胞和细胞外基质组成，呈现出以较高细胞密度紧密地堆积在一起，且生物膜较白念珠菌薄，但足以逃避宿主的免疫攻击、抵抗抗真菌药物胁迫以及其他微生物的竞争压力，引起较高的感染率和致死率。光滑那他酵母可以产生磷脂酶，将磷脂水解为脂肪酸，破坏宿主黏膜；同时还可以产生溶血素以及其他毒性因子。光滑那他酵母入侵宿主的可能途径是通过外伤或一些医源性创伤破坏了宿主的自然屏障。光滑那他酵母在宿主巨噬细胞中具有高度的存活和增殖能力，诱导巨噬细胞内吞并在其内部增殖是该致病菌逃避宿主免疫的重要策略，而且光滑那他酵母不促发炎性因子、不诱导中性粒细胞以及不引起明显的细胞因子反应。

光滑那他酵母具有较强的体外存活能力,在干燥无生命物体表面,能够存活超过 5 个月,超过白念珠菌的存活时间(4 个月),而近平滑念珠菌仅能够存活 2 周。该特性可能是光滑那他酵母在医院内高感染率的原因之一,也是院感防控的重点。

三、流行病学与所致疾病

光滑那他酵母在自然界中广泛存在,是众多哺乳动物消化道和人类皮肤黏膜的正常菌群。几乎所有地区人群的胃肠道都可以有念珠菌的定植,其中胃肠道经常分离到的菌种是白念珠菌,但光滑那他酵母也很常见。光滑那他酵母可以从大部分人群的呼吸道、口腔、消化道和泌尿生殖道中分离出来,被认为是人类的共生菌,在宿主免疫力低下时可以引起深部感染甚至是播散性感染。据伊朗的一项多中心研究发现,光滑那他酵母引起的念珠菌病,在发病率上仅次于白念珠菌,可引起包括念珠菌血症在内的侵袭性念珠菌病以及阴道念珠菌病等皮肤黏膜感染。光滑那他酵母可以从人群中段尿标本中分离,据上海的一项报道,光滑那他酵母引起的尿路感染约占尿路念珠菌感染的 1/3,需要说明的是分离的光滑那他酵母生长缓慢,常规尿标本培养应孵育至少 2 d。

念珠菌血症是第三位最常见的医院获得性血流感染,在医院的重症监护病房患者中病死率最高。由光滑那他酵母引起的念珠菌血症是一种非常严重的真菌疾病,据日本的一项报道其 30 d 的全因死亡率超过 40%,而在感染早期移除中心静脉导管,可以显著降低 30 d 全因死亡率。来自日本一项 9 年的长期研究发现,由非白念珠菌引起的念珠菌血症比例(53.3%),超过了白念珠菌(46.7%),其中光滑那他酵母血症占比最高,占 21.5%。类似的来自加拿大的一项报道,光滑那他酵母引起的念珠菌血症比例仅次于白念珠菌,占比高达 24%。国内的一项超过三年的多中心研究发现,非白念珠菌引起的念珠菌血症比例超过白念珠菌,其中光滑那他酵母引起的念珠菌血症比例位列第三,而且光滑那他酵母对唑类药物的敏感性呈现下降趋势。宿主免疫功能低下,自然屏障功能丧失是造成光滑那他酵母侵袭性感染的关键因素。患者人群光滑那他酵母分离率的增加可能与易感人群的改变有关,据报道老年人中光滑那他酵母的分离率比儿童患者的分离率更高。光滑那他酵母造成侵袭性感染相关的危险因素有患者年龄、严重的基础疾病、预防性使用抗真菌药物、机械通气、应用广谱抗生素、放置静脉导管以及重症监护室居住时间等。将近 75% 的育龄妇女会患外阴阴道念珠菌病,而光滑那他酵母在外阴阴道念珠菌病患者中分离的念珠菌中比例占第二。近年来光滑那他酵母复合体中的另外两种罕见菌种尼瓦利亚念珠菌和布拉加念珠菌除了有引起黏膜感染的报道,均有引起血流感染的报道,而且对抗真菌药物的敏感性与狭义上的光滑那他酵母存在差异。

四、检测方法和诊断路径

(一)检测方法

光滑那他酵母微生物检验难点:目前没有快速准确的检测方法,需要将其培养物进行鉴定。将光滑那他酵母与布拉加念珠菌和尼瓦利亚念珠菌区分开来,需要进行基因组测序或采用质谱自建库平台。光滑那他酵母的微生物检测方法参见白念珠菌章节(前文第 37～40 页)。

　　(二)诊断路径

　　光滑那他酵母病的诊断需要结合流行学资料、临床表现、影像学资料和实验室检测结果进行综合分析,诊断时需根据宿主易感因素、临床标准以及微生物学标准进行分层诊断,将诊断分为拟诊、临床诊断和确诊。从人体有菌部位如痰液、皮肤以及粪便标本中分离出光滑那他酵母并不能确定存在光滑那他酵母感染,需要排除人体正常菌群定植以及标本被污染的可能。而从血液、脑脊液和组织活检标本中分离出光滑那他酵母,可以诊断为光滑那他酵母感染。对于临床怀疑为光滑那他酵母感染的患者,需要尽快采集累及部位的临床标本进行微生物学检测,包括直接镜检、真菌培养、血清学标志物和分子生物学方法等。

　　光滑那他酵母感染的临床表现缺乏特异性,进行临床诊断非常困难,需要微生物学证据帮助临床确诊感染。浅部光滑那他酵母感染,如皮肤黏膜感染,应尽早取相应临床样本送检培养,培养出光滑那他酵母,即可诊断念珠菌病。光滑那他酵母败血症的诊断需要送检血培养,培养阳性后应结合影像学资料等排除肝脏等脏器有无受累。血清 G 试验对于诊断侵袭性念珠菌感染具有重要价值,但其敏感性和特异性低,特别是阴性检测结果并不能排除侵袭性念珠菌感染。近年来基于非培养技术快速发展,Mn 抗原及抗 Mn 抗体检测、T2 Candida 技术、PCR 扩增测序技术以及病原微生物宏基因组二代测序在快速诊断念珠菌感染方面发挥着越来越重要的角色,但其检测结果的临床诊断价值仍需要临床谨慎评估。

五、药敏试验和耐药机制

　　目前光滑那他酵母应使用棘白菌素类治疗,除非体外药敏试验证实对唑类药物如氟康唑敏感。光滑那他酵母近年来对棘白菌素类的耐药性也在上升,对于无菌部位分离出的光滑那他酵母,有必要进行药物敏感性试验。

　　抗真菌药物敏感性试验对于临床治疗光滑那他酵母意义重大,目前国内主要参考美国临床实验室标准化委员会(CLSI)的方法和判读标准。CLSI 给出的参考标准有肉汤稀释法和纸片扩散法。目前国内应用的商品化药敏试剂,主要包括 ATB Fungus 真菌药敏试剂条、YeastOne 显色药敏板、VITEK YS08 药敏卡和 E－test 真菌药敏条。根据 CLSI 最新文件 *M27* 及 *M44S*,光滑那他酵母对常见抗真菌药物的临床折点或流行病学界值见表 2-5-1。

表 2-5-1　光滑那他酵母对常见抗真菌药物的临床折点或流行病学界值

抗真菌药物名称	MIC 临床折点或流行病学折点,μg/mL				
	S	I	SDD	R	ECV
氟康唑	—	—	≤32	≥64	—
卡泊芬净	≤0.12	0.25	—	≥0.5	—
米卡芬净	≤0.06	0.12	—	≥0.25	—
阿尼芬净	≤0.12	0.25	—	≥0.5	—

（续表）

抗真菌药物名称	MIC 临床折点或流行病学折点，μg/mL				
	S	I	SDD	R	ECV
雷扎芬净	≤0.5	—	—	—	—
伏立康唑	—	—	—	—	0.25
伊曲康唑	—	—	—	—	4
泊沙康唑	—	—	—	—	1
两性霉素 B	—	—	—	—	2

根据国内一项多中心调查表明，光滑那他酵母复合群对氟康唑的耐药率高达 18.7%，其中对三唑类抗真菌药物交叉耐药率达到 14%。光滑那他酵母在暴露氟康唑后，能够快速产生耐药性，大约 20% 可出现药物敏感性下降。光滑那他酵母对唑类药物产生耐药的分子机制主要为药物靶酶改变和药物外排泵蛋白表达增高。麦角固醇是光滑那他酵母细胞膜的主要成分，*ERG11* 基因编码的羊毛甾醇 14α-去甲基化酶是麦角固醇合成的关键酶。*ERG11* 基因的错义突变和表达增强是临床分离光滑那他酵母对唑类药物产生耐药的重要原因。在光滑那他酵母中，ABC 超家族转运蛋白和 MFS 超家族转运蛋白是主要的药物外排泵蛋白，其中以转运蛋白 Cdr1p 和 Qdr2p 在唑类耐药中发挥的作用最大。而耐药光滑那他酵母外排泵蛋白表达上调主要受锌簇转录调节因子 *PDR1* 基因的功能获得性突变所调控。此外，光滑那他酵母通过形成生物膜对唑类药物产生较强的耐药性，据报道生物膜中的光滑那他酵母耐药性是其浮游状态的 1 000 倍以上。光滑那他酵母还可以通过染色体重排、染色体非整倍体改变以及基因突变等基因组改变对唑类药物产生耐药性。

随着棘白菌素类药物的广泛使用，光滑那他酵母的耐药率逐步提高。根据法国的一项多中心监测发现，光滑那他酵母对阿尼芬净的耐药率高达 5.4%。我国由于棘白菌素使用量较少，目前光滑那他酵母对棘白菌素耐药率低。光滑那他酵母对棘白菌素产生耐药的主要分子机制是编码 β-1,3-D 葡聚糖合成酶的基因 *FKS1* 或 *FKS2* 序列热点区域发生突变，导致该合成酶对棘白菌素亲和力下降。需要说明的是，目前发现只有光滑那他酵母中存在 *FKS1* 和 *FKS2* 这两个功能冗余的基因，其他念珠菌只有 *FKS1* 热点区域突变影响对棘白菌素的敏感性。

（吴永琴　鲁怀伟）

参 考 文 献

[1] Kramer A, Schwebke I, Kampf G. How long do nosocomial pathogens persist on inanimate surfaces? A systematic review[J]. BMC Infect Dis, 2006, 6(8): 130.

[2] Tsukamoto H, Higashi T, Kodawara T, et al. A longitudinal study of candida bloodstream infections in a Japanese university hospital: species distribution, drug susceptibility, clinical features, and mortality predictors[J]. Eur J Clin Microbiol Infect Dis, 2022, 41(11): 1315 – 1325.

[3] Bourassa-Blanchette S, Biesheuvel MM, Lam JC, et al. Incidence, susceptibility and outcomes of candidemia in adults living in Calgary, Alberta, Canada (2010 – 2018)[J]. BMC Infect Dis, 2023, 23(1): 100.

[4] Badiee P, Boekhout T, Haddadi P, et al. Epidemiology and antifungal susceptibility of candida species isolated from 10 tertiary care hospitals in Iran[J]. Microbiol Spectr, 2022, 10(6): e0245322.

［5］ Li J, Jiang F, Xie A, et al. Analysis of the distribution and drug resistance of pathogens in patients with urinary tract infection in the eastern Chongming area of Shanghai from 2018 to 2020[J]. Infect Drug Resist, 2022, 15: 6413 - 6422.

［6］ Fernandes Â, Azevedo N, Valente A, et al. Vulvovaginal candidiasis and asymptomatic vaginal colonization in Portugal: epidemiology, risk factors and antifungal pattern[J]. Med Mycol, 2022, 60(5): myac029.

［7］ Xiao M, Chen SC, Kong F, et al. Distribution and antifungal susceptibility of candida species causing candidemia in China: an update from the CHIF－NET study[J]. J Infect Dis, 2020, 221(Suppl 2): S139 - S147.

［8］ Kumar S, Kumar A, Roudbary M, et al. Overview on the infections related to rare candida species[J]. Pathogens, 2022, 11(9): 963.

［9］ Xiao M, Sun ZY, Kang M, et al. China hospital invasive fungal surveillance net (CHIF－NET) study group. Five-year national surveillance of invasive candidiasis: species distribution and azole susceptibility from the China Hospital Invasive Fungal Surveillance Net (CHIF－NET) Study[J]. J Clin Microbiol, 2018, 56(7): e00577 - 18.

［10］ Desnos-Ollivier M, Bretagne S, Lortholary O, et al. Echinocandins susceptibility patterns of 2,787 yeast isolates: importance of the thresholds for the detection of FKS mutations[J]. Antimicrob Agents Chemother, 2022, 66(5): e0172521.

［11］ Xie M, Shao J, Wan Z, et al. Detection of candida DNA in peritoneal fluids by PCR assay optimizing the diagnosis and treatment for intra-abdominal candidiasis in high-risk ICU patients: a prospective cohort study[J]. Front Microbiol, 2023, 13: 1070688.

［12］ Chibabhai V, Fadana V, Bosman N, et al. Comparative sensitivity of 1,3 beta-D-glucan for common causes of candidaemia in South Africa[J]. Mycoses, 2019, 62(11): 1023 - 1028.

［13］ Lass-Flörl C, Samardzic E, Knoll M. Serology anno 2021-fungal infections: from invasive to chronic[J]. Clin Microbiol Infect, 2021, 27(9): 1230 - 1241.

［14］ León C, Ruiz-Santana S, Saavedra P, et al. Contribution of candida biomarkers and DNA detection for the diagnosis of invasive candidiasis in ICU patients with severe abdominal conditions[J]. Crit Care, 2016, 20(1): 149.

［15］ Helweg-Larsen J, Steensen M, Møller Pedersen F, et al. Intensive care antifungal stewardship programme based on T2Candida PCR and candida mannan antigen: a prospective study[J]. J Fungi (Basel), 2021, 7(12): 1044.

［16］ Fisher BT, Boge CLK, Xiao R, et al. Multicenter prospective study of biomarkers for diagnosis of invasive candidiasis in children and adolescents[J]. Clin Infect Dis, 2022, 75(2): 248 - 259.

［17］ Monday LM, Parraga Acosta T, Alangaden G. T2Candida for the diagnosis and management of invasive candida infections[J]. J Fungi (Basel), 2021, 7(3): 178.

［18］ Zurl C, Prattes J, Zollner-Schwetz I, et al. T2Candida magnetic resonance in patients with invasive candidiasis: strengths and limitations[J]. Med Mycol, 2020, 58(5): 632 - 638.

［19］ 刘静,郑秋实,黄广华. 光滑那他酵母的生物学、流行病学以及耐药机制研究进展［J］. 菌物学报, 2020, 39 (11): 2014 - 2024.

［20］ Silva S, Negri M, Henriques M, et al. *Candida glabrata*, *Candida parapsilosis* and *Candida tropicalis*: biology, epidemiology, pathogenicity and antifungal resistance[J]. FEMS Microbiol Rev, 2012, 36(2): 288 - 305.

第六节　组织胞浆菌属

关键点

● 组织胞浆菌属在全球分布广泛,可引起组织胞浆菌病。播散性组织胞浆菌病尤其影响免疫抑制患者,但也可以感染健康个体。

● 组织胞浆菌属有导致暴发感染的可能。

● 播散性组织胞浆菌病可威胁生命,在艾滋病患者中的病死率为 21%～53%。

一、概述

组织胞浆菌属（*Histoplasma spp.*）是一类全球分布的双相真菌，在环境（土壤、鸟类和蝙蝠粪便）中以霉菌的形式存在，在人体温度下以酵母样形式存在。组织胞浆菌病主要影响肺部，并可波及中枢神经系统、血液和身体的其他部位，不在患者之间传播（无人传人）。大多数吸入组织胞浆菌属的人不会患病。健康人感染后通常不需药物治疗就可康复。然而，危重症和免疫功能低下的患者，如艾滋病、癌症和器官移植患者，可能发展为严重疾病。CD4$^+$ T 细胞计数≤50～75 cells/µL 是艾滋病患者的风险因素。在艾滋病患者中的感染病死率为 21%～53%，而免疫抑制患者和实体器官移植受者的病死率较低（9%～11%）。有研究报道儿童罹患组织胞浆菌病的病死率为 2.7%。成人和儿童住院时间为 5～7 d，个体差异较大。其引起的真菌性脑膜炎患者平均住院 1 个月。并发症和后遗症的发生率尚不清楚。由于缺乏研究，无法评估全球的年度发病率。目前已报道在拉丁美洲和非洲的地方性流行地区发病率较高，其他地区报告的发病率较低，过去 10 年的流行趋势平稳。侵袭性组织胞浆菌病的可预防性较低，目前尚无疫苗。艾滋病患者的早期诊断和治疗有望减轻疾病负担，但尚无评估数据。传统诊断方法的有效性一般，循证治疗的有效性和可及性较低。病情严重的患者建议使用两性霉素 B，其次是伊曲康唑。慢性中重度感染者可用伊曲康唑治疗。抗真菌药物耐药性为中度。尚无体外抗真菌药物敏感试验的临床折点。耐药相关研究非常有限，但是对唑类和两性霉素 B 的 MICs 似乎较低。为弥补知识差距，我们需要进行更多的研究，包括体外和体内协同试验，以更好地了解组织胞浆菌在不同患者群体中的敏感性，并优化抗真菌治疗方案。需要根据已确定的风险因素探讨潜在预防措施的有效性和实施情况。全球监测研究可以更好地了解其他国家和地区的年发病率、分布和趋势。

二、病原学介绍

组织胞浆菌属为双相真菌，可引起系统性真菌病，归属于子囊菌门（Ascomycota），爪甲团囊菌目（Onygenales），爪甲团囊科（Onygenaceae）。根据不同的地理分布、致病特征和形态，荚膜组织胞浆菌（*Histoplasma capsulatum*）被分为三类：① 荚膜组织胞浆菌荚膜变种（*Histoplasma capsulatum var. Capsulatum*），世界上最为常见，主要引起典型的组织胞浆菌病；② 荚膜组织胞浆菌杜氏变种（*Histoplasma capsulatum var. Duboisii*），限于非洲中部和西部，也可引起组织胞浆菌病；③ 马皮疽荚膜组织胞浆菌（*Histoplasma capsulatum var. Farciminosum*）。人类组织胞浆菌病是由荚膜组织胞浆菌荚膜变种和荚膜组织胞浆菌杜氏变种引起，马皮疽组织胞浆菌是一种动物病原体，主要引起马组织胞浆病。最近对来自 6 大洲 25 个不同国家的三种原始组织胞浆菌进行系统发育分析，显示有 7 个系统发育物种，其中包括 8 个分支，分别为北美第 1 类支系、北美第 2 类支系、拉丁美洲 A 组支系（LAm A）、拉丁美洲 B 组支系（LAm B）、澳大利亚支系、荷兰支系、欧亚支系和非洲支系。在随后增加组织胞浆菌样本的研究中发现，LAm A 和 LAm B 又增加几个亚支系，分别为 LAm A1、LAm A2、RJ，以及 LAm B1 和 LAm B2。

荚膜组织胞浆菌在环境中为菌丝相，可产生大分生孢子和小分生孢子，其中大分生孢子表面有明显的疣状突起(船轮样),小分生孢子很容易在环境波动时(如耕作、改造或拆除旧建筑、清理鸟类栖息地等)形成气溶胶从而传播。当小分生孢子或菌丝片段被人体吸入后,这些颗粒可以黏附于呼吸道或到达肺部,无论在哪个位置,因温度变化以及营养成分改变可发生形态转变,变成可高度适应细胞内环境的酵母相,其在 37℃环境下生长最佳。

典型的组织胞浆菌病主要由荚膜组织胞浆菌荚膜变种引起,少数为荚膜组织胞浆菌杜氏变种。疾病起因为宿主吸入了小分生孢子或菌丝碎片,真菌繁殖体沉积到肺泡中,并迅速转化为酵母形态。对于免疫功能正常个体,临床表现通常为无症状(＞95%),也可演变为急性肺炎。但对于免疫功能低下如 AIDS、服用免疫抑制药物或有原发性免疫缺陷等患者,易发展为播散性组织胞浆菌病,且受累器官不具特异性。播散性组织胞浆菌病病例中 50% 出现斑疹和口咽部溃疡。播散性组织胞浆菌病经治疗,其病死率为 30%～50%,而未得到治疗的播散性组织胞浆菌病患者病死率为 100%。形态转变是荚膜组织胞浆菌致病能力的一个重要方面,荚膜组织胞浆菌酵母期在巨噬细胞内有很强的生存能力,肺部常驻巨噬细胞并不能杀死荚膜组织胞浆菌。温度是触发形态学变化的重要因素,而 cAMP 似乎是荚膜组织胞浆菌形态转换的重要调节因子。此外,Ryp1、Ryp2、Ryp3 和 Ryp4 这些 Ryp 家族蛋白也能影响调节细胞形态变化的基因表达。荚膜组织胞浆菌酵母期富集多种潜在毒力因子,包括 cbp1 和 yps3 等,此外,Hsp60 也是荚膜组织胞浆菌一个主要的毒力因子。有一些荚膜组织胞浆菌菌株可表达产生含有 α-1,3-葡聚糖的细胞壁外层,削弱了 Dectin-1 对 β-1,3-葡聚糖的识别,根据荚膜组织胞浆菌产 α-1,3-葡聚糖的能力将其分为两种不同的化学型(Ⅰ和Ⅱ)。

三、流行病学与所致疾病

在全球范围内,每年约有 50 万人患组织胞浆菌病,其中约有 10 万人发展为播散性组织胞浆菌病,病死率很高。不同的因素,如免疫状态、暴露剂量的大小和感染菌株的毒力等,都对组织胞浆菌病的预后有重要影响。由于大多数组织胞浆菌病研究都局限于受该病暴发影响的地区,组织胞浆菌病的实际发病率并不清楚。组织胞浆菌病为美国以及整个南美洲的一种地方性疾病,也是中美洲国家最流行的系统性真菌病,其中在美国大多数病例与俄亥俄州和密西西比河流域有关。在巴西、厄瓜多尔、委内瑞拉、巴拉圭、乌拉圭和阿根廷都有一些病例报道。此外,在全球的一些地区,组织胞浆菌病被认为是一种由艾滋病所致的疾病。例如法属圭亚那和哥伦比亚等的专家认为播散性组织胞浆菌病是最常见的艾滋病相关疾病。因此,提高有效逆转录病毒治疗的可及性会降低组织胞浆菌病的发病率和病死率。此外,在拉丁美洲,合并 HIV 感染的组织胞浆菌病的病死率高于合并 HIV 感染的结核病患者。而且在拉丁美洲部分地区,组织胞浆菌病经常被误诊为结核病,这可能会使结核病的统计数据上涨,从而掩盖了组织胞浆菌病的真实数量。在亚洲,组织胞浆菌病在中国是地方性疾病,大多数病例发生在长江沿岸,在泰国、韩国和印度也有大量的病例报道。然而在非洲大多数国家中,因无法使用抗原检测和 PCR 检测技术诊断疾病,使得非洲的流行病学数据稀缺;此外,该病在非洲很有可能与结核病和艾滋病重叠。在欧洲,很少有组织胞浆菌病例报告,且其中大多数病例与流行地区旅居史有关。已在恒河平原的土壤中发现荚膜组织胞浆菌。考虑到地理气候条件的相似性,孟加拉国发生的组织胞浆菌病病例可能比目前记录的要多得多。此外,与 COVID - 19 有关的组织胞浆菌病病例报道与高数量报道的曲霉病、毛霉病和念珠菌病相比,虽然似乎不多,但组织胞浆菌病的临床性质和诊断技术的局限性可能会导致诊断的低敏感性和低特异性从而导致错误的诊断。因此目前获得的病例数据可能是被低估的。此外,近几年来组织胞浆菌病流行病学发生了变化,有大量被诊断为组织胞浆菌病患者与历史高流行地区无关,这些归因于环境的破坏、气候变化以及免疫抑制增加。

感染组织胞浆菌可表现为:① 肺组织胞浆菌病,包括急性和亚急性肺组织胞浆菌病,肺部结节以及慢性空洞型肺组织胞浆菌病;② 纵隔组织胞浆菌病,包括纵隔淋巴结病,纵隔肉芽肿以及纤维化纵隔炎;③ 进行性播散性组织胞浆菌病。其中最常见的临床表现包括肺组织胞浆菌病,此外,急性肺组织胞浆菌病常与其他疾病相混淆,如细菌性社区获得性肺炎,导致诊断延误。

四、检测方法和诊断路径

组织胞浆菌病的诊断需要依据实验室检查结果和流行病学证据,实验室检查方法有显微镜检查、培养鉴定、血清学试验等,其中从临床标本中分离出荚膜组织胞浆菌是诊断组织胞浆菌病的金标准。此外,组织病理学检查或直接显微镜检查也可明确诊断组织胞浆菌病。然而,荚膜组织胞浆菌的生长可能需要几周的时间,而且难以获得足够的组织胞浆菌病病理标本,包括组织和体液样本。抗原检测是一种快速、灵敏度高且非侵入性的方法,不仅可以加快治疗干预,亦可作为一种标志物应用于临床随访和治疗应答。在分子生物学方法上,没有一种实验室聚合酶链反应被 FDA 批准可用于检测临床标本,且其总体灵敏度为 67%～100%。此外,对于播散性组织胞浆菌病的诊断金标准为从肺外生物标本中分离到病原体。

1. 培养鉴定　将需要进行培养的标本接种在沙保弱琼脂上,荚膜组织胞浆菌的生长温度为 25～30℃ ,2～3 周内可生长出菌丝,但也有可能需要 8 周时间,菌丝成熟后,使用乳酸酚棉蓝染色,放置显微镜下观察,可观察到有隔膜的菌丝、小分生孢子以及大分生孢子。当观察到表面有疣状突起(船轮样)的大分生孢子则高度提示为组织胞浆菌,然而, Sepedonium 属真菌也有这种疣状突起。因此还需进行确诊试验才能做出明确诊断,例如目前可选用的一种化学发光 DNA 探针应用于组织胞浆菌的鉴定。此外,基质辅助激光解吸电离飞行时间质谱(MALDI - TOF MS)对荚膜组织胞浆菌的鉴定具有高度准确性,且可鉴别酵母形态和早期菌丝培养物。样本培养检测灵敏度会因临床症状不同而差异,慢性肺组织胞浆菌病患者通常取 BAL 液或痰液标本,培养敏感性最高;急性和亚急性肺组织胞浆菌病患者标本培养敏感性最低;免疫力低下患者培养敏感性比免疫力正常患者高;播散性组织胞浆菌病血液或骨髓标本培养敏感性较呼吸道标本高。

2. 组织病理学检查　病理学检查可见组织反应引起的肉芽肿。该检查方法在播散性组织胞浆菌病和慢性肺部疾病中敏感性较高,但在急性和亚急性肺组织胞浆菌病中敏感性较低。切片可使用六胺银(GMS)和过碘酸希夫(PAS)染色,革兰染色法对荚膜组织胞浆菌的检测效果很差,但对胞外病原体更有用,如隐球菌和念珠菌。早期病变的组织标本中可看到大量巨噬细胞和淋巴细胞,偶见上皮样细胞和多核巨细胞。此外,还可见不同程度的中央干酪样坏死,偶见钙化。干酪样坏死区域周围有一纤维包膜,阻止了微生物的扩散。染色后在显微镜下可观察到卵圆形芽殖酵母,通常位于巨噬细胞内,偶尔见于组织中。形态上与利什曼原虫、马尔尼菲篮状菌酵母以及新兴真菌属的酵母非常相似,需加以鉴别,以免误诊。

3. 细胞病理学检查　该方法的侵入性比组织病理学检查小,主要取组织抽吸物和液体为标本检查,其中最常见的标本为支气管肺泡灌洗液。此外,联合应用抗原检测可大幅提高对急性肺组织胞浆菌病检出的敏感性(48% 提高至 97%)。

4. 血清学方法　血清学检测有助于监测治疗和预后评估。最近,FDA 批准了第三代酶免疫分析技术(enzyme immunoassay,EIA)用于定量检测荚膜组织胞浆菌的半乳甘露聚糖;此外,EIA 还可以检测荚膜组织胞浆菌特异性抗原。抗原检测灵敏度与疾病严重程度相关,且免疫功能低下患者(包括晚期 HIV 感染患者)的抗原检测灵敏度高于免疫功能正常的患者。在尿液中抗原检测灵敏度略高于血清中。此外,检测荚膜组织胞浆菌特异性抗体可以帮助诊断抗原阴性的组织胞浆菌病综合征(如纵隔肉芽肿、纤维化)。抗体检测最常用的方法有三种:补体结合试验、EIA、免疫扩散反应。其中大多数组织胞浆菌患者补体结合试验滴度为 1∶8 或更高,而滴度≥1∶32 则更能提示感染。急性感染可通过检测间隔至少 2 周的抗体来诊断,其滴度上升至原来的 4 倍甚至更高。免疫扩散反应检测针对 H 抗原和 M 抗原的抗体,H 抗原抗体检测敏感性低,但是特异性高,一旦检出即可确认为急性感染,M 抗原抗体检测敏感性较高,但结果并不可靠。然而对于急性肺组织胞浆菌病的诊断,基于 EIA 的 IgG 和 IgM 抗体检测的灵敏度高于免疫扩散反应和补体结合试验,此外,结合抗原可提高 EIA 抗体检测的灵敏度,是诊断急性肺组织胞浆菌病的最佳方法。

5. 分子生物学方法　虽然分子检测可作为很多感染性疾病诊断的金标准,但对于荚膜组织胞浆菌而言,与迄今为止其他可用的方法相比,分子检测性能欠佳,总体灵敏度为 67%～100%。针对多拷贝核糖体 RNA(rRNA)基因组位点中的一个或多个区域,如 18S rRNA、28S rRNA 的 D1 和 D2 区域、5.8S rRNA 以及内部转录间隔区 1 和 2(ITS1 和 ITS2)的真菌测序分析,使我们能够准确、快速地识别侵袭性真菌感染,但是还需更多的数据评估这些方法的性能。最近,mNGS 可检测到 400 多种不同的真菌,但依赖于侵袭性真菌感染患者血液样本中的游离 DNA 的含量。

需要注意的是,普通培养皿培养组织胞浆菌过程中,轻微的晃动即可将大量分生孢子释放到空气中,因此推荐使用螺旋盖的试管进行组织胞浆菌的培养或对培养皿进行密封。此外,未经处理的生长有组织胞浆菌的培养皿不能随意丢弃,会造成严重污染。同时应当注意避免在对实验动物注射时发生意外注射到人体内,对组织胞浆菌病患者进行尸检时也应注意是否出现包括肉芽肿性表现的局部感染。对潜在含有组织胞浆菌的临床标本和动物组织标本的处理建议在生物安全二级水平的安全措施下实施,但处理组织胞浆菌的培养物和潜在含有组织胞浆菌的泥土或其他环境标本的一切操作均需在生物安全三级水平控制下的二级生物安全柜内进行,此外还需使用个人防护设备,如 N95 口罩。

五、药敏试验和耐药机制

尚无荚膜组织胞浆菌体外抗真菌药物敏感试验的标准检测方法和临床折点,相关的临床数据或动物实验研究非常有限。下页表 2-6-1 列出了荚膜组织胞浆菌对抗真菌药物的体外药物敏感性，对唑类和两性霉素 B 的 MICs 似乎较低。该试验操作是依据 CLSI 文件 *M38*（针对丝状真菌）和 *M27*（针对酵母菌）进行的。

表 2-6-1　荚膜组织胞浆菌对抗真菌药物的体外敏感性[11]

真 菌 名 称	抗 真 菌 药	MIC 范围（μg/mL）	MIC90 范围（μg/mL）
荚膜组织胞浆菌	两性霉素 B	≤0.03～2	0.25
	氟康唑	≤0.125～64	NR
	伊曲康唑	≤0.03～8	0.06
	泊沙康唑	≤0.03～2	NR
	伏立康唑	≤0.03～2	0.25

注：NR，未报道。

（王子文　陈鸿超）

参 考 文 献

［1］ Rodrigues AM, Beale MA, Hagen F, et al. The global epidemiology of emerging histoplasma species in recent years [J]. Stud Mycol, 2020, 97: 100095.

［2］ Teixeira MM, Patané JSL, Taylor ML, et al. Worldwide phylogenetic distributions and population dynamics of the genus histoplasma[J]. PLoS Negl Trop Dis, 2016, 10: e0004732.

［3］ Valdez AF, Miranda DZ, Guimarães AJ, et al. Pathogenicity & virulence of *Histoplasma capsulatum* —— a multifaceted organism adapted to intracellular environments[J]. Virulence, 2022, 13(1): 1900－1919.

［4］ Wheat LJ, Azar MM, Bahr NC, et al. Histoplasmosis[J]. Infect Dis Clin N Am, 2016, 30: 207－227.

［5］ Kauffman CA. Histoplasmosis: a clinical and laboratory update[J]. Clin Microbiol Rev, 2007, 20(1): 115－132.

［6］ Guimarães AJ, de Cerqueira MD, Nosanchuk JD. Surface architecture of *Histoplasma capsulatum* [J]. Front Microbiol, 2011, 2: 225.

［7］ Denning DW. Minimizing fungal disease deaths will allow the UNAIDS target of reducing annual AIDS deaths below 500 000 by 2020 to be realized[J]. Philos Trans R Soc Lond B Biol Sci, 2016, 371(1709): 20150468.

［8］ Antinori S. *Histoplasma capsulatum*: more widespread than previously thought[J]. Am J Trop Med Hyg, 2014, 90(6): 982－983.

［9］ Azar MM, Hage CA. Laboratory diagnostics for histoplasmosis[J]. J Clin Microbiol, 2017, 55: 1612－1620.

［10］ Tsang CC, Teng JLL, Lau SKP, et al. Rapid genomic diagnosis of fungal infections in the age of next-generation sequencing[J]. J Fungi, 2021, 7: 636.

［11］ Carroll KC，Pfaller MA. 临床微生物学手册［M］. 12 版. 王辉，等译. 北京：科学出版社，2021.

第七节　真菌性足菌肿病原体

关键点

● 真菌性足菌肿是一种与严重残疾相关的深部组织感染。它可以由各种丝状真菌病原体引起，通过破损皮肤进入人体。

> - 真菌性足菌肿在中低收入国家的低收入群体中尤其普遍,而且似有显著的地域差异。
> - 最好从疾病预防的角度给出行为干预措施,但尚未全面评估其影响。尽管抗真菌治疗可行,而且耐药性也不是主要的问题,但是感染者往往需要截肢。

一、概述

真菌性足菌肿(eumycetoma causative agents)是一种由土壤和水中的丝状真菌引起的深部组织感染。真菌通过皮肤上的伤口进入人体。真菌性足菌肿病原包括马杜拉菌属、塞内加尔镰孢菌、新月弯孢霉、赛多孢霉属、粉红楚普夫菌(Zopfia rosatii)、枝顶孢属和镰刀菌属,但相关微生物学资料有限。真菌性足菌肿是一种伴有多种并发症和后遗症的严重感染性疾病,尤其影响低收入群体。据报道,60%～80% 的足菌肿患者日常生活受到显著影响,截肢率高达 39%。风险因素包括农民、男性和年轻人(11～30 岁)。由于缺乏数据,无法充分评估病死率,总体而言病死率较低。流行程度因地理位置不同有很大差异,甚至在同一国家也是如此。大多数病例报道在热带地区,但由于全球监测数据有限,流行情况有可能被严重低估。过去 10 年的趋势没有变化。

预防通常包括教育和行为卫生干预等措施(特别是穿鞋),关于影响和成本效益的数据有限。循证治疗指南也很有限。目前严重缺乏关于感染病原菌种类及其抗真菌药物敏感性的微生物学数据,无法为指南提供依据。然而,现有的证据表明,抗真菌耐药性在菌种之间存在相当大的异质性。通常采用长期抗真菌药物治疗,为完全消除感染也经常需要截肢。为弥补知识差距,需要获得更多关于疾病负担的信息,尤其是在流行情况、发病率和经济影响方面。关于病原菌及其敏感性的微生物学数据非常有限,需要更多的临床试验为治疗和预防指南提供资料。

二、病原学介绍

足菌肿(mycetoma),是一种毁坏性很强的慢性皮下肉芽肿性炎症,亦是一种独特的、被人们忽视的热带疾病,通常由真菌和细菌导致,可分为真菌性足菌肿(eumycetoma)和放线菌性足菌肿(actinomycetoma)。足菌肿可影响皮肤、皮下组织和骨骼。经过长达四年的讨论,2016 年 5 月 28 日,足菌肿被世界卫生组织认定为一种被忽视的热带病。足菌肿是一种慢性的、缓慢进展的疾病,如果不被及时发现和治疗,病情会逐渐恶化,严重者会导致终身残疾。

1. 真菌性足菌肿　其感染最初是病原体从土壤进入皮下组织,通过反复的创伤、穿透伤或刺破皮肤,逐渐形成。脚是最常见的部位,其他部位包括手、肩膀、腹部、臀部和头皮。该病的特征性三联征:皮下脓肿、多发性窦道形成和排出有颜色的颗粒状物。病程进展缓慢,损害局限、亦可侵入深部组织,严重时可造成骨质损害导致严重的畸形和残疾;但很少累及全身。

真菌性足菌肿是一种"被忽视的热带疾病"。可能原因:主要影响居住于偏远地区的贫困人群,这些地区缺乏训练有素的医务人员、保健设施、诊断工具和治疗;疾病的慢性病程和治疗预后不佳结果也使其容易被忽视。

2. 真菌性足菌肿的常见病原体　据报道有超过 70 种真菌、细菌与足菌肿相关,随着分子技术的发展和进一步应用,足菌肿病例及其病原的种类可能都会增加。放线菌性足菌肿在中美洲和南美洲更为流行,而真菌性足菌肿主要流行于非洲,两者的比较详见表 2-7-1。最主要的 4 种病原菌为足菌肿马杜拉菌、灰色限球壳、波氏赛多孢和塞内加尔镰孢菌。调查显示,在苏丹喀土穆的专科研究中心,接受治疗的 7 000 多名患者中 70% 患者感染的是足菌肿马杜拉菌。

表 2-7-1　真菌性足菌肿与放线菌性足菌肿的比较[4,24]

比较内容	真菌性足菌肿	放线菌性足菌肿
病原体	1. 全世界报道的 90% 的病例与之相关:足菌肿马杜拉菌(Madurella mycetomatis)最常见,灰色限球壳(Trematosphaeria grisea,又名 Madurella grisea)、波氏赛多孢(Scedosporium boydii)、塞内加尔镰孢菌(Falciformispora senegalensis)也是常见真菌 2. 其他真菌包括:索姆普金氏镰孢菌(Falciformispora thompkinsii)、罗梅罗刺盘孢(Pyrenochaeta romeroi)、麦克诺尼刺盘孢(Pyrenochaeta mackinonii)、班替枝孢瓶霉(Cladophialophora bantiana)、足菌肿枝孢瓶霉(Cladophialophora mycetomatis)、膝状弯孢霉(Curvularia geniculata)、甄氏外瓶霉(Exophiala jeanselmei)、疣状瓶霉(Phialophora verrucosa)、镰状枝顶孢霉(Acremonium falciforme)、基利枝顶孢霉(Acremonium kiliense)、罗萨梯新龟甲形菌(Neotestudina rosatii)、串珠镰刀菌(Fusarium moniliforme)、茄病镰刀菌(Fusarium solani)、构巢曲霉(Aspergillus nidulans)、黄曲霉(Aspergillus flavus)、暗蓝柱孢霉(Cylindrocarpon cyanescens)、毛癣菌属(Trichophyton spp.)、小孢子菌属(Microsporum spp.)、柱顶孢霉属(Hormonema spp.)	1. 最常见的是诺卡菌属。包括巴西诺卡菌(Nocardia brasiliensis)、星形诺卡菌(Nocardia asteroides)、豚鼠耳炎诺卡菌(Nocardia otidiscaviarum),主要分布在湿度较高的地区 2. 其他细菌包括:马杜拉放线菌属(Actinomadura spp.),比如足菌肿马杜拉放线菌(Actinomadura madurae)、白乐杰马杜拉放线菌(Actinomadura pelletieri)、索马里链霉菌(Streptomyces somaliensis)、以色列链霉菌(Actinomyces israeli)
流行区	非洲、印度	拉丁美洲
患者年龄	20~40 岁	40~50 岁
儿童患病	有	有
好发部位	最常见为足部,而躯干和头部罕见	最常见为足部,而躯干和头部少见
病变进展	进展缓慢、包裹良好、边界清晰、炎症少、破坏小	快速、弥散、边界不清、炎症更明显、破坏更严重
瘘管形成	少	较多
窦道形成	较少,增生型、突起的	较多,凹陷型、平坦的
颗粒形成	黑色颗粒最常见、偶有灰色颗粒,不形成红色颗粒	颗粒通常是淡黄色到白色,可有红色颗粒,绝无黑色颗粒
深层结构	骨侵犯较晚、多次穿孔、影像学有溶解性病变	早期骨侵犯、影像学同时有溶骨性和骨硬化性病变
淋巴播散	偶尔	经常
病变附近静脉扩张	通常	相对少
治疗手段	外科手术、药物	药物治疗为主

3. 足菌肿的病原真菌的形态比较　引起足菌肿的常见真菌的菌落形态及镜下特征,如表 2-7-2 所示。

表 2-7-2　引起足菌肿的常见真菌的菌落形态及镜下特征[22,29]

| 真　菌 | 菌落形态特征 | | 镜下形态特征 |
	菌落正面	菌落背面	
足菌肿马杜拉菌	1. 25℃生长缓慢,但 37℃生长中等 2. 皮革样菌落,粉末状但无绒毛、白色到棕黄色	深褐色	1. 念珠状菌丝有隔、暗色、直径 25 μm 2. 较多厚壁孢子
灰色限球壳	1. 生长快速 2. 菌落 3~5 cm、灰色、中央隆起有褶皱	棕黑色	1. 菌丝有隔、暗色,厚壁孢子罕见,两种宽度的菌丝体 2. 关节孢子呈链状
甄氏外瓶霉	1. 生长缓慢 2. 菌落初呈棕黑色光滑酵母样,渐变为绒状、橄榄绿色	橄榄黑到黑色	1. 菌丝有隔、浅棕色 2. 窄、椭圆形分生孢子 3. 产孢细胞:火箭形
膝状弯孢霉	1. 生长快速 2. 菌落絮状,初呈白色,变为深棕色到黑色	黑色	1. 膝状弯曲 2. 4 分隔 3. 中心细胞最大、更黑
构巢曲霉	1. 生长快速 2. 菌落橄榄绿色,可有土黄色颗粒（闭囊壳, cleistothecia form）、四周光滑绒毛状	深红色~紫红色	1. 菌丝分隔 2. 顶囊直径 8~12 μm 3. 双层小梗 4. 闭囊壳和壳细胞
波氏赛多孢	1. 生长速度较快 2. 菌落灰色或者棕色	最初为白色,但常变为灰色或黑色	1. 有隔菌丝 2. 单一的分生孢子梗 3. 单个分生孢子,卵圆形 4. 有性阶段形成棕色闭囊壳
塞内加尔镰孢菌	菌落褐色,平铺,棉絮状	淡黄色或淡紫色	1. 大分生孢子无色,纺锤形,1~5 个隔膜 2. 大量小分生孢子,无色卵圆形
罗萨梯新龟甲形菌	1. 生长缓慢 2. 菌落灰色到棕色,羊毛状,有放射状凹槽	黑色	1. 子囊座内含 8 个子囊孢子 2. 子囊孢子呈深棕色,光滑,大小不一,双细胞,有横隔
茄病镰刀菌	1. 生长速度较快 2. 菌落灰白色,羽毛状或絮状	奶油色、棕黄色或蓝绿色	1. 细长的单瓶梗 2. 大量的小分生孢子,椭圆形 3. 大分生孢子腊肠状 4. 大量厚壁孢子,一般顶生
基利寻枝霉	菌落粉色,絮状	棕褐色	1. 分生孢子梗细长 2. 分生孢子较大、单胞、卵圆形,成簇、顶生
罗梅罗刺盘孢	菌落白色	黑色	1. 分生孢子座褐色,有黑色刚毛 2. 分生孢子长圆形

4. 真菌病原体的毒力 病原体的毒力较弱,病程呈慢性。不同的病原体分泌各种酶、免疫调节剂和黑色素,有助于它们在人体组织中存活,逃避机体的免疫作用。

足菌肿马杜拉菌是最常见的真菌病原体,其产生的黑色素(melanin),可以保护微生物免受紫外线的辐射、肺泡巨噬细胞的酶解以及氧化剂的破坏。黑色素可能具有保护菌体、抵抗抗真菌药物的作用。研究显示,加入黑色素后,酮康唑和伊曲康唑的 MIC 分别增加了 32 倍和 64 倍;但未见伏立康唑的相似报道。在苏丹,虽然足菌肿马杜拉菌分离株间的遗传多样性很少,但人们通过扩增片段长度多态性技术将其分为 2 个大簇和 1 个小簇;而与大病灶相关的菌株大多来自同一簇,表明菌株的毒力差异可能与临床表现有关。

5. 足菌肿相关真菌的致病性 真菌通过荆棘刺伤、木屑刺伤、石屑划伤或意外割伤进入破损的皮肤,并在皮下组织中定植和增殖,引起宿主的局部和全身炎症反应。早期,在损伤部位形成一个小而无痛的结节;随着真菌的不断增殖,机体动员中性粒细胞在感染部位富集、同时释放细胞因子和多种酶;然后,皮下组织被消化,形成黏性、化脓性或浆液性物质,导致皮下肿胀、压力增加,最终破坏皮肤屏障,形成开放性窦道,并排出不同颜色、大小和纹理的颗粒(取决于感染细菌或真菌的种类);随着病原体的挤出,皮下组织开始修复,但未排出的病原体可引发新的感染,入侵周围未感染的组织。如果患者未得到及时的治疗,这一过程(感染、愈合和再感染)将循环往复。在疾病的后期,病原体通过筋膜层侵入到肌肉和骨骼,从而导致骨组织和肌肉组织的破坏、畸形。真菌性足菌肿也因此被归类为"植入性真菌病"。

足菌肿的细胞病理学上呈现三种类型的组织反应,类似于结核病的三种组织反应并可同时存在。① 中性粒细胞包裹颗粒,有时侵入颗粒使其崩解,粒细胞的外围是由巨噬细胞、淋巴细胞和浆细胞组成的肉芽肿,单个核细胞更多聚集在纤维组织的边缘;小动脉增厚、神经细胞水肿、汗腺也可能发生肥大和增生;② 中性粒细胞消失,主要由巨噬细胞和多个核细胞吞噬颗粒物质;③ 形成组织良好的上皮样肉芽肿,可见朗格汉斯巨细胞,中心残存真菌物质(区别于 1 型和 2 型反应)。显然,这些炎症性免疫反应并不能消除颗粒;含有活菌丝的巨细胞促成了新颗粒的形成。

在足菌肿的病程中,先天性免疫反应是一个重要因素。在受到马杜拉菌抗原刺激后,外周血单个核细胞会发生 Th2 反应(分泌 IL-10、IL-4,介导体液免疫为主)。刺激物为波氏假阿利什霉时,活孢子可诱导 Th2 反应、而菌丝则诱导 Th1 反应(分泌 IL-2,介导细胞免疫为主)。去胸腺小鼠感染足菌肿马杜拉菌 3 周后,在腹膜上检出相应的颗粒。在感染急性期患者和流行区的健康对人群,也可观察到 Th1 反应。

感染的过程可能会受到激素状况的影响。罹患足菌肿的男性患者,血液中的雌二醇浓度明显高于健康对照组。

宿主基因遗传学发挥了一定的作用。Verwer 等发现,几丁质酶(chititriosidase enzyme)能结合到颗粒中的真菌几丁质上,参与了消除病原体的免疫反应。研究发现,与健康对照组相比,患者的几丁质酶基因上存在一个 24 bp 插入序列,该基因型导致酶活性降低。多态性分析显示几丁质酶活性降低,患者足菌肿发病的可能性增加。对苏丹人群的遗传学研究显示,患者和对照组之间在 HLA 类型,以及等位基因分布(与免疫反应和性激素合成相关)存在显著差异。对于宿主易感性的大多数研究,都是基于调查宿主免疫反应相关候选基因的多态性,共有 13 个基因可能具有与足菌肿相关的等位变异,这些基因位于不同系统中,如先天免疫系统、适应性免疫系统、性激素生物合成,以及编码宿主酶等,但是这些研究都未被复现。基因组学的进展为全基因组研究和下一代测序铺平了道路,为系统研究与足菌肿相关的基因组变异奠定了基础。

三、流行病学与所致疾病

1. 主要流行区为"真菌性足菌肿带"　在全球范围内,绝大多数国家都有过足菌肿病例报道。足菌肿主要流行于"足菌肿带"(mycetoma belt),包括非洲、拉丁美洲和亚洲的赤道地区。虽然真菌性足菌肿的真实发病率尚不清楚,但大多数病例发生在南纬 15°和北纬 30°之间,即所谓的"足菌肿带"。这些流行国家包括苏丹、索马里、塞内加尔、印度、也门、墨西哥和委内瑞拉。其他还包括埃及、毛里塔尼亚、基尼亚、尼日尔、尼日利亚、埃塞俄比亚、乍得、喀麦隆、吉布提和索马里以及哥伦比亚、阿根廷和巴西等国家。大多数患者未得到足够的关注,因为他们生活在偏远的农村地区、缺乏足够的医疗服务(包括训练有素的医疗人员、诊断设施和治疗手段)。此外,以色列、德国、荷兰、土耳其、黎巴嫩、沙特阿拉伯、伊朗、菲律宾、日本、斯里兰卡和泰国等国家也有少数病例报道。在美国,至少有 20 个州报告了散发病例,多数来自西南部地区(得克萨斯州和加利福尼亚州)。

全球的足菌肿发病率高低不一,总体上真菌性足菌肿、放线菌性足菌肿分别占足菌肿病例的 40% 与 60%。

Emery 等汇总了 332 篇文献,包含了 1876—2019 年分布于 102 个国家 19 494 例足菌肿病例,调查显示大多数国家足菌肿都是与细菌和真菌两者相关(表 2 - 7 - 3),仅有少数国家主要由真菌或细菌引起,极端的例子包括毛里塔尼亚(83% 的真菌)、乍得(95% 的真菌)、墨西哥(3% 的真菌)和伊朗(17% 的真菌)。真菌性足菌肿主要流行于中非国家,特别是苏丹。这些地区气候恶劣、干旱、少雨,日间气温波动从 45～60℃ 到 15～18℃,有利于致病真菌如足菌肿马杜拉菌的生存。据统计,患病率最高的国家是毛里塔尼亚(3.49/10 万人年)、苏丹(1.81/10 万人年),每年新发病例数分别为 69.7 例和 106 例。但在流行区情况更糟,在 2010 年苏丹白尼罗河州的一项调查显示患病率为 14.5 例/1 000 人年。邻国之间也存在明显差异,如乍得与尼日尔(95% vs. 26%);马里与毛里塔尼亚(44% vs. 83%)。移民、旅游和贸易等交流可能导致足菌肿从流行地区到全球化的传播。

表 2 - 7 - 3　不同地区的足菌肿主要病原体[22]

地　　　区	主要的真菌病原体	主要的细菌病原体
北美地区	赛多孢菌属	巴西诺卡菌
中美洲和加勒比地区	灰色限球壳	巴西诺卡菌
南美地区	灰色限球壳	巴西诺卡菌
北非地区	足菌肿马杜拉菌	足菌肿马杜拉放线菌

（续表）

地　　区	主要的真菌病原体	主要的细菌病原体
西非地区	足菌肿马杜拉菌	白乐杰马杜拉放线菌
中非地区	赛多孢菌属	诺卡菌属
东非地区	足菌肿马杜拉菌	诺卡菌属
西亚地区	足菌肿马杜拉菌	索马里链霉菌
南亚地区	足菌肿马杜拉菌	足菌肿马杜拉放线菌
东南亚地区	足菌肿马杜拉菌	星形诺卡菌

2. 真菌性足菌肿在我国的流行情况　在我国，大多数病例都来自南方地区，真菌性足菌肿相对于放线菌性足菌肿更少见。病原体主要是足菌肿马杜拉菌、裴氏着色霉和镰状枝顶孢霉。我国的足菌肿相对少见（9 例），在临床实践中还需提高认识。

3. 致病性真菌存在于自然环境　真菌性足菌肿的病原体来自土壤和水源。关于流行区环境真菌方面的研究很少，研究者在塞内加尔河岸，一个产黑色颗粒的足菌肿病流行地区，在每年汛期后被泥土覆盖的荆棘中培养到塞内加尔镰孢菌；而从干燥的沙质土壤中两次分离出罗萨梯新龟甲形菌。Ahmed 等学者采用分子技术对取自塞内加尔河畔的 74 份土壤样本和 22 份荆棘进行检测，分别有 17 份（23%）和 1 份（5%）样本检出马杜拉菌属真菌。此外，学者在土壤或在饲养的蚯蚓的肠道也分离到某些真菌病原体。据 2014 年的一项研究显示，至少在苏丹，真菌病原体的自然栖息地与带刺的金合欢树相似。塞内加尔镰孢菌主要分布在塞内加尔河岸地区。气候变化可能会影响足菌肿的分布。

4. 真菌性足菌肿的流行特点　详见表 2-7-4。

表 2-7-4　真菌性足菌种的流行特点[7,23]

感染原	足菌肿相关的真菌病原体
感染途径	创伤或小创伤，皮肤软组织的破坏为真菌的定植与感染创造了条件
易感人群	流行区的居民。男性相对多见，男女比例为（3～5）：1。有研究表明，孕酮可能抑制病原体的生长，雌二醇亦可以限制实验动物的足菌肿发生。任何年龄组都可能受到影响，但是年轻人（15～40 岁）占大多数；儿童相对不常见、临床表现与成人相似但患者的截肢率更低，但截肢儿童易被遗弃或被迫辍学。职业上主要是从事农业、放牧和其他户外活动的主要劳动力，特别是那些赤脚工作的人。此外，卫生条件不良、营养不良、糖尿病患者和免疫系统严重功能障碍的患者也容易发生此类感染。真菌性足菌肿不会在人与人之间传播，但居住于同一地区的患者亲属患病的可能性增加，共同的环境因素、遗传或免疫易感性可能促进了疾病的易感性。真菌性足菌肿尚无已知的携带者或动物宿主，但能引起动物的自然感染（猫、牛、狗、海豚、山羊、仓鼠、仓鼠、马和鹦鹉），或者使实验动物发病（山羊、豚鼠、仓鼠、小鼠、猴子和大蜡蛾的幼虫），有潜在的宿主多样性特点
环境因素	受影响最严重的地区干旱少雨，年降雨量为 50～1 000 mm，包括从非洲大陆的西部到东部：毛里塔尼亚、塞内加尔、马里、尼日尔、乍得、苏丹、埃塞俄比亚、吉布提和索马里。另外，钙或钠浓度低的土壤比较适合真菌生长，尤其是轻质黏性土壤、沙壤土

四、检测方法和诊断路径

详见图 2–7–1。

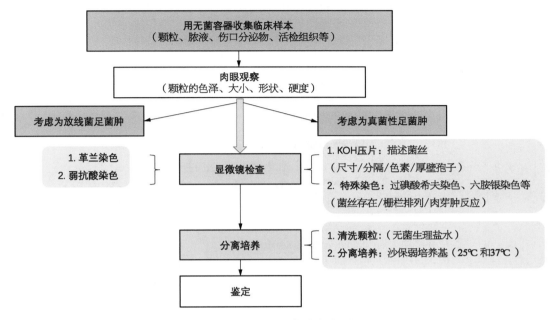

图 2–7–1　真菌性足菌肿的检测流程图

（一）标本采集

理想情况下，可采集引流液、窦道刮取物以及活检组织，以检查是否有颗粒。对尚未溃烂的窦道进行穿刺来获得颗粒。无菌操作进行细针穿刺，通过负压抽吸脓液，至少按 3 个不同角度。有条件时，超声引导下的细针穿刺技术采样更佳。手术活检通常通过大范围的局部切除或深切口活检获得，但会给患者带来痛苦。不建议评估自行挤出的颗粒，因为这些颗粒上的病原体可能已经死亡。

（二）检测方法

1. 肉眼观察（Gross examination）　采集颗粒标本可通过按压病灶的开放窦道、细针穿刺、穿刺活检或手术切除活检。颗粒用于肉眼观察、显微镜检查及真菌培养。

表 2–7–5　足菌肿的常见真菌病原体及相应的颗粒外观[30]

颗粒外观（Grain）	常见真菌病原体
黑色颗粒 （Black grains）	1. 马杜拉菌属（*Madurella* spp.）如足菌肿马杜拉菌（*M. mycetomatis*）、热带马杜拉菌（*M. tropicana*）、假足菌肿马杜拉菌（*M. pseudomycetomatis*）、法哈利马杜拉菌（*M. fahalii*） 2. 灰色限球壳（*Trematosphaeria grisea*） 3. 镰孢菌属（*Falciformispora* spp.），如塞内加尔镰孢菌（*F. senegalensis*）、索姆普金镰孢菌（*F. thompkinsii*） 4. 弯孢霉属（*Curvularia* spp.），如膝状弯孢霉（*C. geniculata*）、新月弯孢霉（*C. lunata*）

（续表）

颗粒外观（Grain）	常见真菌病原体
黑色颗粒 （Black grains）	5. 拉伦假性小毛球菌（*Pseudochaetosphaeronema larense*） 6. 暗蓝柱孢霉（*Cylindrocarpon cyanescens*） 7. 毛壳菌属（*Chaetomium atrobrunneum*） 8. 外瓶霉属（*Exophiala* spp.）：如甄氏外瓶霉（*E. jeanselmei*） 9. 瓶霉属（*Phaeoacremonium* spp.） 10. 疣状瓶霉（*Phialophora verrucosa*） 11. 麦克诺尼刺盘孢（*Pyrenochaeta mackinnonii*）、罗梅罗刺盘孢（*P. romeroi*） 12. 阿夫拉姆丰屋菌（*Plenodomus avramii*） 13. 间座壳属（*Diaporthe ueckerae*） 14. 罗萨梯新龟甲形菌（*Neotestudina rosatii*） 15. 聚多曲霉（*Aspergillus sydowii*）
白色颗粒 （White grains）	1. 构巢曲霉（*Aspergillus nidulans*）、鸡尾曲霉（*Aspergillus hollandicus*） 2. 波氏赛多孢（*Scedosporium boydii*）、尖端赛多孢（*Scedosporium apiospermum*） 3. 镰刀菌属（*Fusarium* spp.），如尖孢镰刀菌（*F. oxysporum*）、茄病镰刀菌（*F. solani*）、串珠镰刀菌（*F. moniliforme*）、轮枝镰刀菌（*F. verticillioides*） 4. 卡西科拉棒孢霉（*Corynespora cassiicola*） 5. 坏损柱盘孢（*Cylindrocarpon destructans*） 6. 人多胞菌（*Polycytella hominis*） 7. 罗萨梯新龟甲形菌（*Neotestudina rosatii*） 8. 枝顶孢属（*Acremonium* spp.），如镰状枝顶孢霉（*A. falciforme*）、基利枝顶孢霉（*A. kiliense*）、瑞塞菲枝顶孢霉（*A. recifei*） 9. 倒卵单胞瓶霉（*Phialemonium obovatum*） 10. 暗色枝顶孢霉属（*Phaeoacremonium* spp.），卡氏暗色枝顶孢霉（*P. krajdenii*）寄生褐枝顶孢霉（*P. parasiticum*） 11. 犬小孢子菌（*Microsporum canis*） 12. 毛癣菌属（*Trichophyton* spp.）
绿色颗粒 （Green grains）	黄曲霉（*Aspergillus flavus*）
黄色颗粒 （Yellow grains）	歪嘴座壳属（*Pleurostomophora ochracea* spp.）

　　首先进行肉眼观察，包括对颗粒的颜色、大小、形状和纹理的评估（表 2-7-5）。例如，黑色颗粒提示真菌性足菌肿、红色颗粒多见于白乐杰马杜拉放线菌；大的颗粒多见于马杜拉分枝菌属、马杜拉放线菌，而巴西诺卡菌、星形诺卡菌多形成小的颗粒；硬的颗粒与足菌肿马杜拉分枝菌和索马里链霉菌相关。

　　足菌肿的颗粒是确定病原体诊断的关键，其形态特征可提供快速、初步的鉴定，但在某些情况下却可能具有欺骗性。颗粒的大小不等，最小只能在显微镜下可见、最大可达到 2 mm。颗粒的颜色也是多种多样，有黑色、黄色、白色、红色到灰色；大多数真菌性足菌肿产生的是黑色或灰色颗粒，很少为黄色，但放线菌性足菌肿的颗粒通常为黄色、白色或红色。其他真菌形成的颗粒则质地柔软，但足菌肿马杜拉分枝菌的颗粒具有很坚硬的质地。

　　足菌肿马杜拉的黑色颗粒由脂质、蛋白质和黑色素组成，黑色素位于菌丝壁上，颗粒中锌、铜和钙的浓度分别比正常组织高 4 倍、6 倍和 16 倍。足菌肿马杜拉菌颗粒的颜色是由于真菌产生两种黑色素的能力：焦黑色素（可溶性,由真菌分泌）和二羟萘-黑色素（固体、不溶性,通常结合在细胞壁上）,后者可使伊曲康唑和酮康唑的体外疗效分别降低 16 倍和 32 倍。

2. 显微镜检查技术　对颗粒进行显微镜检查时,可先将颗粒置于洁净的载玻片上,滴加 1 滴到数滴 10% 氢氧化钾溶液（检查真菌,KOH 用于消化黏液、角蛋白和其他组织使背景清晰）、卢戈氏碘液（检查放线菌和诺卡菌）,用盖玻片轻轻压碎颗粒,然后在光学显微镜下观察。主要观察菌丝的大小、分隔、形态特征和色素等这些特征。

染色后的镜检观察,当考虑真菌时主要采用 KOH 压片、组织病理学染色如 HE 染色、六胺银染色（GMS）、过碘酸希夫染色（PAS）等。

直接颗粒显微镜,低成本、快速、可用作实时检验,可以排除放线菌,在医疗资源受限的流行地区尤其有用。需要注意的是,从开放的窦道获得的颗粒通常是不可存活的、易受污染的,此类颗粒的直接显微镜检查的结果可能缺乏特异性和准确性。

3. 培养技术　由于很多真菌的足菌肿颗粒的形态特征相似,通过培养分离出真菌,才能正确识别病原。常用培养基包括沙保弱葡萄糖琼脂（含/不含抗菌药物）、5% 羊血琼脂等。每组培养基分别放置 25℃ 和 37℃ 孵育,观察 7～10 d;考虑到某些真菌的生长延迟,此时报告阴性结果前需要培养 4～6 周。足菌肿真菌的鉴定可结合镜下形态、纯培养的菌落描述和生物活性,生物活性包括耐酸性、生长最适温度、蛋白水解活性、对糖类、含氮化合物的利用等。表型特征对其鉴定具有重要意义。有时,可能在组织病理学检查中有阳性发现,但不能培养出菌落,或者培养多数生长污染菌,且多数真菌培养物不产孢。

4. 血清学检查技术　通常不需要进行血清学检测。$(1,3)-\beta-D-$葡聚糖是大多数真菌的细胞壁成分,与其他试验联合使用时可用来区分放线菌性足菌肿和真菌性足菌肿。对于真菌性足菌肿,血清学检测仅用于足菌肿马杜拉菌和波氏赛多孢。采用粗提细胞质抗原检测足菌肿马杜拉菌,方法包括免疫扩散法（immuno diffusion,ID）和对流免疫电泳法（counterimmunoelectrophoresis,CIE）,其中 CIE 法优于 ID 法,能检出更低的抗体水平,但缺点是两者均存在交叉反应且重复性差。据 2016 年 ELbadawi 报道,采用细胞质抗原检测足菌肿马杜拉菌,ID 法具有 75% 的敏感性和 95% 的特异性。显而易见,真菌性足菌肿的血清学检测存在许多局限性,诸如抗原制备繁琐、采用粗抗原而未标准化的事实以及不同的真菌病原之间的交叉反应。虽然患者的抗体水平较高,但在流行区的健康对照组也可能呈阳性,这使得该技术不适合作为诊断工具。

5. 细胞学检查技术　活检组织的组织学检查显示有化脓性肉芽肿伴真菌颗粒。过碘酸希夫染色、六胺银以及颗粒形态学有助于组织病理学上的鉴别。HE 染色用于初步鉴别病因和组织反应。特殊染色如六胺银染色、Masson-Fontana 染色、佩尔普鲁士蓝染色、福尔马林诱导荧光染色,能帮助准确识别某些病原体和细胞成分,如蛋白质、脂质、碳水化合物和矿物质等。

通常宿主组织对真菌性足菌肿的反应是独特的。组织反应有三种类型。① Ⅰ型反应：化脓性肉芽肿,菌丝颗粒（有破损）被中性粒细胞黏附、包裹,外层为巨噬细胞、淋巴细胞、浆细胞、极少粒细胞混合形成的肉芽组织。受累区的小静脉和毛细血管小动脉增厚,病变的最外层包裹纤维组织。② Ⅱ型反应：中性粒细缺乏,巨噬细胞和多核巨细胞吞噬菌丝颗粒碎片。③ Ⅲ型反应：上皮样肉芽肿形成，朗格汉斯巨细胞出现，病变中心残留菌丝颗粒。

有时可以看到 Splendore-Hoeppli 现象：病原体（真菌、细菌和寄生虫）被呈放射状嗜酸性物质所包围。该嗜酸性物质是病原体的抗原抗体复合物和宿主炎症细胞碎片的沉积。镜下，Splendore Hoeppli 反应表现为强烈的嗜酸性、非晶态、呈星形或棒状放射状形态，环绕或紧邻病原体。

在苏木精-伊红（HE）染色的涂片中，足菌肿马杜拉菌颗粒呈圆形或椭圆形，黑色、略带绿色（偶尔棕色），在细胞学涂片中可以发现两种类型颗粒：固体颗粒型（最常见）、囊泡型。对于固体颗粒型，有隔菌丝嵌于坚硬的基质中不易被识别，而囊泡型由肿胀的真菌细胞组成，形似囊泡。

细胞学涂片可以帮助鉴别真菌性足菌肿和其他皮下病变，并可以初步识别真菌病原体。真菌结构宽，有隔、分枝菌丝，边缘有大的肿胀细胞，菌丝可能是透明或有色。该技术简单、快速、经济，用于初步识别。Yousif 等采用针吸技术（fine-needle aspiration，FNAC）和蜡块技术对 230 例不同类型的真菌性足菌肿患者的研究结果显示，对真菌性足菌肿和放线菌性足菌肿的鉴别敏感性分别为 87.5% 和 85.7%。从周转时间看，获得 FNAC 结果平均 1 d，组织病理学 3.5 d，颗粒培养 16 d。在流行地区，组织病理学检查和 FNAC 是会相对实用、快速。

6. 影像学技术 影像学检查，包括 X 线平扫、超声、计算机断层扫描（CT）或磁共振成像（MRI），可用于显示足菌肿的位置、大小、范围、对骨的破坏以及对周围组织浸润情况，帮助设计手术方案。X 线平扫成本较低、易于操作。对于真菌性足菌肿，X 线片可能是正常的，或仅显示病理改变如皮质变薄、肥大、骨腔和失用性骨质疏松症等。有时能提示继发于足菌肿的骨膜受累、骨质疏松、骨髓炎、骨质溶解和骨质硬化等，缺点是这些影像改变大多处于感染的晚期，真菌性足菌肿病变往往在骨中形成一些直径≥10 mm 的空腔，而放线菌性足菌肿导致的空腔则小而多。

超声检查有助于诊断和确定病变的范围。超声检查可以成功地区分出足菌肿、骨髓炎或肿瘤，还可以初步鉴别真菌性足菌肿与放线菌性足菌肿之间的细微差别：足菌肿均表现为单个或多个厚壁空腔（无增强的回声），真菌性足菌肿可见到空洞内超强的反射性回声（代表颗粒），而放线菌性足菌肿的颗粒仅在腔体底部产生了紧密聚集的细小回声。超声引导下的针吸技术（ultrasound-guided fine-needle aspiration，US-FNAC）能准确地识别取材的最佳部位，且安全、简单、快速、准确，提升了肿瘤和感染的诊断水平，Siddig 等研究显示 US－FNAC 优于常规 FNAC，假阴性结果较低。

研究显示，CT 可以提供对软组织和内脏受累性的详细评估，且对检测疾病的早期变化更为敏感。

MRI 为评估骨和软组织的受累情况提供了最全面的办法。在 T2 加权成像上，"圆心征（dot in circle）"是足菌肿的特殊征象，表现为在高强度信号的球形病灶（圆形）中心存在微小低信号病灶（被认为是颗粒），周围是低强度基质，代表散在纤维化区域的肉芽肿。究其原因是外周的肉芽肿性组织包裹着中心的真菌成分。但是，特别是在疾病流行的农村地区，MRI 应用的受限、专业人员的缺乏都会影响到足菌肿诊断及时性。

7. 核酸检测技术　病原体核酸提取可采用沙氏平板 37℃ 培养 2～3 周的菌落及足菌肿颗粒。对活检组织标本的直接测序,有助于真菌和细菌的快速诊断和鉴定,特别对于培养阴性的病例价值较大。最常用的方法是 16s RNA 基因测序(放线菌)和针对广泛真菌的测序(pan-fungal PCR)。目前也开发了一些属特异性 PCR 的方法,同样针对 ITS 区域设计引物,如马杜拉菌属经扩增后可产生 370 bp 的产物而其他真菌则无,从而实现精准鉴定。目前在足菌肿马杜拉菌、假足菌肿马杜拉菌、波氏赛多孢上均开发了属特异性的 PCR。足菌肿病原真菌的通用引物及属特异性引物见表 2-7-6。

表 2-7-6　足菌肿病原真菌的通用引物及属特异性引物[30]

菌株	靶位	上游引物 5′→3′	下游引物 5′→3′	退火温度 Tm	大小(bp)	产物分析
真菌通用	ITS	V9G： TTACGTCCCTGCCCTTTGTA	LS266： GCATTCCCAAACAACTCGACTC	58℃	可变	测序
	ITS	ITS4： TCCTCCGCTTATTGATATGC	ITS5： GGAAGTAAAAGTCGTAACAAGG		可变	测序
	ITS	ITS4： TCCTCCGCTTATTGATATGC	ITS5： GGAAGTAAAAGTCGTAACAAGG		600～1200	测序、RFLP
	ITS	ITS1： TCCGTAGGTGAACCTGCGG	ITS4： TCCTCCGCTTATTGATATGC		可变	测序
	RPB2	fRPB2-5F： GAYGAYMGWGATCAYTTYGG	fRPB2-7cR： CCCATRGCTTGYTTRCCCAT		可变	MLSA
	TEF1	EF1-983F： GCYCCYGGHCAYCGTGAYTTYAT	EF1-2218R： ATGACACCRACRGCRACRGTYTG		可变	测序
	BT2	TTCCGTCCCGACAACTTCGT	CTCAGCCTCAGTGAACTCCAT		可变	测序
	LSU	LROR：ACCCGCTGAACTTAAGC	LR7：TACTACCACCAAGATCT	50℃	600～900	MLSA
	SSU	NS17： CATGTCTAAGTTTAAGCAA	NS24： AAACCTTGTTACGACTTTTA	53℃	可变	MLSA
	LSU	NL1： ATATCAATAAGCGGAGGAAAAG	NL4： GCTCCGTGTTTCAAGACG	63.3℃	600～650	测序
足菌肿马杜拉菌	ITS	AATGAGTTGGGCTTTAACGG	TCCCGGTAGTGTAGTGTCCCT	55℃	490	属特异性
	ITS	GCAACACGCCCTGGGCGA	TCCGCGGGGCGTCCGCCGGA		370	属特异性
	ITS	TCTCCTGTCCTACGACATCTGTGG	TTCCTCACCTCCCAGCCCTTT		474	属特异性
假足菌肿马杜拉菌	ITS	GCGTGAAGAGTCTGCTGTTG	TAGCCTGAATCCCACAAACC	55℃	325	属特异性
波氏赛多孢	SSU	GAGGCAATAACAGGTCTGTGATGC	TTACTACGCAGAAGGCAA	52℃	800	属特异性
	SSU	TGTCCGAGCGTCATTTC	TTACTACGCAGAAGGCAA		149	属特异性
	SSU	AATCTTTGAACGCACATTG	TTACTACGCAGAAGGCAA		197	属特异性

8. 基质辅助激光解吸电离飞行时间质谱技术（MALDI‑TOF MS） 对于真菌的前处理，需要用乙醇、70% 甲酸和乙腈沉淀法来提取蛋白质，提取物均匀涂于靶板上，再覆盖 α‑氰基‑4‑羟基肉桂酸（基质液），自然干燥后再进行测定。标准的 MALDI‑TOF MS 数据库缺乏可用的足菌肿相关真菌的图谱信息。Fraser 等通过自建库对 57 株 10 种不同足菌肿病原真菌进行 MALDI‑TOF MS 分析，与测序结果相比，分别有 100%、90.4% 和 67.3% 的菌株获得了 ≥1.8、≥1.9 以及 ≥2.0 的结果评分。通过这种方法，可以快速和准确地鉴别真菌，并能有效节省人力、提高效率。2019 年 Diongue 等报道了一例罕见头皮皮肤真菌性足菌肿，经 MALDI‑TOF MS 鉴定为奥迪氏小孢子菌（非典型菌株）。虽然 MALDI‑TOF MS 鉴定具有高效性、准确性，且每次实验的成本很低，但由于实验室可能需要构建自制数据库，加之购置仪器的成本不菲，目前在真菌性足菌肿诊断上的应用还非常有限。

9. 实验诊断技术的比较 Siddig 等比较了几种常用的实验诊断技术（表 2‑7‑7），超声检查对鉴别真菌性足菌肿和放线菌性足菌肿有较高的敏感性（94.3%），而种特异性 PCR 是从颗粒样本中鉴定足菌肿马杜拉菌最快速、可靠的技术。组织病理学和培养技术相对耗时，且在敏感性和特异性尚有提升的空间。真菌的显微镜检查和培养被认为是 WHO 推荐的基本诊断手段。尽管诊断技术已经从显微镜技术发展到分子技术，但对于真菌性足菌肿的准确诊断和治疗仍存在复杂性，不同的诊断手段都存在一定的优势和缺点，且调研显示在配备齐全的医疗机构更容易检出病原。临床医生、微生物学家和病理学家之间的团体配合，将会使患者大受裨益。

表 2‑7‑7 不同技术用于诊断真菌性足菌肿的比较[30]

诊断方法	技术特点及优劣			不同医疗机构得到阳性结果的比率	
	操 作	优 点	缺 点	设备齐全的机构	资源有限的机构
直接镜检	KOH 涂片观察真菌菌丝和孢子	操作简单、价廉、快速、可区分放线菌和真菌	敏感性和特异性低	88%	88%
细胞病理学	PAS、六胺银染色 2～5 μm 宽大菌丝	脓性肉芽肿真菌性足菌肿：菌丝、球棒状结构嵌于基质中	需要专业人员	88%	43%
真菌培养	沙氏琼脂、25℃ 和 37℃	可鉴定病原生物体	费时	96%	33%
血清学	—	检测循环抗体，有助于指导治疗	存在交叉反应、价值有限	8%	—
影像学	B 超	帮助与骨髓炎或肿瘤鉴别；可引导穿刺取样。可见单个或多个厚壁腔，无回声增强	—	—	—
	CT	对早期发现骨受累者具有良好的敏感性	成本不菲	—	—

（续表）

诊断方法	技术特点及优劣			不同医疗机构得到阳性结果的比率	
	操　作	优　点	缺　点	设备齐全的机构	资源有限的机构
影像学	MRI	评估骨和软组织受累的最全面的方法；"圆点征"为潜在的特异性诊断发现	需要专业人员和设备，在不发达地区的应用受限	—	—
分子生物学	—	能鉴定到属	在许多地方缺乏标准化	71%	13%
PCR与测序	ITS	高灵敏度和高特异性可直接检测临床样本	成本不菲，高于其他分子技术	—	—
等温扩增	RCA	高度特异性，快速、1 d内完成	需要培养和DNA提取，灵敏度低	—	—
	RPA和LAMP	无需培养；无需热循环；可用于POCT，耗时3 h；高灵敏度和高特异性	需要DNA提取	—	—
质谱技术	MALDI－TOF	准确、节省人力，可能更快、检测成本不高	相比常规鉴定，需要前处理流程，需要自建库	—	—

（三）诊断路径

由于真菌性足菌肿的诊断在初始阶段往往被忽视，疾病的逐渐进展对治疗带来了巨大的挑战，需要多学科的方法。

1. 好发部位　下肢最常见（尤其脚部）、其次手部（右侧多于左侧），其他部位包括头颈部、胸部、肩膀和手臂，极少报道也见于腹壁、面部、鼻窦、眼眶或眼睑，以及外阴或阴囊。主要累及皮肤和皮下组织。

2. 临床表现　真菌性足菌肿的经典三联征：皮下脓肿、窦道形成和排出带颜色颗粒状物。其他体征：大叶囊性肿胀。

3. 病程发展　创伤部位生长丘疹→无痛性结节和脓疱→窦道形成、排除颗粒→感染向深部蔓延→经典的三联征。感染可能通过淋巴管或者血液传播。

4. 并发症　会导致皮肤毁形，但很少会致命。如果不及时治疗，疾病将继续进展，在晚期病例中，可能会发生畸形或强直。

5. 鉴别诊断　真菌性足菌肿要与一些传染性疾病和非传染性疾病相鉴别：在流行地区，应首先考虑感染性皮肤病，包括皮肤结核、球孢子菌病、着色芽生菌病、透明丝孢霉病、孢子丝菌病、芽生菌病、皮肤癣菌假性足菌肿等。在非流行地区，应首先考虑良性和恶性病变，包括纤维瘤、类风湿结节、瘢痕疙瘩、纤维脂肪瘤、皮肤纤维瘤、隆起性皮肤纤维肉瘤、卡波西肉瘤、恶性黑色素瘤及疣状癌。不同诊断方式的临床检查包括放射学和活检,联合不同的实验室技术如特殊染色的组织学评估、真菌和细菌培养和分子检测,可以作出最终诊断。

足菌肿从初次感染到就诊的时间为 3 个月～50 年,原因包括:卫生设施的条件差、患者健康教育的缺乏、病变无痛且进展缓慢以及患者害怕截肢而延迟寻求治疗。

五、药敏试验和耐药机制

(一)抗真菌药物及体外活性

对于足菌肿的真菌病原体,目前缺乏常规的体外药敏试验,人们基于 *CLSI M38A* 文件并加以修改建立了体外敏感性试验方法,使其能够使用菌丝作为起始接种物,而菌丝悬液通常浑浊需借助活性染料如刃天青或二甲氧唑黄来辅助结果的终点读取。

由于足菌肿马杜拉菌通常不产生孢子,必须先经过 RMPI 1640 肉汤预先培养,再采用超声处理以获得菌丝碎片。该方法费时费力、耗时、昂贵,不易普及。有研究显示,采用玻璃珠裂解产生菌丝悬液后,纸片扩散法、E-试条法和肉汤稀释法可用来检测足菌肿马杜拉菌对伊曲康唑、泊沙康唑和伏立康唑的敏感性,且伊曲康唑和泊沙康唑 E-试条法与改良的 CLSI 肉汤微量稀释法结果可比。

一项 131 例非重复菌株的研究,足菌肿马杜拉菌的流行病学界值为:伊曲康唑 1 μg/mL(菌株 MIC 范围为 0.008 ～1 μg/mL),雷夫康唑 0.064 μg/mL(菌株 MIC 范围为 0.002～0.125 μg/mL)。在野生株发现了两个 CYP51A 变异,导致 499 位点的一个氨基酸的突变(S499G),未发现与敏感性降低的相关突变。

至今,体外药敏试验主要观察药物是否抑制菌丝生长,但不适用于临床决策,由于在受感染的组织病原体位于颗粒中。在体外敏感性试验用于临床决策之前,需要进行评估,以确定 MIC 和临床结果之间是否存在相关性。当临床相关性建立后,下一步将是评估通过哪种方法使体外敏感性试验更适合临床使用。对于足菌肿的真菌病原体,目前尚未建立临床折点。足菌种相关真菌病原体的体外敏感性试验的条件见表 2-7-8。

表 2-7-8 足菌种相关真菌病原体的体外敏感性试验的条件[14]

菌　　种	流行频率	起始接种物	孵育温度(℃)	孵育时间(h)	活性染料
足菌肿马杜拉菌	常见	菌丝碎片	35～37	144	刃天青
塞内加尔镰孢菌	少见	菌丝碎片	30	144	刃天青
灰色限球壳	少见	菌丝碎片	30	144	刃天青
Medicopsis romeroi	较少见	菌丝碎片	30	48	刃天青
麦克诺尼刺盘孢	较少见	菌丝碎片	30	48	刃天青
假足菌肿马杜拉菌	罕见	菌丝碎片	35～37	144	刃天青

（续表）

菌　　　种	流行频率	起始接种物	孵育温度（℃）	孵育时间（h）	活性染料
热带马杜拉菌	罕见	菌丝碎片	35～37	144	刃天青
法哈利马杜拉菌	罕见	菌丝碎片	35～37	144	刃天青
索姆普金镰孢菌	罕见	菌丝碎片	30	144	刃天青
Emarellia grisea	罕见	菌丝碎片	35	48,96	无活性染料
Emarellia paragrisea	罕见	菌丝碎片	35	48,96	无活性染料
皮炎外瓶霉	罕见	分生孢子	35	48,96	无活性染料
甄氏外瓶霉	罕见	分生孢子	35	48,96	无活性染料
Pseudochaetosphaeronema larense	罕见	菌丝碎片	30	144	刃天青

　　van de Sande W 等对足菌肿相关的真菌病原体进行体外药敏试验研究,虽然菌株数多少不一,却是涉及病原体种类和抗真菌药物最全的一份资料。研究显示,对于足菌肿马杜拉菌,MIC 值较低的包括唑类药物(MIC$_{50}$ 中位数为 0.03 μg/mL)和 Olorofim(MIC$_{50}$ 为 0.016 μg/mL),对两性霉素 B(MIC$_{50}$ 为 0.5 μg/mL)和特比萘芬(MIC$_{50}$ 为 8 μg/mL)的 MIC 值略高,不能被氟胞嘧啶和棘白菌素类所抑制。Olorofim 的作用机制是抑制嘧啶合成途径杀菌,不同于现有的抗真菌药物,体外试验显示对唑类耐药的曲霉属、赛多孢霉属和镰刀菌有效,对足菌肿马杜拉菌的体外活性胜过伊曲康唑,对其他足菌肿相关真菌也有效。足菌肿相关真菌对抗真菌药物的体外药敏及 MIC$_{50}$,如下页表 2 - 7 - 9 所示。

　　(二) 抗真菌药物的体内活性研究

　　只有一个模型评估了抗真菌药物对足菌肿马杜拉菌感染的治疗效果,无脊椎动物(蜡螟幼虫)模型感染后用两性霉素 B 治疗能提高其存活率。体内试验显示,泊沙康唑仅在高剂量(≥25 mg/kg)时能有效控制小鼠模型播散性尖端赛多孢霉感染,而伊曲康唑则无效或显效甚微。

(马晓波　黄江山)

表 2-7-9 真菌性足菌肿对常见抗真菌药物的体外活性[14]

抗真菌药物的 MIC$_{50}$ (μg/mL) [MIC 范围(μg/mL);测试菌株数(株)]

真菌	两性霉素B	酮康唑	伊曲康唑	泊沙康唑	氟康唑	伏立康唑	爱沙康唑	雷夫康唑	特比萘芬	氟胞嘧啶	卡泊芬净	阿尼芬净	米卡芬净	Olorofim
足菌肿马杜拉菌	0.5 (<0.016~4;34)	0.06 (<0.03~4;38)	0.03 (<0.03~0.5;38)	<0.03 (<0.03~0.12;34)	4 (0.25~128;34)	0.06 (<0.016~1;34)	0.03 (<0.016~0.25;22)	0.004 (<0.002~0.03;23)	8 (1~16;34)	>64 (>64;34)	64 (6~128;17)	>128 (0.5~128;17)	>128 (8~128;17)	0.016 (0.004~0.12;21)
假足菌肿马杜拉菌	0.5 (0.12~1;7)	0.03 (0.03;1)	0.03 (0.016~0.06;7)	0.016 (0.008~0.06;7)	16 (0.12~32;7)	0.06 (0.008~0.25;7)				>64 (>64;7)	>8 (>8;7)	>8 (>8;7)	>8 (>8;7)	
热带马杜拉菌	0.12 (0.12;1)	0.01 (0.01;1)	0.01 (0.01;1)	0.03 (0.03;1)	4 (4;1)	0.03 (0.03;1)				>64 (>64;1)	>16 (>16;1)			
法哈利马杜拉菌	0.5 (0.5;1)	2 (2;1)	>16 (>16;1)	1 (1;1)	>256 (>256;1)	1 (1;1)				>64 (>64;1)	>16 (>16;1)			
尖端赛多孢霉	1 (0.25~2;21)		0.25 (<0.03~4;21)	0.5 (ND;30)	16 (8~32;21)									
塞内加尔镰孢菌	2 (2;4)	0.5 (0.5~1;4)	0.12 (0.12;4)	0.06 (0.06;4)	64 (64~128;4)	0.25 (0.25;4)								
索姆普金镰孢菌	2 (2;3)	1 (1;2)	0.25 (0.25;3)	0.25 (0.25;3)	64 (64;3)	0.5 (0.5;3)				64 (64;3)	>16 (>16;3)			
灰色腔球壳	8 (2~16;3)	1 (0.12~8;11)	0.5 (0.03~4;11)	0.03 (0.03~0.25;3)	64 (16~64;3)	0.25 (0.25~0.5;3)				64 (16~64;3)	>16 (8~16;3)			

（续表）

抗真菌药物的 MIC_{50} (μg/mL)[MIC 范围(μg/mL);测试菌株数(株)]

真菌	两性霉素 B	酮康唑	伊曲康唑	泊沙康唑	氟康唑	伏立康唑	爱沙康唑	雷夫康唑	特比萘芬	氟胞嘧啶	卡泊芬净	阿尼芬净	米卡芬净	Olorofim
罗梅罗剌盘孢	1 (0.12~4; 14)	4 (0.12~8; 7)	8 (0.12~16; 16)	0.5 (0.25~1; 5)	>256 (>256; 5)	0.25 (0.12~0.5; 14)				8 (8~32; 5)	8(4~16; 5)			
麦克诺尼剌盘孢	0.5 (0.25~2; 10)	0.5 (0.5; 2)	0.5 (0.25~2; 10)	0.12 (0.12~0.25; 2)	64 (64; 2)	0.5 (0.12~1; 10)				8 (8~64; 2)	16 (2~16; 10)			
Emarellia grisea	0.5 (0.25~4;5)		0.25 (0.06~0.5;5)			0.25 (0.12~0.5;5)					(4~16; 5)			
Emarelliapararagrisea	1 (1;1)		0.12 (0.12;1)			0.12 (0.12;1)					8 (8;1)			
皮炎外瓶霉	1 (0.25~4; 51)		1 (<0.015~2; 51)	0.5 (<0.03~2; 51)	32 (8~64; 51)	0.25 (0.06~2)			0.25 (<0.03~4)					
甄氏外瓶霉	1 (0.25~2; 17)	4 (1~8;3)	0.06 (0.015~0.25;17)	0.03 (0.016~0.063;17)	16 (8~32; 9)	0.5 (0.12~2; 17)					4 (2~8;9)	0.5 (0.063~4;9)		
全血/血浆水平			>1~2	>0.5~1.5		>1~6			2.8~3	>20~50				

参 考 文 献

［ 1 ］ Vera-Cabrera L, Cardenas-de la Garza JA, Cuellar-Barboza A, et al. Case report: coral reef pathogen *Aspergillus sydowii* causing black grain mycetoma[J]. Am J Trop Med Hyg, 2021, 104(3): 871－873.

［ 2 ］ Traxler RM, Beer KD, Blaney DD, et al. Development of the global mycetoma working group[J]. Trans R Soc Trop Med Hyg, 2021, 115(4): 437－440.

［ 3 ］ Siddig EE, El Had Bakhait O, El Nour Hussein Bahar M, et al. Ultrasound-guided fine-needle aspiration cytology significantly improved mycetoma diagnosis[J]. J Eur Acad Dermatol Venereol, 2022, 36(10): 1845－1850.

［ 4 ］ Zijlstra EE, van de Sande WWJ, Welsh O, et al. Mycetoma: a unique neglected tropical disease[J]. Lancet Infect Dis, 2016, 16(1): 100－112.

［ 5 ］ Fraser M, Borman AM, Johnson EM. Rapid and robust identification of the agents of black-grain mycetoma by matrix-assisted laser desorption ionization-time of flight mass spectrometry[J]. J Clin Microbiol, 2017, 55(8): 2521－2528.

［ 6 ］ Relhan V, Mahajan K, Agarwal P, et al. Mycetoma: an update[J]. Indian J Dermatol, 2017, 62(4): 332－340.

［ 7 ］ Ahmed AA, van de Sande W, Fahal AH. Mycetoma laboratory diagnosis: review article[J]. PLoS Negl Trop Dis, 2017, 11(8): e0005638.

［ 8 ］ Verma P, Jha A. Mycetoma: reviewing a neglected disease[J]. Clin Exp Dermatol, 2019, 44(2): 123－129.

［ 9 ］ Nyuykonge B, van Amelsvoort L, Eadie K, et al. Comparison of disc diffusion, etest, and a modified CLSI broth microdilution method for in vitro susceptibility testing of itraconazole, posaconazole, and voriconazole against *Madurella mycetomatis*[J]. Antimicrob Agents Chemother, 2021, 65(9): e0043321.

［10］ Agarwal P, Jagati A, Rathod SP, et al. Clinical features of mycetoma and the appropriate treatment options[J]. Res Rep Trop Med, 2021, 12(7): 173－179.

［11］ Nyuykonge B, Siddig E, Mhmoud NA, et al. Wako β－D-glucan assay can be used to measure serum β－D-glucan in sudanese patients to aid with diagnosis of eumycetoma caused by *Madurella mycetomatis*[J]. J Eur Acad Dermatol Venereol, 2023, 37(4): 783－786.

［12］ Develoux M. Epidemiologic aspects of mycetoma in Africa[J]. J Fungi (Basel), 2022, 8(12): 1258.

［13］ Nyuykonge B, Siddig EE, Mhmoud NA, et al. Epidemiological cut-off values for itraconazole and ravuconazole for *Madurella mycetomatis*, the most common causative agent of mycetoma[J]. Mycoses, 2022, 65(12): 1170－1178.

［14］ van de Sande WWJ. In vitro susceptibility testing for black grain eumycetoma causative agents[J]. Trans R Soc Trop Med Hyg, 2021, 115(4): 343－354.

［15］ Hay R, Denning DW, Bonifaz A, et al. The diagnosis of fungal neglected tropical diseases (Fungal NTDs) and the role of investigation and laboratory tests: an expert consensus report[J]. Trop Med Infect Dis, 2019, 4(4): 122.

［16］ Suleiman SH, Wadaella el S, Fahal AH. The surgical treatment of Mycetoma[J]. PLoS Negl Trop Dis, 2016, 10(6): e0004690.

［17］ Raja HA, Miller AN, Pearce CJ, et al. Fungal identification using molecular tools: a primer for the natural products research community[J]. J Nat Prod, 2017, 80(3): 756－770.

［18］ Cabeza MS, Gómez A, Sasoni N, et al. Black grain eumycetoma due to Diaporthe ueckerae. Taxonomical update of previous agents of infections due to *Diaporthe* spp[J]. Med Mycol Case Rep, 2022, 39: 1－4.

［19］ Ibrahim AI, El Hassan AM, Fahal A, et al. A histopathological exploration of the *Madurella mycetomatis* grain[J]. PLoS One, 2013, 8(3): e57774.

［20］ Ali RS, Newport MJ, Bakhiet SM, et al. Host genetic susceptibility to mycetoma[J]. PLoS Negl Trop Dis, 2020, 14(4): e0008053.

[21] Wang R, Yao X, Li R. Mycetoma in China: a case report and review of the literature[J]. Mycopathologia, 2019, 184(2): 327‑334.

[22] Emery D, Denning DW. The global distribution of actinomycetoma and eumycetoma[J]. PLoS Negl Trop Dis, 2020, 14(9): e0008397.

[23] Husain U, Verma P, Suvirya S, et al. An overview of mycetoma and its diagnostic dilemma: time to move on to advanced techniques[J]. Indian J Dermatol Venereol Leprol, 2023, 89(1): 12‑17.

[24] Hao X, Cognetti M, Burch-Smith R, et al. Mycetoma: development of diagnosis and treatment[J]. J Fungi (Basel), 2022, 8(7): 743.

[25] Siddig EE, Ahmed A, Ali Y, et al. Eumycetoma medical treatment: past, current practice, latest advances and perspectives[J]. Microbiol Res, 2021, 12: 899‑906.

[26] van de Sande W, Fahal A, Ahmed SA, et al; Eumycetoma working group. Closing the mycetoma knowledge gap[J]. Med Mycol, 2018, 56(suppl_1): 153‑164.

[27] Siddig EE, Mhmoud NA, Bakhiet SM, et al. The accuracy of histopathological and cytopathological techniques in the identification of the mycetoma causative agents[J]. PLoS Negl Trop Dis, 2019, 13(8): e0007056.

[28] Alwad A, Alnaser A, Abdelmaged H, et al. Eumycetoma osteomyelitis calcaneus in adolescent; report of case and review in Literature[J]. BMC Infect Dis, 2021, 21(1): 1‑4.

[29] Larone DH. 医学重要真菌鉴定指南[M]. 5 版. 沈定霞, 译. 北京: 中华医学电子音像出版社, 2016.

[30] Siddig EE, Verbon A, Bakhiet S, et al. The developed molecular biological identification tools for mycetoma causative agents: an update[J]. Acta Trop, 2022, 225: 106205.

[31] Cherian RS, Betty M, Manipadam MT, et al. The "dot-in-circle" sign — a characteristic MRI finding in mycetoma foot: a report of three cases[J]. Br J Radiol, 2009, 82(980): 662‑665.

第八节　毛　霉　目

关键点

● 毛霉目真菌是由不同菌属构成的一大群丝状真菌。毛霉目真菌在全球分布,可引起广泛感染,称为毛霉病。

● 毛霉目真菌易感染免疫功能低下的患者,也易感染控制欠佳的糖尿病及伴有创伤的患者,特别是皮肤和软组织损伤的个体。

● 侵袭性毛霉病是一种致命的疾病,病死率很高。可采用手术和抗真菌药物等治疗方法。

一、概述

毛霉目(*Mucorales*)真菌是一个由全球分布的致病性霉菌构成的大群(即目),包括根霉属(*Rhizopus* spp.)、毛霉属(*Mucor* spp.)、横梗霉属(*Lichthiemia* spp.)等。在吸入孢子后可感染人类宿主,导致毛霉病,因此,毛霉通常影响肺部和鼻窦,并可扩散至眼睛、中枢神经系统和胃肠道。真菌感染也可能发生在皮肤破损、烧伤或其他创伤后。毛霉不能在患者之间传播（无人传人）。毛霉病易侵袭免疫功能低下的患者，如癌症和移植患者；控制不佳的糖尿病患者和遭受创伤的患者也易发生感染。毛霉病的风险因素包括中性粒细胞减少和糖尿病，外伤也是皮下毛霉病的风险因素之一。侵袭性毛霉病是一种非常严重的疾病，在成人患者中病死率为 23%～80%，在儿科患者中病死率高达 72.7%。住院时间相关的数据有限，据报道为 16～17 d。患者住院归因于毛霉病的严重程度还没有确定。

由于研究数据的匮乏，无法评估全球的年发病率，基于一般人群的发病率数据也不完善，过去 10 年呈现出增长趋势。侵袭性毛霉病的预防具有挑战性，目前尚无疫苗可用。传统诊断方法的可及性，循证治疗的可获得性和可负担性，都是未知的。由于尚未建立临床折点，抗真菌药物耐药性很难确定。与根霉相比，毛霉对唑类药物的 MIC 值普遍较高。毛霉对两性霉素 B 普遍敏感，尽管某些种/株可能具有较高的 MIC 值。毛霉对氟康唑、伏立康唑和棘白菌素具有天然耐药性。

目前需要开发更好的诊断方法以加深对毛霉的认识。此外，需要对各菌种进行大批量系统检测（包括体外和体内协同作用），并结合临床数据，以建立临床折点。预防策略包括优化抗真菌预防手段，在评估发病率的同时进行前瞻性探索。全球监测应形成更加一致的发病率和流行率衡量标准，以便更好地了解和比较侵袭性毛霉病的分布和发展趋势。

二、病原学介绍

毛霉目真菌是一个高度多样化的菌群，其分类也在不断变化，基于分子生物学方法对真菌界进行系统发育分析已让接合菌门不再被认可，原接合菌门的各种群已划归于球囊菌门，并分为四个亚门，依次为毛霉亚门、虫霉亚门、捕虫霉亚门、梳霉亚门。毛霉目真菌属于毛霉亚门。与此同时，"接合菌病"的说法也逐渐被毛霉病与虫霉病取代。

毛霉目真菌作为腐烂有机材料、农业和森林土壤中的常见腐生菌，可分离自世界各地，其生长快速，特征是具有大的飘带样菌丝，无或少隔膜。对人类具有致病性或潜在致病性的毛霉目真菌包括：小克银汉属、横梗霉属（曾名梨头霉）、毛霉属、根毛霉属、根霉属、鳞质霉属、共头霉属、壶霉属、科克霉属等约 11 个属。在毛霉病中，最常报道的病原体分别是根霉属、毛霉属、横梗霉属，其次是根毛霉属、小克银汉属、鳞质霉属和壶霉属。

毛霉目真菌在 25℃ 与 37℃ 均生长良好，菌落生长快速，呈棉花或绒毛状。菌落初期为白色，后期转为暗色、灰色或黑色，部分菌种的菌落上可见灰色或黑色的孢子囊颗粒。镜下特定的形态结构有助于区分不同菌属，如假根、孢子囊、孢囊梗、孢子囊孢子、囊轴、囊托、囊领等。

人体宿主可通过呼吸道吸入孢子，伤口污染或消化道感染，孢子进入人体后可形成菌丝，侵袭血管甚至播散性感染。毛霉的毒力主要包括以下几个方面：

1. 宿主铁摄取是毛霉目真菌致病的关键因素　当机体出现高游离铁会增加毛霉病的易感性，例如高血糖症、糖尿病酮症酸中毒。血液 pH 降低会使血浆铁螯合剂稳定性减弱，游离铁升高。毛霉目真菌可通过复杂的机制来竞争和摄取宿主的铁,主要包括高亲和力铁摄取系统与铁载体的产生,前者包括毛霉病发病的关键毒力因子——高亲和力铁通透酶(high affinity iron permease,FTR1),使得毛霉在缺铁环境中能够存活。

2. 毛霉病的特征是血管侵袭性　真菌侵入宿主细胞依靠一种特定的毒力因子。最新研究已表明葡萄糖调节蛋白78(glucose regulated protein 78,GPR78)是毛霉侵入内皮细胞所必需的。GRP78属于热蛋白休克家族(heat shock protein,Hsp)70,是登革热病毒、日本脑炎病毒、埃博拉病毒等的侵袭位点,并且在COVID‐19病程中表达增加,进而导致毛霉病增加。此外,血清的高铁和高糖水平(如糖尿病酮症酸中毒状态)可以在体外诱导小鼠GRP78的表达并促进真菌生长。因此,糖尿病(伴或不伴酮症酸中毒)作为常见并发症可进一步增强GRP78的表达,进而增高毛霉病的发病率。

3. 另一个与毒力相关的因素是毛霉可逃避免疫系统的识别和消除　与烟曲霉的分生孢子相比,人体对于毛霉目孢子的吞噬效率较低,这与孢子的大小有关,与识别模式的差异是否有关尚未明确。米根霉和烟曲霉之间的病原体相关分子模式(pathogen associated molecular patterns,PAMP)识别存在差异,烟曲霉的识别是由toll样受体2(toll-like receptor 2,TLR2)和TLR 4介导的,而只有TLR2参与了米根霉的识别。这可能是由于曲霉和毛霉目的细胞壁成分不同导致的,后续需要进一步研究以明确毛霉目的细胞壁组成。烟曲霉分生孢子可使人单核细胞的免疫相关基因表达产生四倍多的差异,而米根霉诱导的基因表达差异不如烟曲霉明显。此外,毛霉孢子包衣编码蛋白(spore coating encoding proteins,CotH)存在于孢子表面,可抵抗宿主的免疫防御,其中CotH3可与鼻黏膜上皮细胞的GRP78结合,是毛霉侵袭的方式之一。

4. 毛霉可以产生一种类似蓖麻毒素的毛霉菌素(mucoricin)　研究表明其可能是毒力的核心因子,针对该毒素的多克隆抗体可以抑制毛霉目真菌在体外破坏人体细胞,并防止毛霉病的小鼠发生低容量性休克、组织坏死和死亡。

三、流行病学与所致疾病

毛霉目真菌是一类广泛分布于环境中的真菌,通常可以存在于土壤、植物、腐烂有机物质、被污染的食物中。毛霉病被认为是一种罕见、难以诊断、进展迅速且病死率高的感染疾病。在过去的十年间,毛霉病发病率不断增高,其原因主要包括医疗技术的进步使得毛霉病风险人群即免疫功能低下患者不断增多、真菌诊断技术的发展、唑类及棘白菌素类药物的预防使用增加等。毛霉病的感染途径以呼吸道孢子的吸入为主,真菌孢子的直接接触是破损皮肤、软组织感染的常见原因,也可通过胃肠道感染。由于缺乏标准的诊断策略与集中监测体系,以及许多地区对这一疾病认识不足,毛霉病的发病率很难确定。研究显示除印度外,全球毛霉病的年患病数可能为10 000例,如纳入印度的数据,全球毛霉病可高达910 000例,而真实的患病率可能远高于此。毛霉病的全因病死为40%~80%,病死率因患者的一般特征、基础疾病与感染部位而异。在成人患者中病死率为23%~80%,在儿科患者中病死率高达72.7%。关于住院时间的数据有限,据报道为16~17 d。血液系统恶性肿瘤、造血干细胞移植以及大面积烧伤患者的预后最差,免疫功能正常且没有合并症的患者存活率最高;播散性疾病,尤其是扩散到中枢神经系统时病死率最高,局部鼻窦或皮肤感染病死率最低。早期诊断、早期采用手术清创等多学科治疗方法可提高生存率。

（一）毛霉病主要感染人群

1. 糖尿病患者　在 20 世纪中叶,糖尿病成为毛霉病的主要危险因素;该类患者中毛霉病发病率存在显著地域差异,多见于糖尿病管理医疗条件有限的发展中国家,例如印度,有研究显示印度毛霉病的患病率约为 0.14/1 000,约为全球数据的 70 倍;另外一篇研究中显示印度毛霉病的病例中 54%～76% 患有糖尿病,其中 8%～22% 伴有糖尿病酮症酸中毒。在糖尿病患者中,毛霉感染主要发生在病情未能有效控制的患者中。

2. 严重免疫功能缺陷患者　最常见于血液系统恶性肿瘤、移植患者。毛霉目真菌是血液系统恶性肿瘤、造血干细胞移植和实体器官移植患者常见感染的第二位丝状真菌,仅次于曲霉。恶性血液病患者(特别是长期嗜中性粒细胞减少症患者)和造血干细胞移植患者感染的比例似乎高于实体器官移植患者,特别是接受移植物抗宿主病治疗的患者。毛霉病也可见于恶性肿瘤化疗后、HIV 感染、慢性肉芽肿以及 caspase 募集结构域蛋白 9(CARD9)缺陷等其他类型的免疫功能缺陷患者。

3. 新冠病毒感染后的毛霉病患者　近年来,由于 COVID－19 的持续大流行和 COVID－19 重症患者数量增加,新冠病毒感染后的毛霉病患者数量空前增加,已成为近年来毛霉病感染的新发人群。对 2020 年 1 月至 2022 年 12 月来自 45 个国家的 958 例 COVID－19 相关毛霉病(COVID－19-associated mucormycosis,CAM)患者进行荟萃分析,结果显示 88.1% 的病例来自中低收入国家,78.5% 的患者有类固醇皮质激素用药史,77.9% 的患者合并糖尿病,总体病死率为 38.9%。糖尿病酮症酸中毒、恶性肿瘤、潜在的肺部疾病或肾脏疾病、肥胖、高血压、年龄＞65 岁、合并曲霉感染和 COVID－19 期间使用托珠单抗可增加病死率;CAM 累及部位以鼻眶(29.0%)最为常见,其次是鼻眶脑(27.0%)和肺部(10.0%);与此同时,医院环境中毛霉目污染也是重要危险因素,印度新冠感染期间对医院环境进行多中心研究,结果显示 11.1% 的空调通风口、1.7% 患者使用的口罩中可以分离出毛霉目真菌。

4. 伴有皮肤软组织损伤的患者　容易感染皮肤软组织毛霉病,如外伤(自然灾害、车祸、战争等)、手术、烧伤,这类患者多数为免疫功能正常患者。

（二）临床类型

根据临床表现和感染部位累及程度,毛霉病可分为不同的临床类型。

1. 鼻-眶-脑毛霉病　最常见的毛霉病类型,感染途径为通过吸入孢子进入副鼻窦腔。孢子进入人体后发育成菌丝,菌丝侵入周围组织结构,如下颌、蝶窦、眼眶、颅骨,并可通过眶尖和筛骨筛板侵入中枢神经系统。早期症状主要包括鼻部疼痛、鼻塞、发热、软组织肿胀和头痛;也发生鼻溃疡;半数患者可见发热。如果不进行治疗,疾病通常会很快扩展到邻近组织、形成血栓并坏死,导致上颌或鼻黏膜出现黑色焦痂并伴有疼痛。如延伸至眼部,可导致视物模糊甚至丧失视力;疾病也可从眼部扩展至中枢神经系统,导致意识改变、颅神经病变或脑脓肿。患侧皮肤或硬腭出现黑色坏死性焦痂是毛霉病的标志,但通常表示已到感染后期,缺乏上述表现不能排除毛霉感染的可能。

2. 肺毛霉病　第二常见的毛霉病类型,最常见于血液系统恶性肿瘤及移植患者。临床表现是非特异性的,不易与肺曲霉病和细菌性肺炎相区分,常见表现包括发热、咳嗽、胸痛、呼吸困难、咯血(可表现为大量和致命性咯血)。肺毛霉病可累及周围组织,如支气管、心脏和纵隔,胸部影像学表现同样是非特异性的,包括浸润、实变、空洞、结节、肺不张、胸腔积液、肺门或纵隔淋巴结肿大等,可出现空气新月征,类似于肺曲霉病,反晕征是毛霉病的特征性影像学表现。

3. 皮肤毛霉病　多见于烧伤或外伤性皮肤软组织损伤后,极少数情况是由播散性疾病引起。如为直接接触感染,常表现为急性炎症反应并伴有脓肿、皮肤肿胀和坏死。典型病程为皮肤红色炎症反应发展为黑色焦痂,可进一步发展到深部组织、肌腱或骨骼,也可导致播散性疾病。在有大的开放性伤口的患者中,部分可肉眼观察到菌丝。

4. 胃肠道毛霉病　该类型罕见,多数患者在死亡后诊断。最常感染胃,其次是结肠和回肠,其他消化道器官也可累及,如肝脏、脾脏、胰腺等。真菌侵入肠壁和血管,可导致消化道大量出血或肠穿孔、腹膜炎、脓毒症和多器官衰竭,甚至导致患者死亡。

5. 播散性毛霉病　可起源于任何原发部位,肺、脑、皮肤软组织的播散性感染已有报道,其中肺部最为常见。该类型症状多样,诊断困难,病死率高。

6. 其他部位毛霉病　已有病例报道肾毛霉病、骨和关节毛霉病。

四、检测方法与诊断路径

(一) 检测方法

毛霉目真菌的检测难点:相对于其他真菌(如念珠菌、曲霉),毛霉目真菌的培养阳性率低;常见的毛霉病抗原抗体检测均呈阴性,实验室可用的检测方式有限。目前,实验室诊断主要依赖于对临床标本直接镜检、组织病理学检查和培养。尽管近年来临床标本的分子生物学检测方法迅速发展,但目前尚未实现标准化,灵敏度差别大。毛霉目真菌的微生物学检测方法主要包括显微镜检查(镜检)、培养与鉴定和基于临床样本的核酸检测,其中镜检又包括组织病理学检查与临床样本的直接镜检。

1. 显微镜检查　经针穿刺或活检进行细胞学或组织学检查、无菌样本的直接显微镜检查是毛霉病确诊的手段。临床样本常见的直接镜检方式有 KOH 直接压片、革兰染色、荧光染色检查,为提高检出阳性率推荐荧光染色镜检;常见的病理染色类型包括苏木精-伊红(HE)、过碘酸-希夫染色(PAS)和六胺银染色(GMS)。镜下毛霉目菌丝的宽度可变,通常宽度 6～16 μm,可宽达 25 μm;宽度是与曲霉区分的关键点之一,曲霉菌丝的宽度通常为 3～ 5 μm,毛霉目的菌丝明显宽于曲霉菌丝。毛霉目菌丝无隔或少隔,菌丝多呈飘带状,分枝不规则;分枝角度与飘带状也是与曲霉区分的关键点,曲霉多呈现 45°分枝,"鹿角样",菌丝无飘带感。在组织病理学染色中,毛霉目呈现为组织浸润的无色素菌丝。值得注意的是,在病理切片中,因制片过程可导致组织结构改变形成与隔膜类似的线条,同时也可引起分枝角度改变,此时可依靠菌丝宽度与不规则的飘带状特征加以鉴定。

2. 培养与鉴定　　培养可直接获得菌株并开展抗真菌药物敏感性试验,是毛霉病诊断的必要手段。无菌部位样本培养阳性可以确诊毛霉病,非无菌部位样本培养阳性则需结合患者免疫状态、临床特征和影像学证据以实现临床诊断。尽管毛霉目真菌体外生长良好,但培养阳性率低,多达半数的毛霉病样本培养为阴性。研磨组织样本可使真菌细胞破裂死亡导致培养阴性,因此对于组织样本应避免研磨处理。

毛霉目真菌的培养可选择沙保罗培养基,马铃薯葡萄糖培养基,壶霉与鳞质霉需要使用特殊的培养基如水-酵母培养基、蔡氏培养基以刺激产孢来进行镜下形态的鉴定。毛霉目真菌体外生长良好,主要根据镜下形态区分不同菌属。多日培养产孢后可依据形态学对毛霉目真菌进行鉴定,但这要求医生具有多年临床经验。已有多项研究报道了质谱技术可用于毛霉目真菌的鉴定。2018 年我国余进教授团队对 6 个属共 111 株毛霉目真菌的质谱鉴定研究显示,如仅基于 Bruker 数据库 v1.0,在种和属水平上分别可鉴定出 49.5% 和 66.7% 的菌株。自建库与 Bruker 霉菌库组合可以使种和属水平的鉴定率达到 81.1% 和 100%。随着质谱技术的不断成熟以及数据库的不断完善,鉴定准确率也在不断提升。2022 年 Barker 教授团队质谱鉴定丝状真菌的研究显示,Bruker 数据库 3.0 对于毛霉目真菌的种和属正确鉴定率可分别达到 90.0% 和 95.0%(共计纳入 20 株毛霉菌目菌株),对毛霉目培养物 24 h 即可准确鉴定。

3. 基于临床样本的分子生物学检测　　基于临床样本的毛霉分子生物学检测适用于新鲜组织、石蜡切片、血清和其他体液组织。目前已有大量的分子生物学检测技术应用于毛霉病诊断领域,且近年来取得了显著进展。尽管目前检测方法尚未标准化,检测靶点、方法学也存在高度的异质性,但仍有望实现高灵敏度的检测。直接分子生物学检测以核酸扩增检测(nucleic acid amplification tests, NAATs)为主,近年来宏基因组二代测序(metagenomic next generation sequencing,mNGS)不断发展,为毛霉病的诊断提供了另一选择。

在血清和体液组织的 NAATs 检测方面,2022 年一项来自法国的基于血清定量 PCR 检测进行毛霉病诊断的多中心前瞻性研究,结果显示血清定量 PCR 对于毛霉病的诊断灵敏度为 85%,特异性 90%,阴性预测值高达近 98%。2023 年另一项来自法国的多重 PCR 联合 DNA 测序对血清样本检测曲霉/毛霉感染的前瞻性研究,结果显示对播散性毛霉病的灵敏度为 100%,但对局灶性感染灵敏度仅为 33.3%。在 2018 年发表的一项来自法国的基于支气管肺泡灌洗液(bronchoalveolar lavage fluid,BALF)定量 PCR 检测进行毛霉病诊断的回顾性研究显示,对 374 例伴有肺炎的免疫抑制患者的 BALF 样本进行毛霉目 PCR 定量检测,24 例患者 PCR 阳性,根据诊断共识,23 例患者具有侵袭性真菌感染的影像学证据,10 例患者符合确诊/临床诊断毛霉病,24 例患者中仅 2 例 BALF 毛霉目真菌培养阳性,17/24 例患者的血清毛霉 PCR 也呈阳性,且多数(15/17)血清 PCR 阳性先于 BALF。在新鲜组织与石蜡组织切片的 NAATs 检测方面,因为福尔马林会破坏 DNA,新鲜组织优于石蜡包埋组织。2018 年 Mycoses 发表的一项研究基于特定位点靶向 PCR 检测方法对确诊毛霉病的新鲜组织样本与石蜡包埋样本进行检测,新鲜组织样本 PCR 均为阳性(9/9),而石蜡包埋组织仅 56%(10/18)PCR 阳性。mNGS 检测的优势在于无需预判,广泛覆盖病原菌。目前相关的报道以临床病例为主,尚需要大量样本对其检测性能进行验证。因毛霉具有血管侵袭性，患者外周血的核酸浓度往往较高，血液 mNGS 检测有望实现早期诊断，并可应用于难以进行组织或 BALF 取样的病例中。2021 年发表的一项美国基于血浆游离核酸 mNGS 检测造血干细胞移植患者侵袭性真菌病的研究，结果显示血液 mNGS 对于毛霉病的检测灵敏度为 79%（19/24），高于侵袭性曲霉病的检测灵敏度 31%（16/51）。

4. 其他实验室检测　在血清学检测方面，大多数毛霉目真菌的 $(1,3)-\beta-D-$ 葡聚糖含量低，通常低于检测限，因此临床常用于真菌诊断的血清学检测方法——$1,3-\beta-D-$ 葡聚糖试验（G 试验）实验呈阴性结果。目前，已有不少新的血清学检测方法正处于研发和验证阶段。2020 年一项来自日本的研究发现了一种根霉特异抗原在毛霉病患者（15.1 ng/mL）血清水平明显高于侵袭性曲霉病患者（0.53 ng/mL）及阴性对照（0.49 ng/mL）；2023 年发表的一项来自英国的研究开发了能与根霉生长期间分泌的细胞外多糖相结合的单克隆抗体，可通过测流装置（lateral-flow device，LFD）实现对该抗体快速（30 min）、灵敏的检测。此外，已有研究报道在血液病患者中对毛霉目真菌特异性 T 细胞检测进行评估，未来有望用于疾病的诊断和监测治疗。在组织病理学和组织化学检测中，已开发出针对毛霉目部分菌种的单克隆抗体。此外，原位荧光杂交技术也可用于检测毛霉目真菌，尤其是对于 DNA 提取效率低的临床样本。

（二）诊断路径

毛霉病的诊断依赖于影像、组织病理学、微生物学检测以及临床专家的丰富经验。依据欧洲毛霉病管理指南，诊断路径如下页图 2-8-1 所示。

五、药敏试验和耐药机制

毛霉目真菌药敏试验的参考依据包括 CLSI 的 *M38 A3*（丝状真菌肉汤稀释法药物敏感试验的参考方法）、*M51A*（非皮肤来源的丝状真菌纸片扩散法药敏敏感试验方法）、*M61*（丝状真菌药物敏感试验标准）与 EUCAST 的 *E. Def 9.4*（产孢丝状真菌肉汤稀释法）。药敏试验的方法包括微量肉汤稀释法、纸片扩散法与商品化真菌药敏试剂盒（如 E-test）检测。

CLSI 与 EUCAST 均建议使用 24 h 培养物进行毛霉目真菌药敏试验，两种方法的一致性较高，尤其是对唑类药物，但 EUCAST 方法测得的 MICs 比 CLSI 的方法略有偏高。商业化方法如 E-test 与标准方法有时会有差异，尤其是对于两性霉素 B 与泊沙康唑。

目前 CLSI 与 EUCAST 尚未制定毛霉目真菌的临床折点，所以尚不能区分菌株的敏感/耐药。已有研究建立了一些菌种的流行病学折点（epidemiological cutoff value，ECV），包括分枝横梗霉、卷枝毛霉、少根根霉与小孢根霉四种毛霉目真菌，药物为两性霉素 B、泊沙康唑与伊曲康唑，但目前尚未纳入 CLSI 或 EUCAST 规范中。已有多项对不同毛霉目真菌对常见抗真菌药物的体外敏感试验研究，澳大利亚医学真菌研究网站对常见毛霉目真菌体外药敏结果如 79 页表 2-8-1 所示。

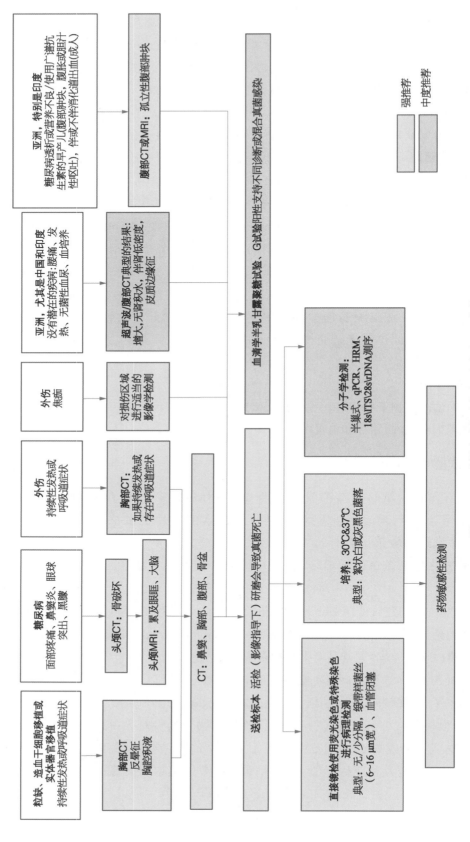

图 2-8-1 毛霉病诊断路径（译自参考文献[4]）

表 2-8-1　部分毛霉目真菌药敏数据

MIC 数据(μg/mL)												
药　物	菌株数	≤0.016	0.03	0.06	0.125	0.25	0.5	1	2	4	8	≥16
两性霉素 B	1						1					
泊沙康唑	1						1					
伊曲康唑	1						1					

注：来自澳大利亚官方数据

卷枝毛霉药敏 MIC 数据[1](μg/mL)												
药　物	菌株数	≤0.016	0.03	0.06	0.125	0.25	0.5	1	2	4	8	≥16
两性霉素 B	123		1	4	14	42	44	18				
泊沙康唑	120			2	2	9	21	49	26	5	2	4
伊曲康唑	49				4	3	7	12	15	5	3	

印度毛霉药敏 MIC 数据[1](μg/mL)												
	菌株数	≤0.016	0.03	0.06	0.125	0.25	0.5	1	2	4	8	≥16
两性霉素 B	10		1		3	4	1	1				
泊沙康唑	10					2	3	3	1		1	

多分枝毛霉药敏 MIC 数据[1](μg/mL)												
	菌株数	≤0.016	0.03	0.06	0.125	0.25	0.5	1	2	4	8	≥16
两性霉素 B	19			2	4	3	6	1		1		
泊沙康唑	13					4	4	2	2	1		

　　体外药敏试验显示，两性霉素 B 是毛霉目最有效的药物之一，而有研究显示一些小克银汉菌株 AMB 的 MIC 可能较高。作为 FDA 批准的抗毛霉病的新型唑类药物，已有报道对艾沙康唑的抗毛霉目真菌活性研究，2023 年发表的一项研究对 2017—2020 年分离自美国、欧洲、亚太地区医院共计 52 株毛霉目真菌进行分析，艾沙康唑 $MIC_{50/90}$ 为 2/>8 μg/mL；同时具有菌种差异，根霉属 $MIC_{50/90}$ 为 1/>8 μg/mL（N=27），横梗霉属 $MIC_{50/90}$ 为 4/8 μg/mL（N=11），毛霉属 MIC_{50} 为>8 μg/mL（N=8）；2022 年发表的来自我国徐英春教授团队的一项多中心研究显示，毛霉目真菌艾沙康唑 $MIC_{50/90}$ 为 0.5/1 μg/mL（N=26），此外发现 1 株卷枝毛霉、1 株总状共头霉对艾沙康唑耐药（MICs>8 μg/mL）。泊沙康唑的体外 MIC_{50} 同样存在种属差异，横梗霉 MIC_{50} 为 0.125～1 μg/mL，根霉 MIC_{50} 为 0.25～2 μg/mL，毛霉属为 0.5～2 μg/mL。伊曲康唑也具有很高的菌株间差异。伏立康唑与棘白菌素类药物的 MIC 值高于体内可用药物浓度，因此不具有体内抗感染的作用。

（徐春晖）

──────────── 参 考 文 献 ────────────

［1］Espinel-Ingroff A, Chakrabarti A, Chowdhary A, et al. Multicenter evaluation of MIC distributions for epidemiologic cutoff value definition to detect amphotericin B, posaconazole, and itraconazole resistance among the most clinically relevant species of Mucorales[J]. Antimicrob Agents Chemother, 2015, 59(3): 1745 - 1750.

[2] Lax C, Pérez-Arques C, Navarro-Mendoza MI, et al. Genes, pathways, and mechanisms involved in the virulence of mucorales[J]. Genes (Basel), 2020, 11(3): 317.

[3] Binder U, Maurer E, Lass-Flörl C. Mucormycosis — from the pathogens to the disease[J]. Clin Microbiol Infect, 2014, 20(Suppl 6): 60 - 66.

[4] Mucormycosis ECMM MSG Global Guideline Writing Group. Global guideline for the diagnosis and management of mucormycosis: an initiative of the European Confederation of Medical Mycology in cooperation with the Mycoses Study Group Education and Research Consortium[J]. Lancet Infect Dis, 2019, 19(12): e405 - e421.

[5] Darwish RM, AlMasri M, Al-Masri MM. Mucormycosis: the hidden and forgotten disease[J]. J Appl Microbiol, 2022, 132(6): 4042 - 4057.

[6] Chander J, Kaur M, Singla N, et al. Mucormycosis: battle with the deadly enemy over a five-year period in India[J]. J Fungi (Basel), 2018, 4(2): 46.

[7] Shao J, Wan Z, Li R, Yu J. Species identification and delineation of pathogenic Mucorales by matrix-assisted laser desorption ionization-time of flight mass spectrometry[J]. J Clin Microbiol, 2018, 56(4): e01886 - 17.

[8] Barker KR, Kus JV, Normand AC, et al. A practical workflow for the identification of Aspergillus, Fusarium, Mucorales by MALDI - TOF MS: database, medium, and incubation optimization[J]. J Clin Microbiol, 2022, 60 (12): e0103222.

[9] Millon L, Caillot D, Berceanu A, et al. Evaluation of serum mucorales polymerase chain reaction (PCR) for the diagnosis of Mucormycoses: the MODIMUCOR prospective trial[J]. Clin Infect Dis, 2022, 75(5): 777 - 785.

[10] Imbert S, Portejoie L, Pfister E, et al. A multiplex PCR and DNA-sequencing workflow on serum for the diagnosis and species identification for invasive Aspergillosis and Mucormycosis[J]. J Clin Microbiol, 2023, 61(1): e0140922.

[11] Prakash H, Chakrabarti A. Epidemiology of Mucormycosis in India[J]. Microorganisms, 2021, 9(3): 523.

[12] Jeong W, Keighley C, Wolfe R, et al. The epidemiology and clinical manifestations of mucormycosis: a systematic review and meta-analysis of case reports[J]. Clin Microbiol Infect, 2019, 25(1): 26 - 34.

[13] Steinbrink JM, Miceli MH. Mucormycosis[J]. Infect Dis Clin North Am, 2021, 35(2): 435 - 452.

[14] Özbek L, Topçu U, Manay M, et al. COVID - 19-associated mucormycosis: a systematic review and meta-analysis of 958 cases[J]. Clin Microbiol Infect, 2023, 29(6): 722 - 731. doi: 10.1016/j.cmi.2023.03.008. Epub ahead of print. PMID: 36921716; PMCID: PMC10008766.

[15] Biswal M, Gupta P, Kanaujia R, et al. Evaluation of hospital environment for presence of Mucorales during COVID - 19-associated mucormycosis outbreak in India — a multi-centre study[J]. J Hosp Infect, 2022, 122: 173 - 179.

[16] Imbert S, Portejoie L, Pfister E, et al. A multiplex PCR and DNA-sequencing workflow on serum for the diagnosis and species identification for invasive Aspergillosis and Mucormycosis[J]. J Clin Microbiol, 2023, 61(1): e0140922.

[17] Scherer E, Iriart X, Bellanger AP, et al. Quantitative PCR (qPCR) detection of mucorales DNA in bronchoalveolar lavage fluid to diagnose pulmonary mucormycosis[J]. J Clin Microbiol, 2018, 56(8): e00289 - 18.

[18] Gholinejad-Ghadi N, Shokohi T, Seifi Z, et al. Identification of mucorales in patients with proven invasive mucormycosis by polymerase chain reaction in tissue samples[J]. Mycoses, 2018, 61(12): 909 - 915.

[19] Hill JA, Dalai SC, Hong DK, et al. Liquid biopsy for invasive mold infections in hematopoietic cell transplant recipients with pneumonia through next-generation sequencing of microbial cell-free DNA in plasma[J]. Clin Infect Dis, 2021, 73(11): e3876 - e3883.

[20] Carvalhaes CG, Rhomberg PR, Huband MD, et al. Antifungal activity of isavuconazole and comparator agents against contemporaneous mucorales isolates from USA, Europe, and Asia-Pacific[J]. J Fungi (Basel), 2023, 9(2): 241.

[21] Jing R, Morrissey I, Xiao M, et al. In vitro activity of isavuconazole and comparators against clinical isolates of molds from a multicenter study in China[J]. Infect Drug Resist, 2022, 15: 2101 - 2113.

[22] Dannaoui E. Antifungal resistance in mucorales[J]. Int J Antimicrob Agents, 2017, 50(5): 617 - 621.

[23] Shibata W, Niki M, Sato K, et al. Detection of rhizopus-specific antigen in human and murine serum and bronchoalveolar lavage[J]. Med Mycol, 2020, 58(7): 958-964.

[24] Davies GE, Thornton CR. Development of a monoclonal antibody and a serodiagnostic lateral-flow device specific to *Rhizopus arrhizus* (Syn. R. oryzae), the principal global agent of Mucormycosis in humans[J]. J Fungi (Basel), 2022, 8(7): 756.

[25] Soliman SSM, Baldin C, Gu Y, et al. Mucoricin is a ricin-like toxin that is critical for the pathogenesis of mucormycosis[J]. Nat Microbiol, 2021, 6(3): 313-326.

<h1 style="text-align:center">第九节　镰　刀　菌　属</h1>

> **关键点**
> ● 镰刀菌属是一个全球分布的丝状真菌大属,在自然界中存在,可感染人类引起镰刀菌病。
> ● 侵袭性镰刀菌病是一种威胁生命的疾病,病死率为 43%～67%。
> ● 对目前可用的许多抗真菌药物具有天然耐药性,治疗难度大。

一、概述

镰刀菌属(*Fusarium* spp.)是一类致病性丝状真菌。虽然它们遍布全球,但大多分布在热带地区。该菌属是腐生菌,主要存在于土壤、腐烂的有机物和植物中。镰刀菌可引起侵袭性疾病(侵袭性镰刀菌病),主要入侵呼吸系统和眼睛(角膜炎),亦可扩散至中枢神经系统和其他器官。众所周知,由于具有不定孢子形成能力,它们会引起菌血症。侵袭性镰刀菌病是一种严重的感染,尤其影响免疫功能低下的患者,如血液系统恶性肿瘤或造血干细胞移植后(hematopoietic stem cell transplantation,HSCT)患者。侵袭性镰刀菌病的风险因素包括急性髓系白血病、异体造血干细胞移植、巨细胞病毒再激活和基线时镰刀菌阳性皮损的存在。

侵袭性镰刀菌病的病死率(30 d)为 43%～67%,其中茄病镰刀菌种复合群和层生镰刀菌感染的病死率尤其高。目前尚缺乏侵袭性镰刀菌病的住院时间数据。内源性眼内炎可引起侵袭性镰刀菌病,但不常见(<10%)。一般不会导致视力丧失/失明,也很少导致眼球摘除。由于缺乏研究,无法评估全球年度发病率。过去 10 年显示出增长趋势。可预防性很低。目前尚无疫苗。在有限数量的研究中,对抗真菌预防进行了评估,结果各不相同。诊断的可及性:一般。循证治疗的可获得性和可负担性:较低。抗真菌耐药性高。尽管尚未建立临床折点,镰刀菌似乎对大多数抗真菌药物天然耐药。基于 MIC 数据,镰刀菌对唑类药物的敏感性低于其他抗真菌药物,如两性霉素 B;茄病镰刀菌对唑类药物的敏感性低于非茄病镰刀菌种。为弥补知识差距,我们需要关注更多侵袭性镰刀菌病的病死率和并发症的信息。目前抗真菌药物的敏感性普遍较低。因此,需要进行协同研究和后续的对照临床研究,用来比较和优化目前的药物组合。鉴

于有限的治疗选择,抗真菌预防的有效性需要在更大的对照临床试验中建立,同时需要更严格的风险因素分析。需要监测数据来了解除印度和巴西以外的各个地区镰刀菌感染的全球分布和趋势。

二、病原学介绍

镰刀菌在自然界分布广泛,但大多分布在热带地区,主要存在于土壤、腐烂的有机物和植物中,是一种重要的植物病原菌,常引起农业生产的严重损失。镰刀菌也是公认的人类病原体,人体可在社区和医院通过直接接触或吸入的方式获得,其中,吸入气生分生孢子是镰刀菌感染最为常见模式,可引发人体多部位感染,导致镰刀菌病(Fusariosis)。镰刀菌属隶属于真菌界、子囊菌门、粪壳菌纲、肉座菌目、丛赤壳科。镰刀菌属是一个全球分布的丝状真菌大属,目前该属拥有 400 多个系统发育的种,其中 300 多个种已被描述和命名,但仅有少数菌种具有医学意义。随着系统发育学的研究,镰刀菌属的分类一直在不断变化,目前已经被划分为 20 多个种复合群。其中,对人类和动物致病的镰刀菌主要属于 6 个种复合群:茄病镰刀菌复合群(*Fusarium solani* species complex,FFSC)、尖孢镰刀菌复合群(*Fusarium oxysporum* species complex,FOSC)、藤仓镰刀菌复合群(*Fusarium fujikuroi* species complex,FFSC)、厚孢镰刀菌复合群(*Fusarium chlamydosporum* species complex,FCSC)、肉色-木贼镰刀菌复合群(*Fusarium incarnatum-equiseti* species complex,FIESE)和双孢镰刀菌复合群(*Fusarium dimerum* species complex,FDSC)。目前 Fusarioid-ID database 网站(https://www.fusarium.org/)依据多位点系统发育研究,将镰刀菌属进行了重新划分,茄病镰刀菌复合群被划入了新赤壳属(*Neocosmospora*),双孢镰刀菌复合群被划入了 *Bisfuarium* 属,但是目前临床还是习惯使用茄病镰刀菌复合群和双孢镰刀菌复合群的称谓。文献报道,近一半的侵袭性镰刀菌病是由茄病镰刀菌复合群引起,其次为尖孢镰刀菌复合群。当然,因地理位置的不同,致病菌种的分布也有差异,在巴西和法国,引起感染的主要是茄病镰刀菌复合群,而在欧洲主要是藤仓镰刀菌复合群,尤其是轮枝镰刀菌和层生镰刀菌。

三、流行病学与所致疾病

对于免疫功能正常人群,主要引起浅表性感染:角膜炎和甲真菌病。对于镰刀菌引起的角膜炎如果发生角膜穿孔或镰刀菌的生长突破角膜后弹力层进入前房,也可引起眼内炎。有研究报道,镰刀菌属感染所致角膜炎的手术治疗率高达 27.5%,该菌属预后比其他菌属要更差,引起的角膜炎临床症状更严重,且疾病进展较快。另有文献报道,镰刀菌属真菌毒素作用强,引起的炎症反应较重。镰刀菌感染引起的角膜炎曾在美国、新加坡和法国出现过暴发。除了浅表感染外,遭受深度创伤、烧伤或有糖尿病等易感疾病的患者,可能会发生蜂窝织炎和软组织感染。此外,也有少数非免疫功能低下患者感染的报道,包括持续腹膜透析患者的腹膜炎、脓毒性关节炎、肺炎、鼻窦炎、血栓性静脉炎和骨髓炎。

对于免疫功能低下的人群,尤其是血液系统恶性肿瘤或 HSCT 患者,常可导致侵袭性镰刀菌病,也是最常见的侵袭性真菌病。有研究报道,在造血干细胞移植患者中,侵袭性镰刀菌病的发病总体概率为低于 6‰,其中自体移植患者的发病率最低为 1.5‰,HLA 配型成功的发病率为

2.5‰～5.0‰，HLA 配型不成功的发病率最高为 20.0‰。而实体器官移植的患者发病率却要低得多。侵袭性镰刀菌病常可危及患者生命，其 6 周的生存概率为 41%。血流播散性感染可以引起眼内炎及其他部位的播散性感染，严重者可危及生命。

镰刀菌病临床分类见表 2‑9‑1。

表 2‑9‑1　镰刀菌病的临床分类

免疫功能正常人群	免疫功能低下人群
眼部感染：角膜炎、眼内炎	眼部感染：眼内炎
皮肤感染：甲真菌病、足癣、趾间擦烂	皮肤破溃部位的蜂窝织炎、甲真菌病和趾间擦烂
蜂窝织炎和软组织感染：烧伤、外伤引起	真菌血症
腹膜透析患者的腹膜炎	播散性感染
关节炎	关节炎
鼻窦炎和肺炎：过敏性、慢性侵袭性	鼻窦炎和肺炎

1. 眼部感染　角膜炎是第一种由镰刀菌感染引起的人类临床疾病。角膜炎多由外伤尤其植物性外伤引起，包括术后的感染，或暴露于其他危险因素，例如气候、农业工作、使用隐形眼镜和长期局部使用类固醇激素。角膜炎的表现为视力下降、红肿、疼痛、畏光和角膜混浊，典型病灶为菌丝苔被，卫星灶和伪足，甚至前房积脓。镰刀菌引起的角膜炎预后通常很差，许多角膜炎都发展成为眼内炎，视力预后更差。免疫功能缺陷人群可以由血行播散导致内源性的眼内炎。

2. 皮肤浅表感染　皮肤的感染多见于甲真菌病，典型的临床表现为脚趾甲远端的趾甲下病灶，女性更多见。除了甲真菌病，还会引起趾间擦烂、足癣和足底角化过度病变，免疫功能缺陷的患者还可以伴发蜂窝织炎。

3. 皮肤感染　一项回顾性研究显示，167 例免疫功能低下患者皮损中，仅在 20 例患者中发现了局限性皮损。在 147 例播散性感染患者中，最常见的皮肤病变为多发性疼痛性红斑流行性病变或结节性病变，伴或不伴中央坏死，外观为坏疽样湿疹。病变涉及身体的各个部位，以四肢为主，并在几天内发生演变，肌痛是常见症状。

4. 肺炎　肺炎是免疫功能低下患者镰刀菌病的常见表现，一项研究显示，317 例患者中 145 例发生肺炎，73% 的患者表现为双侧肺受累。发病机制与曲霉病相似，首先出现支气管肺泡期，随后出现血管侵犯和肺梗死。最常见的影像学病变为大结节（＞1 cm）、小叶中心的微小结节（＜1 cm）和磨玻璃影（ground-grass infiltrates）。镰刀菌病和曲霉病之间的一个重要区别是：曲霉病是通过吸入分生孢子获得，而镰刀菌性肺炎可能是通过吸入分生孢子或通过原发性皮肤损伤的血行途径导致。研究发现，与空气传播的患者相比，皮肤入口的患者更有可能累及双侧肺。

5. 鼻窦炎　据报道，侵袭性镰刀菌病患者有鼻窦炎。在一项文献综述中，262 例免疫功能低下患者中有 52 例（19.8%）患有鼻窦炎。研究发现，曲霉病中鼻窦炎的诊断频率更高（63.9%　vs.

38.5%，$P = 0.048$）。镰刀菌性鼻窦炎的临床表现可从轻微头痛、流鼻涕到黏膜坏死、眶周和鼻旁蜂窝织炎。

6. 真菌血症　血液培养中霉菌的生长并不常见。引起血液感染最常见的霉菌是镰刀菌。在一项研究中，233 例血液病患者的侵袭性镰刀菌病中，37% 的病例发生真菌血症。偶尔真菌血症是侵袭性镰刀菌病的唯一表现，有时在导管相关感染的背景下，无中性粒细胞减少的侵袭性镰刀病通常预后良好。

7. 播散性感染　播散性感染是免疫功能低下患者侵袭性镰刀病最常见的临床表现。患者通常表现为弥散性皮损、真菌血症和肺炎。播散性感染更可能发在严重嗜中性粒细胞减少症患者中，且与不良预后相关。发生播散性感染的患者偶尔会出现眼内炎，可能会导致失明。

四、检测方法和诊断路径

（一）检测方法

镰刀菌可以在体外进行培养，但是镰刀菌种类繁多，许多种形态相似，鉴定到属容易，鉴定到种比较困难，需要借助分子生物学技术。个别种产孢困难，如果不产孢，形态学无法鉴定。镰刀菌的微生物检测方法有显微镜检查、抗原检测、核酸扩增试验（nucleic acid amplification tests，NAATs）三种。

1. 显微镜检查　可以取组织标本直接镜检，或者用荧光白染色或六胺银染色镜检。镜下镰刀菌菌丝分枝分隔，宽度不规则，分枝可呈锐角，也可呈直角。在血管腔或暴露组织中可以发现小分生孢子、大分生孢子、出芽细胞和瓶梗。

2. 体外分离培养　镰刀菌对营养要求不高，28℃ 条件下，可以在不含放线菌酮的常规真菌培养基上快速生长。在沙堡弱培养基和葡萄糖马铃薯培养基上菌落呈絮状、绒毛状或粉状，多数菌种气生菌丝发达，少数菌种气生菌丝稀少或缺如。菌落呈现白色、黄色、粉红色、紫色或浅橙色等多种不同的颜色。近年来，随着基质辅助激光解析电离飞行时间质谱（matrix-assisted laser desorption/ionization-time of flight mass spectrometry，MALDI－TOF MS）技术的发展，尤其是国产质谱仪的大力推广，MALDI－TOF MS 已经被广泛用于镰刀菌种的鉴定，无论是纯菌落还是阳性血培养瓶中的标本，都可以进行鉴定。

3. 抗原检测　目前尚无商品化的抗原检测试剂盒用于人类感染镰刀菌属或种的特异检测。针对茄病镰刀菌复合群的多克隆荧光抗体检测的诊断价值，在侵袭性镰刀菌病患者的病理切片中评估显示，其与曲霉、淡紫紫孢霉和赛多孢霉存在交叉反应。实验室可以通过检测真菌细胞壁中的生物标记物诊断侵袭性镰刀菌病，主要靶标为半乳甘露聚糖和 1,3－β－D 葡聚糖。半乳甘露聚糖最初被认为是曲霉菌所特有，但是研究发现镰刀菌属诸如尖孢镰刀菌、层生镰刀菌、镰状镰刀菌和轮枝镰刀菌，可以产生与半乳甘露聚糖检测发生交叉反应的外抗原，使半乳甘露聚糖抗原检测（GM 试验）时出现阳性反应。一项多中心研究发现，73% 的侵袭性镰刀菌的患者至少一次血液 GM 试验阳性。而 1,3－β－D 葡聚糖是多种真菌的共同组分，包括念珠菌、镰刀菌和曲霉等。研究发现，镰刀菌引起的菌血症和肺炎患者血液中可检测到 1,3－β－D 葡聚糖（G 试验），但也会存在假阳性，如肾衰患者和接受纤维素滤膜血液透析的患者、使用某种免疫球蛋白制剂的患者和接触过含葡聚糖纱布或相关耗材的血液标本。因此，G 试验更有助于排除而非确诊侵袭性镰刀菌病。

4. 核酸扩增试验方法　虽然大多数镰刀菌可以通过体外培养的菌落形态和镜下特征鉴定到属，但若要鉴定到种，需要借助分子生物学技术。多项研究表明，使用聚合酶链反应（PCR）方法可以在动物或人体标本中检测到镰刀菌。此外，荧光实时定量 PCR 法可以在福尔马林固定、石蜡包埋的组织中检测到镰刀菌 DNA。目前已开发出可以同时检测多种真菌（包括镰刀菌）的多重 PCR 试剂盒。有研究报道，使用 75 类属特异性杂交探针的 Luminex 微球杂交技术，可从血液和肺部标本检测包括镰刀菌等多种病原真菌。

对镰刀菌种的鉴定可以通过高度特异性的内转录间隔（internal transcribed spacer，ITS）和延长因子 1α（elongation factor‑1α，EF‑1α）扩增测序。也有研究选择其他靶序列，例如钙调蛋白（calmodulin，CAM）、核糖核酸聚合酶大亚基（RNA polymerase big subunit 1，rpb1）、核糖核酸聚合酶第二大亚基（RNA polymerase big subunit 2，rpb2）、β 微管蛋白（β‑tubulin）、大核糖体亚单元 D1/D2 等。PCR 反应体系，引物列表，见表 2‑9‑2。

表 2‑9‑2　PCR 反应体系引物

引物名称	正　向　测　序	反　向　测　序
EF‑1α[15]	PCR 正向 EF‑1：5′‑ATGGGTAAGGARGACAAGAC 测序正向： EF‑3：5′‑GTAAGGAGGASAAGACTCACC	PCR 反向 EF‑2：5′‑GGARGTACCAGTSATCATG 测序反向 EF‑22：5′‑GGAACCCTTACCGAGCTC
ITS[15]	ITS‑1：5′‑TCCGTAGGTGAACCTGCGG	ITS‑4：5′‑TCCTCCGCTTATTGATATGC
CAM[16]	CL1：5′‑GARTWCAAGGAGGCCTTCTC	CL2A：5′‑TTTTTGCATCATGAGTTGGAC
D1/D2[15]	NL‑1：5′‑GCATATCAATAAGCGGAGGAAAAG	NL‑4：5′‑GGTCCGTGTTTCAAGACGG
rpb1[16]	RPB1‑Fa：5′‑CAYAARGARTCYATGATGGGWC	RPB1‑G2R：5′‑GTCATYTGDGTDGCDGGYTCDCC
rpb2[16]	RPB2‑5f2：5′‑GGGGWGAYCAGAAGAAGGC	RPB2‑11ar：5′‑GCRTGGATCTTRTCRTCSACC
β‑TUB[15]	T1：5′‑AACATGCGTGAGATTGTAAGT	T2：5′‑TAGTGACCCTTGGCCCAGTTG

（二）诊断路径

镰刀菌病的诊断依赖于临床表现。浅表镰刀菌感染通常缺乏典型的临床表现。对于免疫功能严重缺陷患者，血培养镰刀菌阳性和多发性皮肤损伤高度提示镰刀菌感染。除了临床表现，镰刀菌病的病原学诊断依赖于直接镜检、体外培养和组织病理学检查。此外，抗原检测和分子诊断试验也可能有所帮助，但是，由于缺乏临床试验验证，定量 PCR 不被接受作为确诊镰刀菌病的微生物学标准。

镰刀菌的体外分离培养鉴定是诊断镰刀菌病的金标准。送检标本的种类依感染部位和临床表现而定，多为皮肤、角膜、指（趾）甲、血液、支气管肺泡灌洗液和鼻窦引流液等。对分离得到的菌落要排除污染的可能,尤其是无菌部位的标本,应结合原始涂片结果、影像学检查和临床表现进行综合评估。

五、药敏试验和耐药机制

镰刀菌对大多数抗真菌药物均相对耐药,均表现出较高的最低抑菌浓度(MICs)。比较而言,镰刀菌对两性霉素 B 的 MIC 值相对较低,而对三唑类药物的 MICs 值相对较高。一项研究发现 FSSC 和 FOSC 对两性霉素 B 的 MIC_{90} 分别为 4 μg/mL 和 1 μg/mL,对伊曲康唑的 MIC_{90} 均为 > 8 μg/mL。镰刀菌对伏立康唑、泊沙康唑和雷夫康唑在体外抗菌活性不一,也可无活性。另一项研究发现 FSSC 和 FOSC 对两性霉素 B 的 MIC 值范围均为 0.25～16 μg/mL,众数(mode)均为 2 μg/mL,对伊曲康唑的 MIC 值范围分别为 0.5～ > 16 μg/mL 和 1～ > 16 μg/mL,众数均为 16 μg/mL,对伏立康唑的 MIC 值范围均为 0.5～ > 16 μg/mL,众数分别为 8 μg/mL 和 4 μg/mL,对泊沙康唑的 MIC 值范围分别为 1～ > 16 μg/mL 和 0.5～ > 16 μg/mL,众数分别为 8 μg/mL 和 2 μg/mL。最新上市的艾沙康唑也未显示出良好的抗菌活性,一项包括 75 株镰刀菌的研究发现,艾沙康唑的 MIC_{50} > 16 μg/mL,且不同复合群的菌株无种间差异。镰刀菌对棘白菌素类药物天然耐药。一项研究发现,fks1 基因可能导致 FSSC 中的某一种镰刀菌对棘白菌素天然耐药。研究发现,特比奈芬对 FFSC、FCSC 和 FIESC 中不常见的镰刀菌最为有效,但是对 FIESC 中的肉色镰刀菌无效,而两性霉素 B 对该菌效果最好。特比奈芬对 FSSC 和 FOSC 却表现出相对较高的 MIC_{90}。对于导致角膜感染的镰刀菌,硝酸银表现出一定的体外抗菌活性。一项研究发现,真菌细胞色素 P450 依赖酶 - 14α -甾醇去甲基酶(sterol 14α - demethylase,CYP51)的表达增加,会增加真菌细胞壁中麦角甾醇的合成,而麦角甾醇是唑类药物的作用靶点,从而可能导致镰刀菌对唑类药物的敏感性下降。另一项研究显示,镰刀菌形成生物膜的能力是真菌性角膜炎发病机制之一,并可导致药物敏感性降低。

镰刀菌的体外药敏试验结果与体内治疗效果尚无明确的因果关系,可能无助于抗真菌药物的选择。研究发现,在侵袭性镰刀菌病患者中,虽然伏立康唑在体外药敏试验中的 MIC 值较高,但其体内治疗效果与较低 MIC 值的脂质两性霉素 B 的疗效相似。一项多中心研究分析了 88 例镰刀菌病患者的 MIC 值与预后之间的相关性,其中 74 例患者伴有血液病,结果显示幸存者和死亡患者的 MIC_{50} 和 MIC 值分布无差异。相比之下,持续性中性粒细胞减少症和接受皮质类固醇是 6 周病死率的强预测因素。

(鹿秀海)

参 考 文 献

[1] Daughtrey ML. Boxwood blight: threat to ornamentals[J]. Annu Rev Phytopathol, 2019, 57: 189 - 209.

[2] Ramos J F, Nucci M. Fusarium and Fusariosis[M]. Elsevier, 2022.

[3] Herkert PF, Al-Hatmi AMS, de Oliveira Salvador GL, et al. Molecular characterization and antifungal susceptibility of clinical Fusarium species from Brazil[J]. Front Microbiol, 2019, 10: 737.

[4] 史伟云. 角膜治疗学[M]. 北京: 人民卫生出版社, 2019: 185 - 285.

[5] Nucci M, Garnica M, Gloria AB, et al. Invasive fungal diseases in haematopoietic cell transplant recipients and in

patients with acute myeloid leukaemia or myelodysplasia in Brazil[J]. Clin Microbiol Infect, 2013, 19(8): 745 – 751.

［6］Wehrle-Wieland E, Affolter K, Goldenberger D, et al. Diagnosis of invasive mold diseases in patients with hematological malignancies using Aspergillus, Mucorales, and panfungal PCR in BAL[J]. Transpl Infect Dis, 2018, 20(5): e12953.

［7］Lombard L, Van Doorn R, Crous PW. Neotypification of *Fusarium chlamydosporum* — a reappraisal of a clinically important species complex[J]. Fungal Syst Evol, 2019, 12(4): 183 – 200.

［8］Garcia-Effron G, Gomez-Lopez A, Mellado E, et al. In vitro activity of terbinafine against medically important non-dermatophyte species of filamentous fungi[J]. J Antimicrob Chemother, 2004, 53(6): 1086 – 1089.

［9］白利广, 夏建朴. 412 例真菌性角膜炎的回顾性分析[J]. 中华眼视光学与视觉科学杂志, 2019, 21(11): 865 – 870.

［10］徐玲娟, 谢立信. 真菌性角膜炎的分子机制研究进展[J]. 中华眼视光学与视觉科学杂志, 2010, 12(3): 237 – 240.

［11］Broutin A, Bigot J, Senghor Y, et al. In vitro susceptibility of Fusarium to isavuconazole[J]. Antimicrob Agents Chemother, 2020, 64: e01621 – 19.

［12］Espinel-Ingroff A, Colombo AL, Cordoba S, et al. International evaluation of MIC distributions and epidemiological cutoff value (ECV) definitions for Fusarium species identified by molecular methods for the CLSI broth microdilution method[J]. Antimicrob Agents Chemother, 2016, 60(2): 1079 – 1084.

［13］Nucci M, Marr KA, Vehreschild MJ, et al. Improvement in the outcome of invasive fusariosis in the last decade[J]. Clin Microbiol Infect, 2014, 20(6): 580 – 585.

［14］Mukherjee PK, Chandra J, Yu C, et al. Characterization of *fusarium* keratitis outbreak isolates: contribution of biofilms to antimicrobial resistance and pathogenesis[J]. Invest Ophthalmol Vis Sci, 2012, 53(8): 4450 – 4457.

［15］CLSI. Interpretive criteria for identification of bacteria and fungi by targeted DNA sequencing[M]. In: CLSI guideline MM18. 2nd ed. Wayne, PA: Clinical and Laboratory Standards Institute; 2018.

［16］Wang M M, Chen Q, Diao Y Z, et al. *Fusarium incarnatum-equiseti* complex from China[J]. Persoonia, 2019, 43: 70 – 89.

第十节　热带念珠菌

> **关键点**
> ● 热带念珠菌是一种酵母样真菌, 是健康人体微生物组的一部分, 但亦可造成侵袭性感染。
> ● 侵袭性感染危及生命, 成人病死率为 55%～60%, 儿童患者病死率为 26%～40%。
> ● 具体的预防措施尚未阐明。

一、概述

热带念珠菌(*Candida tropicalis*)是一种全球广泛分布、具有致病潜力的共生酵母菌。它是人类和动物微生物群的常见成员, 在健康条件下不会造成伤害。然而, 和其他念珠菌一样, 热带念珠菌可以引起血液（念珠菌血症）、心脏、中枢神经系统、眼、骨骼和内脏的侵袭性感染。热带念珠菌引起的侵袭性念珠菌病（invasive candidiasis，IC）在成人的病死率为 55%～60%，儿童患者的病死率为 26%～40%。关于感染并发症和后遗症的数据明显缺乏。感染的风险因素包括危重症和宿主免疫力下降，这包括新生儿重症监护室的患者。关于住院时间的描述不多，很可能与其他念珠菌类似。

由于缺乏研究，尚无法评估热带念珠菌全球年发病率。但过去 10 年的趋势显示热带念珠菌引起的感染在持续增长。基于 IC 菌种分布数据显示，热带念珠菌在不同地理区域中位列第二至四位优势菌种。目前，对于热带念珠菌造成侵袭性感染的诊断可及性不同。循证治疗的可获得性、可负担性方面整体上有明显的局限。对热带念珠菌引起的 IC 预防性较低，尚无疫苗可用。基于医疗环境中热带念珠菌存在定植风险，感染预防措施包括中心静脉导管的护理，可能会降低感染率，尽管这对病原的具体影响尚未明确。

热带念珠菌对唑类（包括氟康唑、伊曲康唑、伏立康唑和泊沙康唑）的抗真菌耐药率通常为 0～20%，一些研究报告的耐药率为 40%～80%。基于以上原因，侵袭性热带念珠菌病通常是用棘白菌素类药物进行经验性治疗。棘白菌素类药物于 2021 年纳入医保基本药物清单，但在许多国家仍不可用。基于热带念珠菌可能导致侵袭性急性和亚急性全身真菌感染，且存在耐药性或其他治疗和处置挑战的综合考虑，WHO 第一份重要病原真菌清单中将其列为高级别组（high group）。

两项临床研究填补了知识差距，通过队列研究或亚组分析来评估发病率改善结果的指标，例如侵袭性热带念珠菌感染的住院时间和长期并发症。通过这些研究进行更严格的风险因素分析，可以更好地了解预防措施和实施策略。评估抗真菌药物之间的体外和体内协同作用，可能有助于优化目前热带念珠菌的治疗方案。全球监测研究可以更好地了解不同国家和地区的年发病率、分布和趋势。以此关注并推动进一步的研究和政策干预，以加强全球对热带念珠菌感染和抗真菌药物耐药性的应对。

二、病原学介绍

1. 分类学　热带念珠菌最初在 1910 年一位真菌性支气管炎患者体内分离。该菌属于半知菌亚门、芽孢菌纲、隐球酵母目、隐球酵母科、念珠菌属，为非白念珠菌（non-*C. albicans* Species，NCAS）中较常见菌种。至今既无有性型亦无引种的记载。

2. 形态学　热带念珠菌菌体卵圆形，可见芽生孢子及假菌丝，菌丝上芽生孢子可产生分支或呈短链状。在沙保弱培养基上呈米色或灰色的酵母样菌落，有时表面有皱褶；在科玛嘉显色培养基上呈铁蓝色或蓝灰色菌落。

3. 致病性　热带念珠菌是机体多部位正常微生物群之一，包括肠道、呼吸道、泌尿生殖道、口腔等。当患者免疫力下降或接受侵袭性操作时可致机体免疫屏障破坏，导致感染发生。热带念珠菌几乎可以引起人体任何器官或系统感染，依据感染部位可分为浅表感染和深部感染。热带念珠菌可以引起血液、心脏、中枢神经系统、眼睛、骨骼和内脏的侵袭性感染，其中念珠菌血症是 IC 最常见临床类型；亦可引起皮肤、黏膜等的浅表感染。

4. 毒力　从芽生孢子阶段到假菌丝和菌丝阶段的变化被认为是念珠菌渗透到组织的一个过程。念珠菌对上皮细胞和内皮细胞的黏附是入侵和感染的第一步。生物膜的形成在发病机制中也很重要。与白念珠菌相似,热带念珠菌具有大量的毒力因子和共生特性,从而能够定植和侵入宿主组织。这些毒力因子包括蛋白酶、黏附素、侵袭素和表面整合素的表达,形成生物膜的能力,代谢适应性,表型转换和多种水解酶的分泌。

5. 致死性　念珠菌定植是发生 IC 的重要前提。研究显示,念珠菌相关血流感染的病死率为 37.9%,其中 70% 死亡患者分离念珠菌具有生物膜形成能力。热带念珠菌是高生物膜形成主要菌种(67.5%),生物膜形成菌株对氟康唑、伏立康唑和卡泊芬净的耐药率分别可达 70.5%、67.9% 和 72.8%。对唑类和棘白菌素类药物耐药热带念珠菌造成感染不断报道,使得临床抗感染诊疗难度不断加大,导致患者病死率不断上升。报道称,热带念珠菌感染患者具有相对较长的住院时间、较高的病死率和更严重的不良结局。热带念珠菌造成侵袭性疾病在成人的病死率为 55%～60%,儿童患者的病死率为 26%～40%。热带念珠菌较白念珠菌及其他念珠菌具有更高的致死率,其较高的致死率和传播倾向可能与其强生物膜形成能力有关。

三、流行病学与所致疾病

念珠菌在自然界普遍存在。人群胃肠道定植念珠菌以白念珠菌最多,其次是热带念珠菌、光滑那他酵母、近平滑念珠菌等。医疗环境中亦存在大量念珠菌的定植,并可造成免疫低下患者的感染。同时,医疗环境有助于念珠菌的定植,以及促进毒力强的菌株取代毒力弱菌株的定植。因此,热带念珠菌作为条件致病菌,其广泛的定植存在是导致侵袭性感染的前提。在美国,念珠菌是住院患者血液中分离病原第四位优势菌种。在缺乏先进医疗护理的国家,黏膜皮肤念珠菌感染比深部器官感染更常见。然而,随着医疗的进步,如广谱抗生素使用、肿瘤患者放化疗以及免疫抑制剂在器官移植患者中的使用,使得深部真菌感染的发病率呈逐年上升趋势。

热带念珠菌可造成重症监护患者、插管患者、肿瘤患者和中性粒细胞减少患者的侵袭性感染。因其感染数量和毒力被视为最具临床相关性的酵母菌之一。其感染发生率不断上升,在一些国家,其感染发生率已超过白念珠菌,被认为是仅次于白念珠菌的第二强念珠菌。热带念珠菌在不同地理区域中为第二至第四位优势菌种,亚洲和拉丁美洲比北美和欧洲更常见。侵袭性真菌病监测网(SENTRY)1997—2016 年监测数据显示,热带念珠菌分离率位列第四位;中国侵袭性真菌病监测网(CHIF‐NET)2009—2014 年监测数据显示,热带念珠菌位列第三位,相似的结果亦出现在北京大学第一医院;在韩国,热带念珠菌位列 NCAS 菌血症中首位(36.5%),其次是光滑那他酵母(27.2%)、近平滑念珠菌(25.7%)和库德里阿兹威毕赤酵母(2.4%)。

据估计,每年念珠菌血症的发生率为 72.8 例/100 万人年。但目前为止,尚缺乏由热带念珠菌造成 IC 的全球发病率数据。相比较其他念珠菌造成的侵袭性感染,热带念珠菌在血液恶性肿瘤和中性粒细胞减少患者中的发病率更高。CHIF‐NET 数据显示,IC 患者主要分布在内科、外科和 ICU,分布比例均在 30% 左右;然而,内科病房患者分离菌株对氟康唑的耐药率高于外科和 ICU 患者。热带念珠菌感染的高病死率是人们关注的主要问题,据研究,热带念珠菌感染的病死率超过 40%，其中大部分是由于易感因素和对现有药物的耐药性。热带念珠菌感染所造成的高病死率和抗真菌药物耐药性的演变，对公众健康造成极大的威胁并已引起严重关切。

生物膜形成能力是热带念珠菌重要毒力特征，且在真菌致病中发挥重要作用。该过程中，热带念珠菌通过形成多细胞生物膜结构，并将真菌固定在宿主组织、导管、植入物和其他设备表面。生物膜形成可通过为真菌细胞构建抵抗宿主免疫细胞吞噬的物理屏障、阻断抗真菌药物效能的发挥等机制加重感染结局，延长治疗周期，诱导耐药加剧。研究显示，通过观察念珠菌生物膜形成定量试验，热带念珠菌是生物膜形成能力最强念珠菌菌种，其次为白念珠菌、光滑那他酵母等。而且，其生物膜形成能力与环境 pH 有关，在中性和碱性环境下更易形成。因此，对于干预或抑制其成膜的相关物质和方法也在不断研究中。

留置静脉插管是引起念珠菌血症的常见原因，因此，插管的有效护理是预防念珠菌血症的可能有效措施。据报道，我国台湾地区存在氟康唑耐药的分子分型为分支 4 的热带念珠菌的流行，同时在该地区医院环境中亦检出相同克隆体。通过手卫生和环境消毒等临床干预措施，可消除患者感染该分支菌株的风险。在 2019 年至 2021 年新型冠状病毒流行期间，热带念珠菌血流感染的发病率由 2.24% 上升至 7.46%。与白念珠菌菌血症相比，患者接受肠外营养、更长的导管留置时间是主要的危险因素。真菌疫苗可以作为预防药物，并可以提供初步保护。虽然目前尚无有效、可用的预防热带念珠菌感染的疫苗，但疫苗设计仍具预防热带念珠菌感染的潜在价值。基于分泌型天冬氨酸蛋白酶（secreted aspartic proteinase，SAP）为靶点的抗念珠菌疫苗研究以及基于该蛋白多表位肽疫苗用于抗热带念珠菌预防的候选疫苗研究在不断探索中。

四、检测方法和诊断路径

（一）检测方法

常用的检测方法见白念珠菌章节（见前文第 37～40 页）。

（二）诊断路径

侵袭性热带念珠菌病的确诊需要基于深部无菌部位获得热带念珠菌病原学，可以是显微镜检查，亦可以是培养获得。当无法获得深部样本进行病原学检查时，需要综合应用血清学指标、宿主因素以及临床表现获得临床诊断和拟诊。详见下页图 2-10-1。

五、药敏试验和耐药机制

（一）药敏试验

对于侵袭性热带念珠菌病患者分离菌株，进行真菌药物敏感性测试是实现用药指导的前提，亦可监测热带念珠菌耐药变迁，尤其在近年已发现热带念珠菌对唑类等药物的耐药率不断升高的趋势背景下。因此，推荐对确认致病的临床分离热带念珠菌进行体外抗真菌药敏实验。但临床仍需注意的是，抗真菌药物体内疗效与体外药物敏感性并非完全一致，体外药敏数据可供临床用药参考。具体试验方案参考白念珠菌章节（见前文第 40～41 页）。

（二）耐药机制

据 SENTRY 全球监测项目，北美、拉丁美洲和大多数欧洲国家分离热带念珠菌对唑类药物普

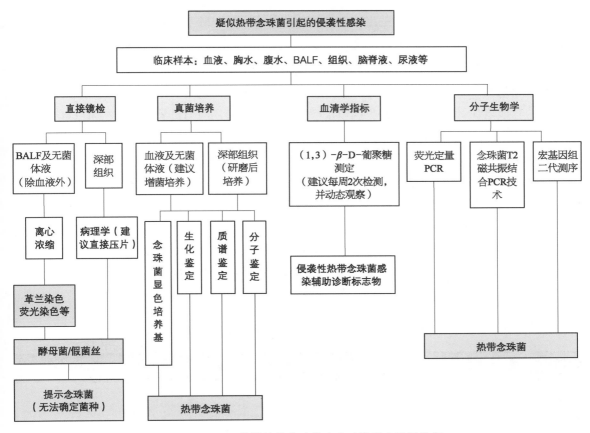

图 2-10-1　侵袭性热带念珠菌病实验诊断方法及路径

遍为低耐药率（＜5%），但在西班牙可高达 23.2%。相比之下，在亚太地区，尤其是中国大陆和台湾地区，热带念珠菌对唑类药物耐药率较高。台湾地区热带念珠菌非敏感率达 16.9%，而中国大陆可达 25%，且其中 90% 菌株表现为对伏立康唑同时耐药。CHIF-NET 监测数据显示，2009—2018 年 9 年间，热带念珠菌对氟康唑的耐药率由 5.7% 上升至 31.8%，而伏立康唑由 5.7% 上升到 29.1%；血液标本分离热带念珠菌对氟康唑的耐药率（27.2%）高于其他标本（17.6%）。虽然棘白菌素类药物耐药率仍较低，但上述耐药菌株一般同时表现为氟康唑耐药。北京大学第一医院 2010—2019 年监测结果显示，热带念珠菌对氟康唑耐药率由 2010 年的 25% 上升到 2019 年 50%，伏立康唑由 8.3% 上升到 33.3%；监测时间段内菌株对氟康唑整体耐药率为 35.6%，对伏立康唑耐药率为 26%，对泊沙康唑和伊曲康唑的非野生型（non-wild-type，NWT）检出率分别为 69.9% 和 21.9%；而且，26.1% 菌株表现为对氟康唑和伏立康唑联合耐药，更为严重的是，血液分离热带念珠菌对氟康唑和伏立康唑联合耐药率达 38.5%。多位点序列分型研究显示，在泰国、新加坡、中国大陆和台湾地区，唑类非敏感热带念珠菌可分布在 DST225、DST376、DST505、DST506、DST525、DST546 型别中。对唑类和棘白菌素类耐药热带念珠菌分离株的不断增加，使得治疗困难加大，并导致病死率不断上升。

念珠菌对唑类药物耐药机制可能通过以下方式：与药物靶点的相互作用减弱；药物作用的

靶点拷贝数增加;通过外排泵机制降低药物在胞内的浓度和减少药物的摄入;其他麦角甾醇生物合成通路元件的修饰;生物膜的形成和持留细胞的存在等。唑类药物通过抑制麦角甾醇的生物合成而间接影响真菌细胞膜。14α 脱甲基酶是唑类药物作用主要靶点,在念珠菌中由 *ERG11* 基因编码。在热带念珠菌中,当 *ERG11* 基因发生点突变(例如 K143R、Y132F、S154F 等)会导致编码合成酶结构发生变化进而造成菌株对唑类药物 MIC 值升高;同时,*ERG11* 基因过表达可导致靶点酶的合成增加,使得胞内需要更高浓度唑类药物才能抑制所有的靶点酶。可对 *ERG11* 基因区域采用 PCR 扩增结合 Sanger 测序实现突变位点的检测,通过 RT - PCR 技术对耐药菌株 *ERG11* 基因表达量的比较分析(引物序列见表 2 - 10 - 1),亦可确认其介导耐药与否。除 *ERG11* 突变外,*EGR3* 基因突变亦是造成热带念珠菌对唑类药物耐药的决定基因。药物转运蛋白或外排泵的作用可导致对唑类药物耐药发生。由多药耐药基因(*MDR1*)和念珠菌耐药性基因(*CDR*)编码的外排转运蛋白可将唑类药物排至细胞外,亦可造成热带念珠菌对唑类药物耐药。上述两种机制共同介导,可造成热带念珠菌高水平耐药。热带念珠菌生物膜形成与抗菌性增强的机制可能包括:生物膜状态下的高细胞密度限制抗菌药物渗透;生长速度降低;营养限制(缺乏);细胞外基质产生;持久细胞(休眠和非分裂)存在;细胞膜上固醇含量高;表型偏移。

表 2 - 10 - 1　*EGR11*基因及外排泵基因扩增引物[16]

基　　因	DNA 序列(5′→3′)	产物大小(bp)
*ERG11*扩增	F：TGAAGAATATCCCACAGGCT	1846
	R：CTTAGCAAGAACTTCTAATGTT	
*ERG11*RT - PCR	F：GAGATTTGATTGATTCCTTGTTGGT	163
	R：TGTGGTTGTTCAGCCAAATGC	
CDR1	F：CCAGAGGTTTGGATTCCGCT	186
	R：TGGCTTTGTCTGCTTTCCCA	
MDR1	F：GGGTGCATCATTCCAGCCTA	189
	R：GGGATGGCAATCATCACGAG	
ACT1	F：TTTACGCTGGTTTCTCCTTGCC	322
	R：GCAGCTTCCAAACCTAAATCGG	

　　虽然热带念珠菌分离株对唑类药物的耐药性在不断增加,其对两性霉素 B 仍保持较高的敏感性。该药物作为抗念珠菌中常用药物之一,其通过与真菌麦角甾醇结合,进而扰乱真菌细胞膜结构而发挥作用;亦有研究指出,该过程中活性氧的产生亦发挥重要功能。因此,麦角甾醇合成障碍(如 *EGR3*、*EGR6* 基因突变)或真菌细胞膜功能异常是造成热带念珠菌对多烯类药物耐药的机制。由 *ERG11* 突变和 *EGR3* 突变可表现为对唑类和多烯类同时耐药。

　　棘白菌素类通过结合(1,3)- β -葡聚糖合成酶亚基而抑制(1,3)- β -葡聚糖合成酶,扰乱真菌细胞壁的合成。编码药物作用靶点-葡聚糖合成酶的 *FKS1* 基因片段发生位点突变可导致葡聚糖合成酶活性降低进而导致真菌对该药物敏感性降低或耐药发生。*FKS1* HS1 区域发生 S80P 突变可导致热带念珠菌对米卡芬净、阿尼芬净、卡泊芬净均耐药，其他突变位点可见 S645P、F650S 等。雷扎芬净（Rezafungin，CD101）作为棘白菌素新药物，虽然目前尚无该药物的临床折点和流行病学折点，基于单中心的野生型上限研究发现，热带念珠菌已存在 *FKS1* R656R/G 突变导致对该药物 MIC 值升高。目前，对于抗热带念珠菌新型抗菌药物及分子的研究仍在不断推进。例如芽孢杆菌衍生新型广谱抗真菌脂肽变体对热带念珠菌和白念珠菌功能研究等。

（周万青）

参 考 文 献

［1］ WHO. WHO fungal priority pathogens list to guide research, development and public health action[EB/OL]. Geneva: World Health Organization; 2022. Licence: CC BY－NC－SA 3.0 IGO.

［2］ Staniszewska M. Virulence factors in Candida species[J]. Curr Protein Pept Sci, 2020, 21(3): 313－323.

［3］ Pfaller MA, Diekema DJ, Turnidge JD, et al. Twenty years of the SENTRY antifungal surveillance program: results for Candida species from 1997－2016[J]. Open Forum Infect Dis, 2019, 6(Suppl 1): S79－S94.

［4］ Fan X, Xiao M, Liao K, et al. Notable increasing trend in azole non-susceptible Candida tropicalis causing invasive Candidiasis in China (August 2009 to July 2014): molecular epidemiology and clinical azole consumption[J]. Front Microbiol, 2017, 8: 464.

［5］ Wang Y, Fan X, Wang H, et al. China Hospital Invasive Fungal Surveillance Net (CHIF－NET) Study Group. Continual decline in azole susceptibility rates in Candida tropicalis over a 9-year period in China[J]. Front Microbiol, 2021, 12: 702839.

［6］ Song Y, Chen X, Yan Y, et al. Prevalence and antifungal susceptibility of pathogenic yeasts in China: a 10-year retrospective study in a teaching hospital[J]. Front Microbiol, 2020, 11: 1401.

［7］ Ko JH, Jung DS, Lee JY, et al. Poor prognosis of Candida tropicalis among non-albicans candidemia: a retrospective multicenter cohort study, Korea[J]. Diagn Microbiol Infect Dis, 2019, 95(2): 195－200.

［8］ Atiencia-Carreŕa MB, Cabezas-Mera FS, Vizuete K, et al. Evaluation of the biofilm life cycle between Candida albicans and Candida tropicalis[J]. Front Cell Infect Microbiol, 2022, 12: 953168.

［9］ Sasani E, Khodavaisy S, Rezaie S, et al. The relationship between biofilm formation and mortality in patients with Candida tropicalis candidemia[J]. Microb Pathog, 2021, 155: 104889.

［10］ Pienthong T, Visuttichaikit S, Apisarnthanarak P, et al. Increase in the incidence of Candida parapsilosis and Candida tropicalis bloodstream infections during the coronavirus disease 2019 (COVID－19) pandemic [J]. Antimicrob Steward Healthc Epidemiol, 2023, 3(1): e2.

［11］ 中国医药教育协会真菌病专业委员会，国家皮肤与免疫疾病临床医学研究中心（北京大学第一医院），国家血液疾病临床医学研究中心（北京大学人民医院）. 侵袭性真菌病实验室诊断方法临床应用专家共识［J］. 中华内科杂志，2022，61（2）：134－141.

［12］ 中国成人念珠菌病诊断与治疗专家共识组. 中国成人念珠菌病诊断与治疗专家共识［J］. 中华传染病杂志，2020，38（1）：29－43.

［13］ Wang L, Xu A, Zhou P, et al. Rapid detection of Candida tropicalis in clinical samples from different sources using RPA－LFS[J]. Front Cell Infect Microbiol, 2022, 12: 898186.

［14］ Zhou ZL, Tseng KY, Chen YZ, et al. Genetic relatedness among azole-resistant Candida tropicalis clinical strains in Taiwan from 2014 to 2018[J]. Int J Antimicrob Agents, 2022, 59(6): 106592.

［15］ Castanheira M, Deshpande LM, Messer SA, et al. Analysis of global antifungal surveillance results reveals predominance of Erg11 Y132F alteration among azole-resistant Candida parapsilosis and Candida tropicalis and country-specific isolate dissemination[J]. Int J Antimicrob Agents, 2020, 55(1): 105799.

[16] Jin L, Cao Z, Wang Q, et al. *MDR1* overexpression combined with *ERG11* mutations induce high-level fluconazole resistance in *Candida tropicalis* clinical isolates[J]. BMC Infect Dis, 2018, 18(1): 162.

[17] Zuza-Alves DL, Silva-Rocha WP, Chaves GM. An update on *Candida tropicalis* based on basic and clinical approaches[J]. Front Microbiol, 2017, 8: 1927.

[18] Keighley C, Gall M, van Hal SJ, et al. Whole genome sequencing shows genetic diversity, as well as clonal complex and gene polymorphisms associated with fluconazole non-susceptible isolates of *Candida tropicalis*[J]. J Fungi (Basel), 2022, 8(9): 896.

[19] Tseng KY, Liao YC, Chen FC, et al. A predominant genotype of azole-resistant *Candida tropicalis* clinical strains[J]. Lancet Microbe, 2022, 3(9): e646.

[20] Atiencia-Carrera MB, Cabezas-Mera FS, et al. Prevalence of biofilms in Candida spp. bloodstream infections: a meta-analysis[J]. PLoS One, 2022, 17(2): e0263522.

[21] Paul S, Shaw D, Joshi H, et al. Mechanisms of azole antifungal resistance in clinical isolates of *Candida tropicalis*[J]. PLoS One, 2022, 17(7): e0269721.

[22] Xiao M, Fan X, Hou X, et al. Clinical characteristics of the first cases of invasive candidiasis in China due to pan-echinocandin-resistant *Candida tropicalis* and *Candida glabrata* isolates with delineation of their resistance mechanisms[J]. Infect Drug Resist, 2018, 11: 155–161.

[23] Arendrup MC, Arikan-Akdagli S, Castanheira M, et al. Multicentre validation of a modified EUCAST MIC testing method and development of associated epidemiologic cut-off (ECOFF) values for rezafungin[J]. J Antimicrob Chemother, 2022, 78(1): 185–195.

[24] Gómez-Gaviria M, Ramírez-Sotelo U, Mora-Montes HM. Non-albicans Candida species: immune response, evasion mechanisms, and new plant-derived alternative therapies[J]. J Fungi (Basel), 2022, 9(1): 11.

第十一节　近平滑念珠菌

关键点
- 近平滑念珠菌是一种酵母样真菌,是人体正常微生物群的一部分,但也能引起侵袭性感染。可形成生物膜,是中心静脉导管感染需要特别关注的致病菌。
- 侵袭性念珠菌病是一种危及生命的疾病,病死率从 20% 到 45% 不等。
- 尽管存在一些与耐药相关的挑战,但仍有有效的治疗方法。由于感染与中心静脉导管密切相关,因此系统规范的护理对于减少感染非常重要。

一、概述

近平滑念珠菌(*Candida parapsilosis*)是一种全球广泛分布的、具有致病潜力的共生酵母菌。它是人类和动物正常微生物群的组成部分,免疫力正常的情况下,不引起感染。然而,当免疫功能异常时(如肿瘤、骨髓或器官移植患者),它会引起血液(念珠菌血症)、心脏、中枢神经系统、眼睛、骨骼和内脏器官的侵袭性感染(侵袭性念珠菌病)。新生儿重症监护室应重点关注该菌。

近平滑念珠菌的侵袭性感染即使进行了积极的抗真菌治疗,但其病死率较高,为 20% ～ 45%。目前仍缺乏住院时间、并发症和感染后遗症的相关数据。

由于缺乏研究,无法评估全球年发病率。过去 10 年的趋势显示,近平滑念珠菌引起的感染持续增长。在某些地区,近平滑念珠菌是引起非白念珠菌菌血症的主要病原菌。

对近平滑念珠菌引起的侵袭性念珠菌病的可预防性很低,且报道不多。目前没有疫苗可用。早期拔除中心静脉导管,可以降低感染的发生率。此外,抗真菌药物常用于某些患者,如癌症患者或移植患者。

对抗真菌药物耐药性处于中等水平。在多个地区,唑类药物耐药率超过 10%。对棘白菌素类、氟胞嘧啶和两性霉素 B 的耐药性很少见。总体而言,与其他念珠菌相比,棘白菌素类的 MIC 值偏高。评估生物膜形成能力的研究提示,在生物膜形成的情况下(如静脉导管、植入物和假体)对所有抗真菌药物具有更高耐药率。侵袭性念珠菌病根据经验用棘白菌素类治疗,但如果确定了药物敏感性,可以使用唑类药物等其他抗真菌药物治疗。棘白菌素类药物于 2021 年纳入 EML,但在许多国家仍不可用。为弥补认知差距,需要从低收入地区获得更多关于念珠菌血症发病率、流行率和病死率的数据。关于并发症的数据非常少,无法评估这种致病菌产生的长期后续影响。总体而言,缺乏系统性监测。

二、病原学介绍

近平滑念珠菌首次由 Ashford 于 1928 年报道,当时他从粪便中分离出一株不发酵麦芽糖的念珠菌,为了和更常见的白念珠菌进行区别,Ashford 将其命名为近平滑念珠菌。Tavanti 等通过多位点序列分型将近平滑念珠菌复合群分为三个不同的菌种:*C. parapsilosis sensu stricto*(狭义的近平滑念珠菌,以前的组Ⅰ)、*C. orthopsilosis*(拟平滑念珠菌,以前的组Ⅱ)和 *C. metapsilosis*(似平滑念珠菌,以前的组Ⅲ)。然而,与临床疾病相关的绝大部分菌株均为近平滑念珠菌,在质谱仪出现之前的微生物商业鉴定系统不足以区分这三个种,因此几乎没有医学微生物学实验室对这三个菌种进行细分。

近平滑念珠菌细胞为椭圆形、圆形或圆柱形。在 SDA 上生长时,其菌落为白色、乳白色、有光泽、光滑或皱缩、不形成真菌丝。在玉米琼脂上可以形成假菌丝并可在光学显微镜下鉴定。通常,光滑菌落主要由酵母形式的细胞组成,而非光滑菌落由假菌丝或两种形态的混合细胞组成。近平滑念珠菌的毒力因子包括:黏附、形态转化、形成生物被膜、分泌水解酶、细胞壁组分、分泌前列腺素和营养竞争等。

近平滑念珠菌感染的危险因素主要与该菌在高营养溶液中的选择性生长能力、对血管内装置和假体材料的亲和力有关。免疫缺陷人群、长期使用中央静脉导管或植入装置的人群都是近平滑念珠菌感染的高危人群。其他高危因素包括抗生素使用、胃肠外营养、既往外科手术史、既往免疫抑制治疗、恶性肿瘤、器官移植、中性粒细胞减少、既往有过近平滑念珠菌的定植、眼科冲洗液、早产儿等,在危重新生儿中尤其需要重点关注该菌。

近平滑念珠菌是一种典型的人体皮肤共生菌,是人类手部最常分离到的真菌之一,其致病性会被完整的皮肤屏障限制。近平滑念珠菌显著的特性是它可以在全胃肠外营养环境中生存,并能在导管及其他植入装置中形成生物膜,通过手的携带导致院内传播,并可在医院环境中长期存在。文献报道了 2020 年时在一家大学医院的新生儿重症监护病房中暴发了近平滑念珠菌的感染,感染的发生是由于近平滑念珠菌通过培养箱的加湿器进行了传播,同时其产生的生物膜促进了侵袭和传染性疫情的暴发。但它的来源并不局限于人体,可以从很多非人类来源的标本中分离到,如家畜、昆虫、土壤、海洋环境和野生动物。

三、流行病学与所致疾病

近平滑念珠菌是人体皮肤的一种正常定植菌,也是一种重要的医疗相关条件致病性真菌。它可以引起侵袭性感染(如念珠菌性感染性心内膜炎和中枢神经系统感染等)、关节炎、阴道炎和尿路感染等。有流行病学数据显示,在南欧洲、拉丁美洲和部分亚洲区域,近平滑念珠菌是排名第二位的导致侵袭性感染的真菌。此外,一份对中国大陆地区近 10 年念珠菌流行情况的系统性分析显示,在囊括于 89 个研究中的 44 716 株念珠菌中,白念珠菌的检出率最高(49.36%),近平滑念珠菌的检出率排名第三,占 13.92%。

近平滑念珠菌是全球引起侵袭性念珠菌病最常见的念珠菌之一。2017 年来自美国 CDC 的监测数据显示近平滑念珠菌在该国引起念珠菌血症的菌种中排名第三,比例为 14%。更加值得关注的是,近平滑念珠菌在过去 20 年成为了导管相关性念珠菌血症的关键病原体。一项中心静脉导管相关性念珠菌血症回顾性分析显示,儿科中心静脉导管念珠菌血症患者的 80.3% 病例是由非白念珠菌引起,主要是近平滑念珠菌(32.8%)和热带念珠菌(24.6%)。另一项针对一家三级护理儿科转诊医院为期 9 年(2004—2012)的发生念珠菌血症的儿科患者(<18 岁)的回顾性分析显示,最常分离的菌株是白念珠菌(53.2%),近平滑念珠菌排名第二(26.2%)。

四、检测方法和诊断路径

(一)检测方法

近平滑念珠菌导致侵袭性感染的检测方法,参见白念珠菌章节(本书第 37~40 页)。

(二)诊断路径

近平滑念珠菌感染的临床诊断主要根据宿主高危因素(如抗菌药物的使用、持续粒细胞缺乏、实体器官或干细胞移植、导管置入、全胃肠外营养、腹腔手术、胰腺炎、糖皮质激素、其他免疫抑制剂的使用等)、临床特征(临床症状、体征、充分的抗细菌治疗无效等)、病原学检查(各种体液真菌涂片、培养,血清真菌 G 试验,组织病理学真菌特征性改变等)的结果,进行分层诊断。① 拟诊(possible):同时具有宿主危险因素和临床特征;② 临床诊断(probable):拟诊基础上兼有微生物学非确诊检查结果阳性;③ 确诊(proven):无菌体液或组织标本真菌培养为念珠菌和/或组织病理见侵袭性念珠菌病特征性改变。详见下页图 2 - 11 - 1。

五、药敏试验和耐药机制

(一)药敏试验

药敏试验方案参见白念珠菌章节(本书 40~41 页),其药敏判断标准见下页表 2 - 11 - 1。

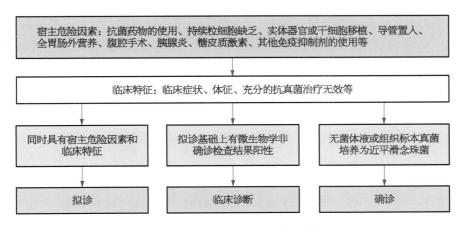

图 2-11-1 侵袭性近平滑念珠菌病诊断路径

表 2-11-1 CLSI 确定的近平滑念珠菌的药敏折点及 ECV 值(μg/mL)

药　物	MIC 折点			ECV
	S	I/SDD	R	
两性霉素 B				1
阿尼芬净	≤2	4	≥8	4
卡泊芬净	≤2	4	≥8	1
氟康唑	≤2	4	≥8	2
雷扎芬净	≤2			
米卡芬净	≤2	4	≥8	2
泊沙康唑				0.25
伏立康唑	≤0.12	0.25~0.5	≥1	
伊曲康唑				0.5

（二）耐药机制

由于广谱抗生素、免疫抑制药物和化疗的广泛使用、器官移植的增加、医疗支持技术的应用、人类寿命的延长以及获得性免疫缺陷综合征的流行,出现了许多包括近平滑念珠菌在内的非白念珠菌导致的侵袭性真菌感染。抗真菌药物是目前念珠菌感染最有效的治疗方法。但是,随着使用的增加,也出现了抗真菌药物耐药性。最近的一项针对全球 1995—2022 年期间发表的关于近平滑念珠菌耐药率的荟萃分析显示,对氟康唑的汇总耐药率估计为 15.2%（95% 置信区间：9.2~21.2）,在过去六年中急剧上升;对两性霉素 B 的汇总耐药率估计为 1.3%（95% 置信区间：0.0~2.9）;对伏立康唑的汇总耐药率估计为 4.7%（95% 置信区间：2.2~7.3）,伏立康唑耐药率在过去 6 年中明显上升。

唑类药物（如氟康唑、伏立康唑、伊曲康唑和泊沙康唑）是治疗侵袭性念珠菌感染的一类药物,作用机制是抑制 14α-去甲基化酶的活性从而抑制细胞膜麦角甾醇的合成,起到抑菌作用。唑类药物因其不良反应少、价格低廉被广泛应用,其耐药率也不断上升。对唑类药物的耐药性可能是由于靶酶的定量或定性修饰，药物对靶标的亲和力减少或联合机制。靶酶的定性修饰是由 *ERG11* 的点突变引起的，*ERG11* 是负责编码 14α－去甲基化酶的基因，是唑类的主要靶标。*ERG11* 基因上的 Y132F 置换突变导致近平滑念珠菌对氟康唑耐药。念珠菌物种抵抗唑类抗真菌药物作用的另一个主要机制涉及通过激活由 *MDR* 或 *CDR* 基因编码的两种外排转运蛋白将药物主动外排出细胞。研究者发现近平滑念珠菌上的 G1810A（G604R）功能获得突变，导致 MRR1 过度活化使 MDR1 外排泵过度表达从而诱导对氟康唑的耐药，*CDR1B* 基因拷贝数增加也与菌株对氟康唑的敏感性降低有关。Mdr1B 和 Cdr1B 是 Mrr1 介导近平滑念珠菌对氟康唑耐药的驱动因素。

棘白菌素类（米卡芬净、卡泊芬净和阿尼芬净）抗真菌药物作用机制是抑制细胞壁上 β－1,3－D 葡聚糖酶从而抑制细胞壁 β－1,3－葡聚糖的合成，起到抑菌作用。β－1,3－D 葡聚糖酶由三个相关基因（*FKS1*、*FKS2* 和 *FKS3*）和一个调节亚基 Rho1p 编码。近平滑念珠菌对棘白菌素耐药机制为 *FKS1* 和 *Rho* 基因表达增加。最近研究者报道了 *FKS1* 上的 HS1 处一个新的突变位点 R658G 的存在导致近平滑念珠菌对米卡芬净耐药。与其他念珠菌不同，近平滑念珠菌 FKS1p 区域 660 位处有天然氨基酸突变（脯氨酸突变成丙氨酸），导致棘白菌素类药物对卡泊芬净的敏感性降低。*FKS1* 和 *Rho* 基因过表达与近平滑念珠菌对棘白菌素的耐药增加有关。

两性霉素 B 是多烯类的代表药物，与真菌细胞膜中的麦角固醇结合影响细胞膜通透性，导致细胞内重要物质渗漏从而产生杀真菌活性，通常被认为具有最广泛的抗真菌活性，用于严重和侵袭性念珠菌感染的病例。尽管在其他念珠菌（白念珠菌、热带念珠菌、光滑那他酵母等念珠菌）中报道了对两性霉素 B 的耐药机制，由于麦角甾醇生物合成过程相关基因 *ERG2*，*ERG3*，*ERG5*，*ERG6* 和 *ERG11* 发生突变，导致细胞膜中甾醇含量或成分的改变从而导致耐药的产生，但是至今鲜见近平滑念珠菌对两性霉素 B 的获得性耐药机制研究。

（邹明祥　陈丽华）

参 考 文 献

［1］Tavanti A, Davidson AD, Gow NA, et al. Candida orthopsilosis and Candida metapsilosis spp. nov. to replace Candida parapsilosis groups II and III[J]. J Clin Microbiol, 2005, 43(1): 284－292.

［2］Gómez-Molero E, De-la-Pinta I, Fernández-Pereira J, et al. Candida parapsilosis colony morphotype forecasts biofilm formation of clinical isolates[J]. J Fungi, 2021, 7(1): 33.

［3］Tóth R, Nosek J, Mora-Montes HM, et al. Candida parapsilosis: from genes to the bedside[J]. Clin Microbiol Rev, 2019, 32(2): e00111－18.

［4］Zuo XS, Liu Y, Hu K. Epidemiology and risk factors of candidemia due to Candida parapsilosis in an intensive care unit[J]. Rev Inst Med Trop SP,2021, 63: e20.

［5］Yamin DH, Husin A, Harun A. Risk factors of Candida parapsilosis catheter-related bloodstream infection[J]. Front Public Health, 2021, 9: 631865.

［6］Heisel T, Nyaribo L, Sadowsky MJ, Gale CA. Breastmilk and NICU surfaces are potential sources of fungi for infant mycobiomes[J]. Fungal Genet Biol,2019, 128: 29－35.

［7］Miyake A, Gotoh K, Iwahashi J, et al. Characteristics of biofilms formed by C. parapsilosis causing an outbreak in a neonatal intensive care unit[J]. J FUNGI 2022, 8(7): 700.

［8］Sidrim J, de Maria GL, Paiva M, et al. Azole-resilient biofilms and non-wild type C. albicans among Candida species isolated from agricultural soils cultivated with azole fungicides: an environmental issue? [J]. Microb Ecol, 2021, 82(4): 1080 – 1083.

［9］ Brito DT, Toscanini MA, Hermida AK,et al. Exploring fungal diversity in Antarctic wildlife: isolation and molecular identification of culturable fungi from penguins and pinnipeds[J]. New Zeal Vet J, 2022, 70(5): 263 – 272.

［10］ Arsić AV, Otašević S, Janić D, et al. Candida bloodstream infections in Serbia: First multicentre report of a national prospective observational survey in intensive care units[J]. Mycoses, 2018, 61(2): 70 – 78.

［11］ Bilal H, Shafiq M, Hou B, et al. Distribution and antifungal susceptibility pattern of Candida species from mainland China: A systematic analysis[J]. Virulence, 2022, 13(1): 1573 – 1589.

［12］ Tsay SV, Mu Y, Williams S, et al. Burden of Candidemia in the United States, 2017[J]. Clin Infect Dis, 2020, 71(9): e449 – e453.

［13］ Pasqualotto AC, de Moraes AB, et al. Analysis of independent risk factors for death among pediatric patients with candidemia and a central venous catheter in place[J]. Infect Cont Hosp Ep, 2007, 28(7): 799 – 804.

［14］ Karadag-Oncel E, Kara A, Ozsurekci Y,et al. Candidaemia in a paediatric centre and importance of central venous catheter removal[J]. Mycoses,2015, 58(3): 140 – 148.

［15］ 朱利平,管向东,黄晓军,等.中国成人念珠菌病诊断与治疗专家共识[J].中国医学前沿杂志（电子版）, 2020,12（1）：35 – 50.

［16］ Yamin D, Akanmu MH, Al MA, et al. Global prevalence of antifungal-resistant Candida parapsilosis: a systematic review and meta-Analysis[J]. Trop Med Infect Dis, 2022, 7(8): 188.

［17］ Kim TY, Huh HJ, Lee GY, et al. Evolution of fluconazole resistance mechanisms and clonal types of Candida parapsilosis isolates from a tertiary care hospital in South Korea[J]. Antimicrob Agents Ch, 2022, 66(11): e88922.

［18］ Magobo RE, Lockhart SR, Govender NP. Fluconazole-resistant Candida parapsilosis strains with a Y132F substitution in the ERG11 gene causing invasive infections in a neonatal unit, South Africa[J]. MYCOSES, 2020, 63(5): 471 – 477.

［19］ Branco J, Ryan AP, Pinto ESA, et al. Clinical azole cross-resistance in Candida parapsilosis is related to a novel MRR1 gain-of-function mutation[J]. Clin Microbiol Infec, 2022, 28(12): 1655.

［20］ Doorley LA, Rybak JM, Berkow EL, et al. Candida parapsilosis Mdr1B and Cdr1B are drivers of Mrr1-mediated clinical fluconazole resistance[J]. Antimicrob Agents Ch, 2022, 66(7): e28922.

［21］ Davari A, Haghani I, Hassanmoghadam F, et al. Echinocandin resistance in Candida parapsilosis sensu stricto: Role of alterations in CHS3, FKS1 and Rho gene expression[J]. J Glob Antimicrob Re, 2020, 22: 685 – 688.

［22］ Arastehfar A, Daneshnia F, Hilmioglu-Polat S, et al. Genetically related micafungin-resistant Candida parapsilosis blood isolates harbouring novel mutation R658G in hotspot 1 of Fks1p: a new challenge? [J]. J Antimicrob Chemoth, 2021, 76(2): 418 – 422.

［23］ Adler-Moore J, Lewis RE, Brüggemann R, et al. Preclinical safety, tolerability, pharmacokinetics, pharmacodynamics, and antifungal activity of liposomal amphotericin B[J]. Clin Infect Dis, 2019, 68(Suppl 4): S244 – S259.

［24］ Gonçalves SS, Souza A, Chowdhary A, et al. Epidemiology and molecular mechanisms of antifungal resistance in Candida and Aspergillus[J]. Mycoses, 2016, 59(4): 198 – 219.

第十二节　赛多孢霉属

关键点
- 赛多孢霉属是全球分布的真菌病原体,在自然界中广泛存在,可感染人类并引起赛多孢霉病。
- 侵袭性赛多孢霉感染是一种危及生命的疾病,病死率为42%～46%。
- 较高的耐药比例,对治疗造成困扰。

一、概述

赛多孢霉属（*Scedosporium* spp.）是全球分布的机会致病性真菌。赛多孢霉属可以产生侵袭性感染（侵袭性赛多孢霉病），主要累及呼吸系统，也可导致血液、中枢神经系统和其他器官的感染，严重者可危及生命。该病的风险因素包括恶性肿瘤、造血干细胞移植和严重感染。成人和儿童的病死率为 42%～46%。法国最近的一项研究报告称，成人和儿童侵袭性赛多孢霉病的病死率较低（30 d 病死率为 9%，3 个月病死率为 19%）。

由于缺乏研究，患者照护时间、并发症和后遗症尚不清楚。过去 10 年的趋势较为稳定。侵袭性赛多孢霉病难以预防。目前没有疫苗可用。缺乏疾病预防措施的数据。

诊断可及性：中等。循证治疗的可获得性、可负担性：低。侵袭性赛多孢霉病通常用伏立康唑与其他抗真菌药物联合治疗。大多情况下，需要手术来清除感染的组织。

抗真菌药物的耐药性高。没有药理学判读折点。对两性霉素 B、伊曲康唑、艾沙康唑和棘白菌素类药物的敏感性降低是常见的。伏立康唑通常是对赛多孢霉属最有效的抗真菌药物。

通过对侵袭性赛多孢霉病的临床结果进行分析，可更好地了解病死率、住院时间、并发症和后遗症。这类感染患者人数较多，开展研究将能够提供更严格的风险因素分析，以确定具体的预防策略。体外和体内协同药敏试验将有助于优化当前和新兴的治疗方案。需要在国家或全球范围进行监测研究，以了解赛多孢霉属的年度发病率和全球分布情况。

二、病原学介绍

就病原学分类而言，赛多孢霉属的命名经历了多次修订。传统上把赛多孢霉属的有性型归入假阿利什霉属（*Pseudallescheria*）。旧的双名法给这部分真菌的命名造成了混淆。尖端赛多孢霉（*Scedosporium apiospermum*）曾被看作是波氏假阿利什霉（*Pseudallescheria boydii*）的无性型。但现在认为波氏赛多孢霉（*S. boydii*）和尖端赛多孢霉是 2 个不同的种，前者为同宗配合，后者为异宗配合。分子研究也证实两者不同。根据"一种真菌一个名称"的单一命名规则，现统称为赛多孢霉属。根据四个基因位点：β-微管蛋白（β-TUB）、钙调蛋白和内部转录间隔区（ITS1/2），赛多孢霉属至少包含 10 个种：橘黄赛多孢（*S. aurantiacum*）、小孢赛多孢（*S. minutisporium*）、沙漠赛多孢（*S. desertorum*）、酿酒赛多孢（*S. cereisporum*）、*S. dehoogii*，以及尖端赛多孢复合群（*S. apiospermum* complex）的 5 个种：尖端赛多孢（*S. apiospermum*）、波氏赛多孢（*S. boydii*）、椭圆赛多孢（*S. ellipsoideum*）、阿哥思屯赛多孢（*S. angustum*）、镰刀赛多孢（*S. fusarium*）。需要注意的是，原多育赛多孢（*Scedosporium prolificans*）系统发育和形态上与其他的赛多孢菌种不同，因此被重新归类为多育节荚孢霉（*Lomentospora prolificans*）。

赛多孢霉发芽能力非常强，尖端赛多孢霉在与人体细胞接触时还会增强这种能力。有的赛多孢霉能够在宿主组织中形成分生孢子，从而导致播散性感染和疾病的快速进展。

赛多孢霉一些肽多糖具有免疫活性，参与发病机制和调节宿主免疫反应。其中最值得关注的肽多糖是甘露聚糖（PRM），它在分生孢子和菌丝细胞壁上均有表达，并且与上皮细胞和巨噬细胞的真菌黏附和内吞作用有关。PRM 可能会促进真菌的定植、毒力和传播，因为感染过程的恶化会降低炎症反应。此外，PRM 被抗体识别，这对诊断学的发展很有用。其他相关的肽多糖有鼠李甘露聚糖、α-葡聚糖和β-葡聚糖等。

宿主入侵相关酶包括蛋白水解酶和丝氨酸蛋白酶，一些能够水解 IgG、层粘连蛋白、纤连蛋白或黏蛋白等不同底物的金属蛋白酶，以及能够降解先天免疫系统的补体系统化合物。

黑色素可能具一定毒性，它可保护菌体免受紫外线辐射和其他类型的环境压力。

赛多孢霉可以降解烷烃，在修复道路的沥青中发现的真菌有 10% 是赛多孢霉。有实验室研究了烷烃和高温对土壤菌群的影响，结果表明，赛多孢霉的丰度（主要是尖端赛多孢和 S. dehoogii）与柴油燃料浓度和升高的温度相关，同一系统中曲霉和青霉菌分离株的数量减少。

三、流行病学与所致疾病

赛多孢霉可从包括受人类活动影响的油浸土壤、牛粪和污水等各种环境中分离得到。此外，被污染的水域是溺水事件后的赛多孢霉感染的重要病因。

赛多孢霉于 1889 年首次被报道为人类中耳炎的病原体。赛多孢霉临床分离株的分布显示出区域差异。尖端赛多孢和波氏赛多孢在世界范围内均有分布，而澳大利亚、欧洲主要为橘黄赛多孢。

患者的免疫状态和真菌侵入门户在赛多孢霉感染的临床过程中起着重要作用。免疫系统功能完备的患者可能无症状定植或局部感染；大血管外伤、中枢神经系统附近严重损伤或免疫功能障碍的患者中，则经常发生侵袭性感染。

1. 囊性纤维化（CF）　患者气道中的赛多孢霉定植通常在青春期开始，在多达 54% 的赛多孢霉培养阳性患者中转为慢性炎症，甚至在严重免疫抑制的情况下导致危及生命的侵袭性感染，例如肺移植或血液系统恶性肿瘤。令人不解的是，空气中很少发现赛多孢霉的分生孢子，因此导致气道定植的确切机制仍有待确定。此外，在肺囊性纤维化支气管扩张症患者的呼吸道分泌物中，赛多孢霉存在很少，并且往往与先前存在的空腔有关，从而导致真菌肿和肺部真菌球。

2. 免疫低下宿主感染　实体器官移植（SOT）和造血干细胞移植（HSCT）患者在侵袭性赛多孢霉感染高风险患者中占很大比例。其次是癌症和其他免疫缺陷的患者。对于 SOT 和 HSCT 患者，传播风险因移植类型和免疫抑制方案、中性粒细胞减少的程度和持续时间、环境暴露以及抗真菌预防类型而异。

美国两项系列研究表明，赛多孢霉感染占移植受体所有非曲霉真菌感染的 25%（SOT，29%；HSCT 71%），在第一份报告中，Husain 等人发现播散性疾病在 HSCT（69%）中比在 SOT 受者（53%）中更常见，并且与中性粒细胞减少症密切相关（67% vs. 9%，P<0.001）。此外，HSCT 受者更有可能接受过抗真菌预防治疗（64% vs. 17%），接受抗真菌预防治疗的患者与未接受抗真菌治疗的患者相比，往往较晚发生赛多孢霉感染（中位发病时间，4 个月 vs. 2.3 个月）。

由赛多孢霉引起的感染很少见于血液系统恶性肿瘤、晚期 HIV 感染和原发性免疫缺陷病患者。与 HSCT 受体一样，有血液恶性肿瘤的患者在诊断出赛多孢霉感染时更有可能出现中性粒细胞减少症，并且疾病已播散。另一方面，Tammer 等人回顾了 22 名 HIV 感染患者在临床标本中检测到赛多孢霉，54.5% 的患者被证实为侵袭性赛多孢霉病，其中播散性感染占 66.7%，病死率为 75%。侵袭性赛多孢霉感染在患者的 CD4$^+$ T 计数<100/μL 时，发生可能性更大。慢性肉芽

肿病（CGD）患者中的赛多孢霉感染主要涉及肺部或软组织,尖端赛多孢霉占其中的大部分。此外,在接受长期抗真菌治疗或预防的患者中突破性感染已有报道。

3. 非免疫抑制宿主感染　主要是外伤所致,可引起真菌性足菌肿,以及肺部定植,通常生长在原来已经存在的空腔中,最终导致变应性支气管肺真菌病。

赛多孢霉在 CF 患者肺部的定植已得到充分证实,发生率为 0～21%,是仅次于烟曲霉的第二常见霉菌病原体。不同地区菌种分布有所不同:波氏赛多孢在法国是最常见的菌种（62%）,其次是尖端赛多孢（24%）、橘黄赛多孢和小孢赛多孢（4%）。在德国,尖端赛多孢占 49%,其次是波氏赛多孢 29%,橘黄赛多孢和小孢赛多孢各占 5%;在澳大利亚,最常见的物种是橘黄赛多孢,其次尖端赛多孢。 S. dehoogii 很少在人类感染标本中分离出。

大量文献报道了尖端赛多孢导致的真菌性足菌肿,主要影响下肢。这些感染遍布全球,包括温带地区。来自欧洲、美国和巴西的病例报道主要由尖端赛多孢/波氏赛多孢引起,但大多采用传统方法鉴定,因此无法确定橘黄赛多孢或 S.dehoogii 是否参与感染。

一类特殊的感染是溺水后的脑部感染。病原体是尖端赛多孢复合群,但大多数菌种鉴定未经分子测序。也曾有报道,日本海啸的一名幸存者身上发现了橘黄赛多孢。

4. 感染部位和临床症状

（1）变应性支气管肺真菌病（ABPM）:目前尚不清楚定植在多大程度上导致肺功能的长期下降,但 ABPM 与患者明显的呼吸恶化有关。非曲霉菌引起的 ABPM 临床表现往往不同于经典的变应性支气管肺曲霉病（ABPA）,哮喘发生频率较低且免疫球蛋白 E（IgE）水平较高。

（2）局部感染:赛多孢霉的局部感染包括不同的器官和临床表现,包括皮肤感染、足菌肿、肌肉关节和骨骼感染、眼部感染等。

1）皮肤感染:皮肤表现可能是外伤后皮下赛多孢霉病的最初表现,也是血行播散的迹象。它们可以与其他真菌引起相似的症状,如曲霉或镰刀菌属表现的瘀斑、坏死性丘疹和出血性大疱,也可能表现为孤立性溃疡、浸润性红斑和结节,或化脓性结节和溃疡。尖端赛多孢会在免疫功能低下的宿主中引起软组织感染,包括因慢性阻塞性肺疾病而接受慢性类固醇治疗或因类风湿性关节炎而接受免疫抑制治疗的患者。

2）足菌肿:这是皮下组织的慢性进行性肉芽肿性感染。它可能会影响肌肉、骨骼、软骨和关节,最常累及下肢,通常是足部。与其他皮下真菌病一样,真菌通过穿透性创伤进入。病变无痛感,进展缓慢,边缘清晰,病灶局限。可出现多个结节,并自发排出脓性物质,混合有软的、<2 mm、白色至淡黄色、类似无花果种子的颗粒。相互连接的窦道通常在感染后一年出现,有些会闭合并完全愈合,有些会形成新的窦道。随着时间的推移,可能会累及韧带、关节软骨,甚至骨骼。足菌肿可导致严重的残疾和畸形,但很少出现全身症状。

3）肌肉、关节和骨骼感染:当解剖屏障因外伤或手术而破裂时,通常会发生伤口感染、关节炎和骨髓炎。骨髓炎在肺移植受者中被认为是免疫抑制的严重并发症。表现为急性化脓性关节炎和急性或亚急性骨髓炎。

4）眼部感染:赛多孢霉可在免疫功能正常的宿主中引起角膜炎,并且通常在角膜外伤后发生。临床表现类似于其他类型的角膜炎（局部疼痛、畏光、视力下降、流泪）,角膜检查显示灰色至白色病变,边缘不规则,边缘升高,环状浸润,前房积脓和角膜色素沉着。在免疫功能低下的患者中,眼内炎通常是疾病传播的一部分,继发于肠外营养或化疗。眼内炎会伴有眼痛、畏光和视力模糊,这些症状并非赛多孢霉感染所特有。眼底镜检查显示乳白色、边界清楚的脉络膜和视网膜病变、玻璃体浸润和前房积脓。

5)中枢神经系统(CNS)感染:这是播散性感染的严重表现。在文献中,经常提到赛多孢霉的嗜神经性。在免疫功能低下的患者中,如果没有明确的原发病灶,CNS 感染可能为全身性疾病的表现,而在免疫功能正常的宿主中,它主要是由溺水事件引起的,从受污染的水中吸入分生孢子进入肺,并进一步通过血行传播进入 CNS。在创伤、医源性手术、受感染的鼻窦连续传播后,偶尔会有 CNS 感染。临床表现为单个或多个脑脓肿、脑膜炎和脑室炎。

6)心内膜炎和其他血管内感染:播散性赛多孢霉感染中不常见,但与高病死率相关。真菌性动脉瘤,特别是涉及主动脉和椎基底动脉循环系统的动脉瘤,在免疫功能低下和免疫功能正常的宿主中都有描述。心内膜炎在严重免疫功能低下的患者和持续暴露在危险因素下的患者中发生,例如瓣膜置换术或血管内或腔内装置置入。尖端赛多孢导致的复杂性心内膜炎经常与心律转复除颤器或起搏器插入有关。患者往往容易出现右侧心内膜炎和大动脉血栓栓塞。

(3)全身感染:这是播散性感染最具灾难性的表现,由赛多孢霉侵入血管并在组织中增殖导致。在有急性白血病或同种异体造血干细胞移植的患者中,在发育不全或严重的中性粒细胞减少症的情况下,赛多孢霉会导致致命的全身感染。临床特征包括发热、呼吸困难、肺部浸润、脑膜脑炎的体征和症状、皮肤损伤和多器官受累引起的其他表现。

四、检测方法和诊断路径

(一)检测方法

1. 直接显微镜检查或组织学分析　赛多孢霉与曲霉或镰刀霉在感染的组织中均表现为透明菌丝、菌丝分隔和分枝,所以不易区分。菌丝有时不规则,分支桥接两个平行的菌丝,形成 H 形,但并非特征性;在六胺银染色(GMS)染色的切片中,可以看到大小为 5 μm×7 μm 的柠檬形分生孢子,位于菌丝的末端或侧面。

2. 培养　常规的培养可能会受到来自其他快速生长的霉菌(最常见的是曲霉属)的竞争性生长的阻碍,从而导致"漏检"。选择性培养基如 Sce - Sel+ 培养基,含有二氯嘧啶和苯菌灵,极大地促进了从多微生物临床样本中检出赛多孢霉。

(1)培养特性:菌落灰色、生长迅速、气生菌丝旺盛,棉花状,初为白色,逐渐变鼠灰色,橘黄赛多孢为灰黄、灰褐色,可产生扩散性黄色色素。常见赛多孢的生长要点见下页表 2 - 12 - 1。

(2)镜下形态:分生孢子梗筒形、长短不等、末端带有环痕梗;分生孢子为单细胞,倒卵形,近乎透明,随生长变成棕色。分生孢子也可从未分化的菌丝或短的囊柄上侧生。有时可见分生孢子梗成束状(cynnema,称作孢梗束)。尖端赛多孢和波氏赛多孢菌落特征及镜下形态非常相似,通常无法区分。尖端赛多孢有性期通过异宗配合形成较大的闭囊壳,波氏赛多孢为同宗配合,闭囊壳较小。闭囊壳球形,浅棕色至黑色;子囊球形或近球形,内含 8 个细胞;子囊孢子柠檬形,光滑、浅黄至金棕色。

表 2‑12‑1　赛多孢霉属主要菌种菌落形态特征

菌　名	PDA,25℃培养,菌落形态				生长温度	
	颜色	质地	反面	产扩散性黄色色素	40℃	45℃
波氏赛多孢	灰白至深灰或烟褐色	绒毛状或棉花状	深灰棕色至黑色	V	+	−
尖端赛多孢	灰白色至深灰色或烟褐色	绒毛状或棉花状	深灰棕色至黑色	V	+	−
橘黄赛多孢	灰黄、灰褐色,边缘白色	致密棉花或羊毛状	棕橙色至无色	+	+	+
S. minutispora	灰橙色,边缘灰褐或白色	致密棉花或羊毛状	无色	−	+	−
S. dehoogii	白色至浅灰色	棉花状	无色	−	−	−

　　基于培养结果的鉴定,有表型鉴定、基质辅助激光解吸/电离飞行时间质谱(MALDI‑TOF MS)和分子生物学的方法。表型鉴定方法包括在 40℃ 和 45℃ 下的生长、碳水化合物的利用模式和酶活性。表型鉴定不能区分复合群内的种,因此通常被 MALDI‑TOF MS 和分子生物学方法取代。MALDI‑TOF MS 已用于实验室一线鉴定,它更经济,快速,其鉴定准确性可与 DNA 测序相媲美。参考峰图的质量和样品制备方法的一致对于可靠鉴定具有决定性作用。目前市售的 MALDI‑TOF MS 不足以用于所有赛多孢霉鉴定。基于核苷酸序列的分析是目前真菌鉴定的金标准。18S rDNA ITS 测序可准确鉴别赛多孢霉的主要菌种,但有时需要 β‑TUB、钙调蛋白来区分密切相关的种。另外反向线状印迹杂交、MLST、简单等温扩增形式的滚环扩增(RCA)也可以进行物种鉴定,然而,MLST 很难转化为诊断实验室的常规使用方法。尽管显微镜检查和培养敏感性不高且缓慢(2~10 d),但它们在临床标本中的应用仍然是诊断的基石。此外,培养可以获得用于药物敏感性试验的分离株。

　　通过基于分子生物学的技术从临床样本中直接检测和鉴定是一种有价值的替代方法。这些方法包括广泛的 PCR、DNA 测序和各种形式的物种特异性多重 PCR,包括实时荧光定量 PCR 和寡核苷酸阵列。每种方法都有其相对优势,技术的采用取决于实验室资源。目前已开发出种特异性多重 PCR 测定法,用于检测呼吸道分泌物中临床上最重要的赛多孢霉菌种的鉴定。

　　目前,血清学方法在常规诊断中作用不大。通过血清学方法进行的诊断包括对泛真菌生物标志物以及赛多孢霉属/多育节荚孢霉特异性标志物的研究。然而,对其诊断效用的大规模研究仍然很少。尚缺乏商业化的赛多孢霉属/多育节荚孢霉特异性血清学试剂。Thornton 等人开发出许多能够进行物种鉴定的赛多孢霉属/多育节荚孢霉特异性单克隆抗体(Mab),但目前这些标志物仅限于实验室研究阶段。

　　(二)诊断路径

　　根据 2019 年更新的 EORTC/MSGERC 侵袭性真菌病定义,建议仅当在组织病理学标本或无菌体液中看到真菌成分时,才通过 PCR 扩增真菌 DNA,并结合 DNA 测序进行鉴定。侵袭性赛多孢霉病和多育节荚孢霉感染诊断路径如下页图 2‑12‑1。

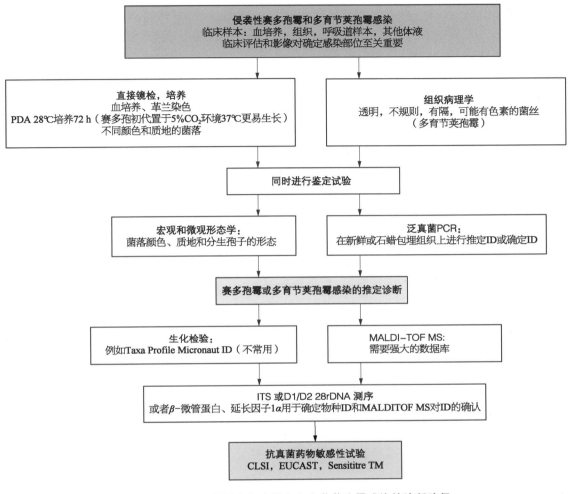

图 2-12-1　侵袭性赛多孢霉和多育节荚孢霉感染的诊断路径

五、药敏试验和耐药机制

赛多孢霉对氟胞嘧啶和两性霉素 B 以及第一代三唑类药物氟康唑和伊曲康唑具有耐药性，对棘白菌素（尤其是卡泊芬净和阿尼芬净）的敏感性降低，并且对最新的三唑类药物艾沙康唑表现出耐药性。其中橘黄赛多孢对抗真菌药物的敏感性最低。但也有来自中国陈敏的报道认为尖端赛多孢和波氏赛多孢对泊沙康唑（4 μg/mL 和 2 μg/mL）和米卡芬净（2 和 1 μg/mL）的 MIC_{90} 相对较高，但它们低于之前发表的数据。另外橘黄赛多孢，对米卡芬净和伏立康唑均表现出显著的活性，这与以往的数据略有不同。伏立康唑是唯一对所有分离株都有显著活性的药物。

以下两种新药将来可能应用于赛多孢霉/节荚孢霉感染：Fosmanogepix（原 APX001 和 E1211）和奥洛罗芬（Olorofim，原 F901318）。

Fosmanogepix 是首个抑制真菌 Gwt1 蛋白的抗真菌药物，它是一种前体药物，代谢为其活性形式 mangepix，该药以真菌特异性酶 Gwt1 为靶点（Gwt1 蛋白是一种催化肌醇酰化的保守酶，是 GPI-anchor 生物合成途径的早期步骤），通过影响 GPI 锚定甘露蛋白的成熟和定位，而这些甘露蛋白是细胞壁完整、黏附、致病性和逃避宿主免疫系统所必需的,从而达到抑制真菌的目的。Fosmanogepix 可广谱覆盖多种酵母菌、霉菌和地方性真菌,其对念珠菌、新型隐球菌、曲霉、丝孢菌属和镰刀菌的 MIC 值均较低,分别为 0.06 μg/mL、0.5 μg/mL、0.03 μg/mL、0.015～0.06 μg/mL、0.12 μg/mL。

奥洛罗芬(Olorofim,原 F901318)是首个进入临床开发阶段的新型 orotomide 类抗真菌药物。该类抗真菌药抑制嘧啶类生物合成中的关键酶,即二氢乳清酸脱氢酶(DHODH),可用于治疗侵袭性霉菌感染。奥洛罗芬对多种丝状真菌和双相真菌具有活性,但对酵母菌和毛霉无效。它对嘧啶生物合成的作用机制不受对目前抗真菌药物(包括吡咯类和两性霉素 B)产生耐药性的影响。

奥洛罗芬目前正在进行一项 Ⅱb 期临床研究,用于治疗有限选择的侵袭性霉菌感染患者。这包括对临床上可用的抗真菌药耐药或不耐受的曲霉病,以及在缺乏合适的替代治疗方案的患者中,如赛多孢霉属、多育节荚孢霉、寻霉属和其他耐药真菌引起的感染。奥洛罗芬通过抑制嘧啶合成影响真菌细胞壁并导致细胞裂解。奥洛罗芬可以抑制分生孢子萌发,使胚芽管和营养菌丝伸长减慢,并且随着接触时间的延长,出现菌丝裂解。

经测序,赛多孢霉发现了 FKS1 基因“热点”区域的突变,该区域编码 β-1,3-葡聚糖合酶(棘白菌素的靶标)的催化亚基,这可能解释了赛多孢霉和多育节荚孢霉对棘白菌素的低敏感率。赛多孢霉和多育节荚孢霉对唑类药物的体外低敏感性(或初级耐药性)可能是由于类似于对烟曲霉被广泛研究的耐药机制,如 CYP51A 同源物编码序列的点突变导致唑类药物对其靶点的亲和力降低,或某些外排泵的结构性过表达。

(陈杏春)

参 考 文 献

[1] Crous PW, Wingfield MJ, Burgess TI, et al. Fungal planet description sheets: 469 - 557[J]. Persoonia, 2016, 37(12): 218 - 403.

[2] Hawksworth DL, Crous PW, Redhead SA, et al. The Amsterdam declaration on fungal nomenclature[J]. IMA Fungus, 2011, 2(1): 105 - 112.

[3] Husain S, Muñoz P, Forrest G, et al. Infections due to Scedosporium apiospermum and Scedosporium prolificans in transplant recipients: clinical characteristics and impact of antifungal agent therapy on outcome[J]. Clin Infect Dis, 2005, 40(1): 89 - 99.

[4] Lackner M, de Hoog GS, Yang L, et al. Proposed nomenclature for Pseudallescheria, Scedosporium and related genera[J]. Fungal Divers, 2014, 67(1): 1 - 10.

[5] Chen SC, Halliday CL, Hoenigl M, et al. Scedosporium and Lomentospora infections: contemporary microbiological tools for the diagnosis of invasive disease[J]. J Fungi (Basel), 2021, 7(1): 23.

[6] Seidel D, Hassler A, Salmanton-García J, et al. Invasive Scedosporium spp. and Lomentospora prolificans infections in pediatric patients: Analysis of 55 cases from FungiScope and the literature [J]. Int J Infect Dis, 2020, 92 (8): 114 - 122.

[7] Ramirez-Garcia A, Pellon A, Rementeria A, et al. Scedosporium and Lomentospora: an updated overview of underrated opportunists[J]. Med Mycol, 2018, 56(suppl_1): 102 - 125.

[8] Hoenigl M, Salmanton-García J, Walsh TJ, et al. Global guideline for the diagnosis and management of rare mould infections: an initiative of the European Confederation of Medical Mycology in cooperation with the International Society for Human and Animal Mycology and the American Society for Microbiology[J]. Lancet Infect Dis, 2021,

21(8): e246 - e257

[9] Thornton CR, Ryder LS, Cocq KL, et al. Identifying the emerging human pathogen Scedosporium prolificans by using a species — specific monoclonal antibody that binds to the melanin biosynthetic enzyme tetrahydroxynaphthalene reductase[J]. Environmental Microbiology, 2015, 17(4), 1023 - 1039.

[10] Luplertlop N. Pseudallescheria/Scedosporium complex species: from saprobic to pathogenic fungus[J]. J Mycol Med, 2018, 28(2): 249 - 256.

[11] Chen M, Zhu X, Cong Y, et al. Genotypic diversity and antifungal susceptibility of Scedosporium species from clinical settings in China[J]. Mycoses, 2022, 65(12): 1159 - 1169.

[12] Wiederhold NP. Review of the Novel Investigational Antifungal Olorofim[J]. J Fungi (Basel), 2020, 6(3): 122.

[13] Shaw KJ, Ibrahim AS. Fosmanogepix: A review of the first-in-class broad spectrum agent for the treatment of invasive fungal infections[J]. J Fungi, 2020, 6(4): 239.

第十三节　多育节荚孢霉

> **关键点**
> ● 多育节荚孢霉是一种全球分布的病原体,可引起免疫功能低下患者侵袭性感染。
> ● 多育节荚孢霉病是一种危及生命的疾病,成人病死率从 50% 到 71% 不等,免疫功能低下的儿童病死率为 50%。
> ● 治疗受到高耐药率的威胁。

一、概述

多育节荚孢霉(*Lomentospora prolificans*)是全球分布的机会致病性真菌。它可以造成呼吸系统、血液、中枢神经系统、其他器官感染,全身感染时通常致命。侵袭性多育节荚孢霉病可造成严重的院内感染,也能引起危重症患者和免疫功能受损患者年特别是肿瘤患者的感染。侵袭性多育节荚孢霉病成人病死率为 50%~71%,免疫功能低下儿童病死率为 50%。由于缺乏研究,住院时间和引起的并发症、后遗症等数据未知。也无法评估过去 10 年的全球年发病率和发病趋势。

侵袭性多育节荚孢霉病的预防方法尚不清楚,无疫苗。此外,还缺乏不同预防措施之间效果的研究。

诊断可及性:中。循证治疗的可获得性、可负担性:低。侵袭性感染通常用伏立康唑和特比萘芬治疗。

抗真菌耐药性高。折点未定义,目前获得许可的抗真菌药物对该菌没有体外活性。

目前需要进行更大规模的研究,以更好地了解评估的结果。需要了解住院时间和致残率等情况,以了解患病后对患者长期的影响。基于 MIC(最低抑菌浓度)或者 MEC(最小有效浓度),显示目前的抗真菌药物敏感性较低,可以探索潜在的协同治疗方案。我们需要制订新的抗真菌治疗方案。需要更严谨的风险因素分析来定义高风险因素和潜在的预防策略。全球监测研究可以更好地了解研究人群中病原体的存在模式。

二、病原学介绍

多育节荚孢霉隶属子囊菌门、粪壳菌纲、小囊菌目、小囊菌科。多育节荚孢霉于 1974 年被发现并命名,后被归类到赛多孢属。2014 年,基于分子生物学和镜下特征,重新归于节荚孢霉属,属名"*Lomentospora*"指的是含孢子细胞顶端的形状,类似于豆荚的每个种子处收缩的轴。"prolificans"指能生成很多分生孢子。

多育节荚孢霉通过分生孢子被吸入肺部或创伤性接种进入人体。根据宿主的免疫状态,感染可能局限于局部、扩展到周围组织(深部扩展),或通过血行播散到远处器官。支气管、肺解剖结构受损的患者,如囊性纤维化、支气管扩张和肺移植,很容易出现慢性气道定植。

多育节荚孢霉感染人体关键步骤是分生孢子转化为菌丝,这一过程称为发芽。在健康个体中,分生孢子可被纤毛柱状上皮的自主摆动或肺泡巨噬细胞清除。如果这些主要防御机制失效并且分生孢子发芽并形成菌丝,它们可以穿透巨噬细胞并侵入细胞/组织,以及基底膜/细胞外基质。一项研究表明,人肺上皮细胞与多育节荚孢霉的体外相互作用导致上皮细胞单层的完全破坏和生物膜的形成。此外,菌丝可浸润血管,造成广泛的组织梗死,导致广泛播散。

多育节荚孢霉毒力因子主要为肽鼠李甘露聚糖、葡萄糖神经酰胺和黑色素。肽鼠李甘露聚糖和葡萄糖神经酰胺对真菌生长、毒力和菌丝伸长至关重要,是真菌识别和吞噬作用的关键决定因素,并诱导巨噬细胞杀伤和促炎细胞因子的产生。黑色素通过掩盖病原体相关分子模式(PAMP)、阻断吞噬溶酶体形成和酸化以及干扰宿主细胞凋亡途径来帮助逃避免疫反应,还可以保护真菌免受 H_2O_2 和紫外线辐射的氧化杀伤。

已经证实中枢神经系统(CNS)中的吞噬细胞对多育节荚孢霉的反应很差,菌丝可以萌发和生长。与其他吞噬细胞相比,小胶质细胞的吞噬作用低,因为促炎细胞因子如肿瘤坏死因子(TNF)和白细胞介素 6(IL-6)的释放及活性氧(ROS)的产生减少。另外,即使在极度酸性的环境中,如在小胶质细胞吞噬溶酶体中发现的那样,多育节荚孢霉细胞能在低 pH 压力下存活,并在碱性或酸性条件下保持高水平活力。因此,小胶质细胞对多育节荚孢霉的较弱反应及多育节荚孢霉在 CNS 中生存的能力,可以部分解释这种真菌侵入 CNS 的倾向性,这种现象称为嗜神经性。

尽管在人类活动环境中广泛存在,多育节荚孢霉很少引起免疫功能正常的个体感染,这可能是由于他们已形成保护性免疫反应。通过分析健康人血清对分生孢子和菌丝的免疫组分,鉴定了免疫显性抗原并确定了它们在免疫活性人群中的流行程度。结果发现血清阳性率最高的抗原是分生孢子中的 WD40 重复序列 2 蛋白、苹果酸脱氢酶和 DHN1,以及菌丝中的热休克蛋白(Hsp)70、Hsp90、ATP 合酶 β 亚基和甘油醛-3-磷酸脱氢酶。

三、流行病学与所致疾病

多育节荚孢霉的感染,可为浅表、局部或播散性,具体取决于受感染个体的免疫状态。Wilson 等于 1990 年报告了第一例多育节荚孢霉感染。1991 年,Marin 等首次报道了播散性感染。

真菌感染的发病率在过去几年显著增加,每年影响数百万人,具有广泛的临床表现和高病死率。但多育节荚孢霉感染仍然不常见。多育节荚孢霉可以感染免疫功能正常和免疫功能低下的患者,因此既可以作为原发性病原体,也可以作为机会性病原体。一项调查发现,162 名患者中只有 34 名(21%)无基础疾病;162 人中有 72 人(44%)有播散性感染,总病死率为 46.9%,但播散性感染患者的病死率高达 87.5%。

迄今为止,多育节荚孢霉的流行病学仍不清楚。它可从广泛的环境中分离获得,如土壤、污水。在气候干燥地区尤为突出,如澳大利亚、美国南部和西班牙等欧洲地区。尽管有流行病暴发报道,如装修翻新导致免疫力低下患者暴发感染,但多育节荚孢霉在环境中的栖息地仍是未知的。与赛多孢霉不同,多育节荚孢霉尚未在溺水患者中检出过。

播散性感染是迄今为止最常见的多育节荚孢霉感染模式,具有很高的病死率。实体器官移植和造血干细胞移植(HSCT)发生该菌侵袭性感染风险最高;其次为恶性肿瘤、中性粒细胞减少和免疫抑制治疗。急性白血病患者,病死率高达 77%。而在 HIV 阳性患者和原发性免疫缺陷患者中很少报道。临床表现取决于免疫抑制的程度和疾病进展的速度。临床通常表现为发热、中枢神经系统和肺部受累,以及皮肤损伤,特别是大量红斑性非瘙痒性皮肤结节,伴有或不伴有坏死中心。

免疫功能正常的宿主也可能感染多育节荚孢霉,因为已发现该真菌可以定植于囊性纤维化患者的肺部,且通常发生在青春期。此外,该病原体已被确定为空洞性肺病患者的耳道和呼吸道的常见定植菌,不会引起任何症状。

多育节荚孢霉引起的呼吸道感染与播散性感染具有相同的危险因素,但难以区分定植和感染。已经在肺移植受者和囊性纤维化患者中发现了定植。气道结构变化、长期免疫抑制和既往接触抗真菌药物导致该组患者中多育节荚孢霉发病率较高。值得注意的是,多育节荚孢霉的定植在几个中心被确立肺移植的禁忌证,而在最近的一项研究中,定植与较差的存活率无关。呼吸道感染的症状包括咳嗽、呼吸困难、发烧和胸膜炎性胸痛。

多育节荚孢霉导致的感染性心内膜炎虽然罕见,但病死率很高。它主要见于免疫功能低下或具有心内膜炎危险因素的患者,主要是二尖瓣和主动脉瓣受到影响,也有报道与植入起搏器有关。发热和栓塞现象很常见。尽管在大多数情况下血培养呈阳性,但结果通常不容易获得,导致治疗的滞后。一些患者进行更换瓣膜或者移除受感染的起搏器后,患者的预后也不理想。

中枢神经系统多育节荚孢霉感染主要表现为脑膜炎、脑膜脑炎和脑脓肿形成,通常是播散性疾病的后遗症。在对 162 例病例的回顾中,40.3% 的播散性感染患者有 CNS 受累,2 名患者仅有脑膜脑炎。鞘内注射药物后脑膜脑炎 2 例,怀疑在治疗性腰椎穿刺过程中可能会引入真菌,因此需强调无菌操作的重要性,尤其是在免疫功能低下的患者中。症状包括头痛、恶心、脑膜刺激征、癫痫发作和局灶性神经功能缺损。

多育节荚孢霉也可导致皮肤、软组织、肌肉、骨骼和关节感染。在最近的系统评价中,多育节荚孢霉被发现是与非曲霉属骨关节真菌病有关的第二种最常见的真菌。值得注意的是,这些受累部位在免疫功能正常的宿主中更为常见,并且通常因为创伤、手术或注射类固醇破坏了解剖屏障而被感染。患者常表现为受累关节疼痛、红斑、活动度降低、压痛和水肿,很少出现全身症状。也伴有或不伴有硬膜外脓肿形成的椎体骨髓炎的罕见报告,并且通常以慢性和逐渐进展的症状为特征。值得一提的是,除了积极细致的手术清创和联合抗真菌外,含抗真菌剂的骨水泥在由这种真菌引起的骨感染中也显示出良好的效果。

眼内炎、角膜硬化症和葡萄膜炎组成的眼部表现是多育节荚孢霉引起的疾病谱的一部分。眼内炎既可以是外源性的,如手术操作、创伤性植入或浅表感染,也可以是内源性的,如血行播散。内源性眼内炎可在多种情况下发生,例如静脉吸毒和播散性疾病。穿透性角膜损伤会导致外源性眼内炎,常见的症状是视力下降、视力障碍、畏光和眼痛。角膜硬化症与翼状胬肉手术及辅助性 β 放疗有关,而角膜葡萄膜炎则见于佩戴隐形眼镜的患者。异物感、结膜充血、流泪和分泌物是临床表现的一部分。

多育节荚孢霉感染还可导致真菌性动脉瘤、外耳道炎、鼻窦炎、腹膜炎、甲真菌病和食管炎等。

四、检测方法和诊断路径

(一)检测方法

1. 直接检查　受感染组织的组织病理学检查提供了侵袭性真菌感染的有力证据。值得注意的是,多育节荚孢霉的菌丝呈隔膜状,通常存在于炎症、肉芽肿或坏死区域。受感染组织中的菌丝不规则分枝,有时会有菌丝桥接两根平行的菌丝,呈 H 形。此外,多育节荚孢霉偶尔会出现暗色菌丝。

2. 培养鉴定　受感染的组织、体液中孢子形成,可穿透血管壁和形成血源性孢子,导致血培养阳性。血管血栓形成也很常见。这些特征强烈提示多育节荚孢霉感染,但不是特征性的,仍需要培养以明确病原体。形态学:菌落生长迅速,扁平、蔓延,呈橄榄灰色至黑色,表面纹理似绒面革至绒毛状。镜下分生孢子梗侧生或顶生,有隔,基部膨胀,呈烧瓶形,顶部可见产孢后遗留的环痕,部分菌株可产生圆形厚壁孢子。分生孢子簇状分布在分生孢子梗上,单细胞,透明至浅棕色,卵形至梨形,$(2 \sim 5)$ μm × $(3 \sim 13)$ μm,壁厚光滑。45℃可生长。在含有放线菌酮的培养基上不能生长。

直接显微镜检查和培养在早期诊断中无效,但它们仍然是证实真菌感染的基础。结果应该在综合疾病和适当的流行病学背景下进行解释。因为多育节荚孢霉对多种抗真菌药物有抵抗,所以培养对于体外药物敏感性试验很重要。呼吸道标本培养阳性有可能是定植。血培养有助于检测播散性感染。值得注意的是,在最近的一项回顾调查中,72 名有多育节荚孢霉播散性感染的患者中有 52 名(72%)的血培养呈阳性。然而,由于生长缓慢,大多数血培养在患者死亡前不久变为阳性,从而限制了它们的诊断效用。

聚合酶链反应(PCR)技术,扩增真菌 DNA,并结合 DNA 测序,可以直接将真菌鉴定到种水平,标本从新鲜或福尔马林固定石蜡包埋(FFPE)组织到临床标本(血液、支气管肺泡灌洗液、脑脊液和痰)。几个目的基因已被用于鉴定这种真菌,最有用的是内转录间隔区(ITS)序列。

基质辅助激光解吸电离飞行时间质谱(MALDI - TOF MS)越来越多地用于多育节荚孢霉的快

速准确鉴定，由于数据库可用性有限，只有少数实验室在使用该技术。

用于检测多育节荚孢霉侵袭性感染的血清学试验目前正在研究中。一项荟萃分析表明 BDG 测试对侵袭性真菌感染具有良好的特异性和敏感性。然而，它在多育节荚孢霉中的诊断准确性尚未确定，结果应始终与上述其他诊断方法结合解释。桑顿等人已经开发出一种特异性单克隆抗体来区分组织病理标本中的多育节荚孢霉和其他丝状真菌。它以四羟基萘还原酶为靶标，该酶在多育节荚孢霉黑色素的生物合成中发挥作用。另外还有一些抗原抗体，如 Hsp70、烯醇化酶和 Hsp90 等，目前仍需要进一步研究来明确它们在血清学诊断中的作用。

（二）诊断路径

根据 2019 年更新的 EORTC/MSGERC 侵袭性真菌病定义，建议仅当在组织病理学标本或无菌体液中看到真菌成分时，才可通过 PCR 扩增真菌 DNA 结合 DNA 测序进行鉴定。侵袭性赛多孢霉病和多育节荚孢霉感染诊断路径如前文图 2‑12‑1（见本书第 105 页）。

五、药敏试验和耐药机制

有研究测试了 8 种药物对临床分离的 42 株多育节荚孢霉的体外敏感性。所有分离株对伏立康唑（MIC_{90}＞16 μg/mL）、伊曲康唑（MIC_{90}＞16 μg/mL）、泊沙康唑（MIC_{90}＞16 μg/mL）、艾沙康唑（MIC_{90}＞16 μg/mL）、两性霉素 B（MIC_{90}＞16 μg/mL）、特比萘芬（MIC_{90}＞64 μg/mL）和米卡芬净（MEC_{90}＞8 μg/mL）都有很高的 MIC_{90} 或 MEC_{90}，除了米替福新显示 MIC_{90} 为 4 μg/mL。但发现伏立康唑和特比萘芬的组合对多育节荚孢霉具最强协同作用。但也有些菌株对这种联合用药有抵抗，可能有帮助的药物有泊沙康唑、米替福新和阿巴康唑。

奥洛罗芬（Olorofim，原 F901318）是首个进入临床开发阶段的新型 orotomide 类抗真菌药物。该类抗真菌药抑制嘧啶类生物合成中的关键酶，即二氢乳清酸脱氢酶（DHODH），可用于治疗侵袭性霉菌感染。奥洛罗芬对多种丝状真菌和双相真菌具有活性，但对酵母菌和毛霉无效。它对嘧啶生物合成的作用机制不受对目前抗真菌药物（包括吡咯类和两性霉素 B）产生耐药性的影响。

奥洛罗芬目前正在进行一项 Ⅱ b 期临床研究，用于治疗有限选择的侵袭性霉菌感染患者。这包括对临床上可用的抗真菌药耐药或不耐受的曲霉病，以及在无合适的替代治疗选择的患者中，如赛多孢霉属、多育节荚孢霉、帚霉属和其他耐药真菌引起的感染。奥洛罗芬通过抑制嘧啶合成影响真菌细胞壁并导致细胞裂解。奥洛罗芬可以抑制分生孢子萌发，使胚芽管和营养菌丝伸长减慢，并且随着接触时间的延长，出现菌丝裂解。

经过对 Cyp51 和 FKS1 基因测序，在 Cyp51 蛋白中发现了三个与唑类抗性相关的内在氨基酸残基突变（G138S、M220I 和 T289A）。同样，在 FKS1 热点区域发现了据报道赋予棘白菌素抗性的两个内在氨基酸残基的突变（F639Y、W695F）。此外，在 FKS1 热点区域外发现了三个新的氨基酸改变（D440A、S634R 和 H1245R），它们对棘白菌素抗性的贡献需要进一步研究。Verweij PE 等人还发现伏立康唑暴露后多育节荚孢霉形状发生了剧烈变化，菌丝比原来更短更宽。同时证明了细胞壁的结构和碳水化合物组成在药物存在的情况下发生了变化。也就是说，多育节荚孢霉在伏立康唑暴露后构建了一个更复杂的细胞器,含有更多的葡聚糖和甘露聚糖。另外,还发现了几种差异表达的蛋白质,包括 Srp1 和热休克蛋白 70(Hsp70),它们在伏立康唑诱导的应激条件下过度表达。这些机制可能与多育节荚孢霉对抗真菌药物的耐药性或耐受性直接相关。

(陈杏春)

参 考 文 献

[1] Lackner, Michaela, de Hoog, et al. Proposed nomenclature for Pseudallescheria, Scedosporium and related genera [J]. Fungal Diversity, 2014, 67(1): 1 - 10.

[2] Konsoula A, Tsioutis C, Markaki I, et al. Lomentospora prolificans: An Emerging Opportunistic Fungal Pathogen[J]. Microorganisms, 2022, 10(7): 1317.

[3] Kauffman CA. Fungal infections[J]. Proc Am Thorac Soc, 2006, 3(1): 35 - 40.

[4] Pellon A, Ramirez-Garcia A, Guruceaga X, et al. Microglial immune response is impaired against the neurotropic fungus Lomentospora prolificans[J]. Cell, Microbiol, 2018, 20(8): e12847.

[5] Rollin-Pinheiro R, da Silva Xisto MID, Rochetti VP, et al. Scedosporium cell wall: from carbohydrate-containing structures to host-pathogen interactions[J]. Mycopathologia, 2020, 185(6): 931 - 946.

[6] Ramirez-Garcia A, Pellon A, Rementeria A, et al. Scedosporium and Lomentospora: An updated overview of underrated opportunists[J]. Med. Mycol, 2018, 56(Suppl 1): 102 - 125.

[7] Donnelly JP, Chen SC, Kauffman CA, et al. Revision and Update of the Consensus Definitions of Invasive Fungal Disease From the European Organization for Research and Treatment of Cancer and the Mycoses Study Group Education and Research Consortium[J]. Clin Infect Dis, 2020, 71(6): 1367 - 1376.

[8] Wu Y, Grossman N, Totten M, et al. Antifungal susceptibility profiles and drug resistance mechanisms of clinical lomentospora prolificans isolates[J]. Antimicrob Agents Chemother, 2020, 64(11): e00318 - 20.

[9] Wu Y, Grossman N, Totten M, et al. Antifungal Susceptibility Profiles and Drug Resistance Mechanisms of Clinical Lomentospora prolificans Isolates[J]. Antimicrob Agents Chemother, 2020, 64(11): e00318 - 20.

[10] Wiederhold NP. Review of the Novel Investigational Antifungal Olorofim[J]. J Fungi (Basel), 2020, 6(3): 122.

[11] Pellon A, Ramirez-Garcia A, Buldain I, et al. Molecular and cellular responses of the pathogenic fungus Lomentospora prolificans to the antifungal drug voriconazole[J]. PLoS One, 2017, 12(3): e0174885.

第十四节　球孢子菌属

关键点

● 球孢子菌属是世界上毒力最强的真菌病原体之一。环境中定植的真菌孢子经呼吸道侵入人体可引起球孢子菌病。

● 侵袭性的球孢子菌病是一种严重危害人类健康的疾病,尤其对某些免疫低下人群,但同时也能感染健康人群。

● 虽然已经建立了治疗指南,但还是受到抗微生物耐药性(AMR)高致死率的威胁。

一、概述

球孢子菌属(*Coccidioides* spp.)是一种分布于美洲大陆的双相真菌,它在环境中(土壤等)以菌丝形式生存。干燥环境中可以发育为孢子,经呼吸道感染人类。球孢子菌病最开始是感染肺部,但也可以播散到中枢神经系统、血液、骨骼和其他器官。目前还没有人际传播的相关病例报道。

尽管球孢子菌可以感染健康人群,但免疫抑制人群比如肿瘤、造血干细胞移植或者实体器官移植患者更容易感染。易感因素包括非洲后裔和非裔美国人、年龄(40～60 岁)、咖啡相关职业、环境中粉尘和土壤的暴露。

侵袭性球孢子菌病是一种非常严重的疾病,致死率为 2%～13%,易感人群病死率更高。球孢子菌病患者住院周期的中位数为 3～7 d,而球孢子菌性脑膜炎患者的平均住院天数是 22.7 d。因为缺少相关的研究,全球每年感染病例数无法估计。但从近 10 年的趋势看,球孢子菌感染的病例不断增长。

侵袭性球孢子菌病的可预防性很低,目前没有有效的疫苗可用。尽管许多危险因素是不可改变的,但还是建议在流行地区,尤其在移植患者中增加对球孢子菌病的筛查,同时优化抗真菌的预防措施。传统诊断手段的可及性是有限的,在大多数流行地区,在循证基础上能接受到有效可负担的治疗情况也各不相同。

原发性的肺球孢子菌病不需要经过任何抗真菌治疗也可以自愈,但建议对高危人群进行治疗,播散性球孢子菌病可以使用氟康唑、伊曲康唑或者两性霉素 B 治疗。

抗真菌药物的耐药性情况值得关注。尽管已有报道氟康唑的 MICs 较高,而其他唑类的 MICs 值更低,但相关数据还是比较有限。有研究证实对棘白菌素类药物,卡泊芬净 MICs 可变,阿尼芬净和米卡芬净 MICs 相对较低。由于实验室工作人员的职业暴露充满危险,球孢子菌的真菌药敏试验充满了挑战。

为了克服对球孢子菌认知的差异,需要进行大规模的队列研究,以充分评估临床结果,如病死率、住院时间和并发症,尤其是儿童。足够多的前瞻性研究将有助于更好地评估临床结果。为了优化治疗方案,需要研究抗真菌药敏感性与临床结果的相关性,以及对不同抗真菌药进行对比试验。

二、病原学介绍

球孢子菌属隶属于子囊菌门、盘菌亚门、散囊菌纲、爪甲团囊菌目、爪甲团囊菌科,包括粗球孢子菌(*Coccidioides immitis*)和波萨球孢子菌(*Coccidioides posadasii*)两个种。球孢子菌是典型的双相真菌,生存于干旱或者半干旱地区,尤其沙漠和戈壁环境。在土壤中,该菌为有隔膜的分枝状菌丝。土壤干燥时,菌丝可发育分节孢子,进而分裂成单个关节孢子在空气中传播。当关节孢子被易感宿主吸入或接种于特殊培养基后,可转化为产内生孢子的小球体,小球体体积较大、壁厚、不出芽;内生孢子可充满小球体,或者小球体中央为一个空泡,内生孢子排列在小球体内壁;小球体成熟后破壁释放出内生孢子,后者可入侵周围组织,形成小球体-内生孢子循环,此过程为寄生过程。当小球体或内生孢子在自然环境或者室温培养时,孢子萌发,形成菌丝、关节孢子,此过程为腐生周期。小球体内的内生孢子可在宿主体内传播,但不会在宿主间播散。

沙氏培养基上 25℃ 培养,菌落生长中速,光滑或者毡状,颜色由白色逐渐演变为灰色,最后变为棕色,反面呈奶油色或棕色。与常见的双相真菌不同,该菌常规培养基 37℃ 无酵母样菌落出现。在 20% CO_2 环境、37～40℃ 特殊培养基上(如鸡胚),可转化为酵母样或组织型。25℃ 培养,镜下菌丝直角分枝、有隔,关节孢子透明,单细胞、短柱状或桶状,相邻关节孢子间有一个中空孢间连体(disjunctor cell),偶尔也会出现连续数个孢子后一个孢间连体,为其特征性结构。

与其他真菌病原体相比,球孢子菌属的传播性和致病性较强,因此在美国政府制定的潜在危险生物武器病原体列表中,其是唯一在列的真菌类病原体。

三、流行病学与所致疾病

根据土壤样本的检出情况,传统观点认为球孢子菌的分布局限于美洲西海岸区域。在美国粗球孢子菌的分布局限于加利福尼亚州,波萨球孢子菌则主要分布于亚利桑那州南部和西部,流行区向东延伸至得克萨斯州,北至犹他州,南至墨西哥。此外,南美洲的一些国家,如委内瑞拉、阿根廷、巴拉圭、哥伦比亚、玻利维亚等,也有一定发病率。

尽管球孢子菌病的总体分布情况相对稳定,但随着孢子菌病的发病率逐年上升,非疫区国家的输入性病例报道也越来越多,包括法国、德国、波兰、意大利、土耳其、澳大利亚、韩国、日本、印度等,均先后报道了球孢子菌的输入性病例。同时非传统疫区的非输入性病例也随之出现,提示随着人类活动和环境的变化,球孢子菌的定植区域可能超出了以往传统的认识。

根据文献报道,自 1958 年至 2019 年,中国共报道球孢子菌病例 43 例。其中证据充分的输入性病例占 15 例,16 例可疑本土感染病例,均无明确的疫区旅行史,提示我国某些区域可能具备球孢子菌的生存条件。吸入球孢子菌孢子引起肺部感染是最常见的感染方式,其他少见的感染方式还包括移植感染的器官、皮肤接种感染、接触被污染物品或者土壤。大多数人群对孢子的接触不会引起感染,或者仅仅是除了皮试阳性以外的无症状感染。40% 患者有自限性的感冒或流感样症状,10% 患者可发展为肺炎,仅不足 1% 的患者会发展为播散性感染。

累及肺部的球孢子菌病,根据临床表现和影像学特点可分为急性、播散性和慢性肺炎。急性肺部感染患者常见影像学表现为肺叶或肺段实变、多节段实变或结节性病灶。播散性肺部感染患者则表现为均一的弥漫性粟粒样病灶。约 5% 的急性肺部感染进一步慢性化,出现结节病灶、浸润灶空洞、胸腔积液等多种表现。感染早期,患者还常出现变态反应,表现为对称性多关节炎、结膜炎、皮肤结节性红斑和多形红斑等。

播散性感染最常涉及的部位为皮肤、骨骼和中枢神经系统,但实际上可累及任何脏器。临床症状因受累脏器而异,可伴发热、寒战、盗汗、体重减轻、肌肉疼痛及疲乏等全身症状。严重播散性感染可致感染性休克。

四、检测方法和诊断路径

由于球孢子菌病的症状没有特异性,所以明确的诊断需要综合多种方法。临床实验室的诊断起了至关重要的作用。球孢子菌的检测方法有显微镜检查、真菌培养、血清学检查、皮肤试验和分子生物学检测法。目前条件下,尚无成熟的诊断路径,应用多种实验室方法,结合临床综合分析以诊断疾病。

1. 显微镜检查　包括标本的直接镜检和病理学检查。球孢子菌病患者体液进行直接镜检可以看到粗大厚壁球形体,为球孢子菌的成熟包囊,无出芽,内有内生孢子,痰液中可以看到孢子或菌丝。病理学检查常用的特殊染色方法包括六胺银、免疫荧光和过碘酸希夫染色(PAS)。受累组织在病理学主要表现为肉芽肿性病变,慢性化的病灶中可见纤维化和干酪样物质,病灶内可见 PAS 染色及六胺银染色阳性的粗大球状真菌,有大量内生孢子。

2. 真菌培养　呼吸道标本常见,也可以是脑脊液、骨和软组织。疑似病例应该在 2～3 级生物安全实验室中进行,由于培养球孢子菌可能会给实验室人员造成严重的生物危害,一旦怀疑本病应及时告知实验人员。显微镜检查和培养的阳性率都相对较低,还需要血清学手段加以辅助。

3. 血清学检测　包括酶免疫试验、免疫扩散试验(检测 IgM 或 IgG 抗体)、补体结合试验(检测 IgG 抗体),在国外应用非常广泛。IgM 抗体在感染 1 周后即可出现,提示急性感染。IgG 抗体在感染 4～12 周后出现,滴度的升高或降低可提示病情的加重或缓解,也可用于疗效评估。补体结合试验 IgG 滴度≥1:2 通常提示早期感染、残余感染或脑膜感染,滴度≥1:32 提示极有可能已发生肺外播散性感染,但 HIV 感染等免疫低下人群可能会出现假阴性结果。临床表现符合球孢子菌病而血清 IgG 抗体阴性或滴度较低患者,应间隔 3～4 周后重新检测。脑脊液中出现 IgG 抗体对球孢子菌脑膜炎具有诊断意义,这对诊断球孢子菌脑膜炎极其重要,因为脑脊液培养阳性率极低。酶免疫试验可出现假阳性结果,常用于初筛,阳性结果需用免疫扩散试验、补体结合试验进行确认。尿液抗原检测可用于诊断具有严重疾病的免疫受损患者的球孢子菌病,包括肺炎和播散性感染。

4. 皮肤测试　球孢子菌皮试是国外常见的球孢子菌诊断试验,国内较少。免疫功能正常患者通常在急性感染后 10～21 d 内可出现球孢子菌素或球囊素引起的皮肤迟发性变态反应,但播散性感染患者却缺乏该反应。由于该试验在流行区大多数人中呈阳性反应,因此这一试验主要用于流行病学研究而不是用于诊断。

5. 分子检测　使用 PCR 或 mNGS 检测下呼吸道样本中的 DNA 可以提供更快速的诊断。实时定量 PCR 还可用于福尔马林固定的组织,在一些小型研究中已经探索了使用呼吸道和胸膜样本进行 PCR 检测球孢子菌的可行性。mNGS 具有高灵敏度、高特异性、无偏倚广覆盖等优势,已在临床病原体检测中广泛应用。

五、药敏试验和耐药机制

根据美国感染病学会(IDSA)2016 年对球孢子菌的诊治指南更新版,对于免疫正常宿主急性肺部感染,由于一般为自限性病程,故无需抗真菌治疗,只需定期随访;而对于慢性肺部感染、播散性感染或免疫低下患者的感染,则首选唑类药物(氟康唑、伊曲康唑)治疗。两性霉素 B 治疗球孢子菌感染疗效确切,但不良反应较大,一般不作为首选抗真菌药物,仅用于以下情况:唑类药物无法耐受或疗效不佳者、严重骨关节病变者、免疫低下且肺部病灶迅速进展或肺外播散者。此外,因氟康唑有致畸风险,故孕早期患者推荐使用伊曲康唑或两性霉素 B 治疗。脑膜炎患者推荐首选氟康唑或伊曲康唑治疗。

出于生物安全方面的考虑,很少推荐进行药物敏感试验,但根据 CLSI *M38 - A3*参考标准,可以通过使用关节孢子进行肉汤稀释法药敏试验,MIC 与阳性生长对照孔相比,导致 80% 生长抑制的最低浓度。迄今为止,CLSI、FDA 或 EUCAST 尚未建立对球孢子菌的敏感折点,目前也没有自动检测平台可用于该菌的药敏检测。因此,敏感性试验通常需要将培养物运送至参考实验室,这进一步要求实验室工作人员接受相关培训,并具备 A 类运输要求。

美国一家真菌实验室对 581 株球孢子菌进行药敏试验,其结果见表 2 - 14 - 1。数据显示氟康唑 MIC_{50} 和 MIC_{90} 显著高于其他三唑类抗真菌药物。这一发现令人担忧,因为氟康唑仍然是治疗球孢子菌病最常用的抗真菌药。虽然这些体外研究结果尚未与患者预后相关,可能存在一定程度的选择偏差,但它们引发了对严重或难治性感染如何进行最佳治疗的担忧。由于球孢子菌的分离率较低,生物安全风险较大,真菌药敏的检测非常少,目前缺乏对其可能的耐药机制的研究。

表 2 - 14 - 1　球孢子菌对常见抗真菌药物体外敏感性(μg/mL)

参　数	两性霉素 B (*n* =397)	氟康唑 (*n* =581)	伊曲康唑 (*n* =486)	伯沙康唑 (*n* =377)	伏立康唑 (*n* =499)	阿尼芬净 (*n* =19)	卡泊芬净 (*n* =172)	米卡芬净 (*n* =50)
MIC_{50}	0.25	8	0.25	0.125	0.125	0.06	0.125	0.06
MIC_{90}	0.5	16	0.5	0.25	0.25	0.25	8	0.125
GM MIC	0.247	7.710	0.245	0.141	0.107	0.114	0.188	0.089

（杨　青）

参 考 文 献

[1] Kolivras KN, Comrie AC. Modeling valley fever (coccidioidomycosis) incidence on the basis of climate conditions[J]. Int J Biometeorol, 2003, 47(2): 87 - 101.

[2] Taylor JW, Barker BM. The endozoan, small-mammal reservoir hypothesis and the life cycle of Coccidioides species [J]. Med Mycol, 2019, 57(Supp 1): S16 - S20.

[3] 卢洪洲,徐和平,冯长海,等.医学真菌检验与图解[M]. 2 版.上海:上海科学技术出版社,2023：161 - 162.

[4] Casadeval A, Pirofski LA. The weapon potential of human pathogenic fungi[J]. Med Mycol, 2006, 44(8): 689 - 696.

[5] Williams SL, Chiller T. Update on the epidemiology, diagnosis, and treatment of coccidioidomycosis[J]. J Fungi (Basel), 2022, 25;8(7): 666.

[6] Martínez Méndez D, Hernández Valles R, Alvarado P, et al.Mycoses in Venezuela: working groups in mycology reported cases (1984 - 2010) [J]. Rev Iberoam Micol, 2013, 30(1): 39 - 46

[7] 刘维达,梁官钊.中国地区球孢子菌病现况探析[J].中国真菌学杂志,2020,15(6)：321 - 324.

[8] Galgiani JN, Ampel NM, Blair JE, et al.Infectious diseases society of America. coccidioidomycosis[J]. Clin Infect Dis, 2005, 41(9): 1217 - 1223.

[9] Jude CM, Nayak NB, Patel MK, et al. Pulmonary coccidioidomycosis: pictorial review of chest radiographic and CT findings[J]. Radiographics, 2014, 34(4): 912 - 925.

[10] El Dib NA, Eldessouky NM, El Sherbini SA, et al. Disseminated coccidioidomycosis in a 5-year-old sudanese boy[J]. J Trop Pediatr, 2014, 60(3): 260 - 263.

［11］Peçanha-Pietrobom PM, Tirado-Sánchez A, Gonçalves SS, et al. Diagnosis and treatment of pulmonary coccidioidomycosis and paracoccidioidomycosis[J]. J Fungi (Basel), 2023, 9(2): 218.

［12］Crum NF. Coccidioidomycosis: a contemporary review[J]. Infect Dis Ther, 2022, 11(2): 713－742.

［13］Galgiani JN, Ampel NM, Blair JE, et al. 2016 Infectious Diseases Society of America (IDSA) clinical practice guideline for the treatment of coccidioidomycosis[J]. Clin Infect Dis, 2016, 63(6): e112－146.

［14］CLSI. Reference method for broth dilution antifungal susceptibility testing of yeasts; approved standard[M]. In: M27－A3. 3rd ed. CLSI, Wayne: PA, 2008.

［15］Thompson GR 3rd, Barker BM, Wiederhold NP. Large-Scale Evaluation of *In Vitro* Amphotericin B, Triazole, and Echinocandin Activity against Coccidioides Species from U.S. Institutions[J]. Antimicrob Agents Chemother, 2017, 61 (4): e02634－16.

第十五节　库德里阿兹威毕赤酵母（克柔念珠菌）

> **关键点**
> ● 库德里阿兹威毕赤酵母是一种共生酵母菌，可引起黏膜感染或侵袭性念珠菌病。
> ● 由库德里阿兹威毕赤酵母引起的成人侵袭性念珠菌病的病死率可高达 44%～67%。
> ● 对抗真菌药物耐药性令人担忧（中等），治疗方案有限。

一、概述

库德里阿兹威毕赤酵母（*Pichia kudriavzevei*，又称克柔念珠菌，*Candida krusei*）是一种全球性分布的条件致病性酵母菌，也是人类正常菌群的一员。亦可致病，侵犯黏膜引起口咽念珠菌病、食道念珠菌病、外阴阴道念珠菌病和皮肤念珠菌病。还可能导致侵袭性念珠菌病。侵袭性念珠菌病是一种严重的院内感染疾病，危重患者和免疫功能低下患者高发。由于缺乏数据，患者并发症和后遗症的比例尚不清楚。

在成年患者中，感染该菌所致的侵袭性念珠菌病的总病死率为 44%～67%。关于住院时间的数据有限，该菌和其他念珠菌属引起的侵袭性感染机会相当。该菌引起的年发病率相对较低，由于缺乏研究难以评估全球的年发病率，从过去十年的趋势来看发病率没有明显变化。

该菌引起的侵袭性念珠菌病预防方法少，目前尚无疫苗。预防定植和监测是念珠菌易感人群防御的关键。加强病房的手卫生可能是预防感染的常规感染控制措施。

诊断可及性：中等，目前循证治疗的可获得性、可负担性：低。

该菌对氟康唑天然耐药，但对其他唑类和棘白菌素的耐药性较低（0～5%）。侵袭性念珠菌病治疗常用药物包括棘白菌素，但也可以使用其他抗真菌药物，如唑类。棘白菌素类 2021 年纳入 EML（基本药品目录），但许多国家仍然不可用。

为弥补知识差距，需要关于发病率（住院和残疾情况）和年度发病率的数据。全球监测研究和更强大的检测系统可以更好地了解该病原体在可比较的研究人群中的分布模式。应根据风险因素探讨具体的预防措施的潜在效益和实施可能性。

二、病原学介绍

库德里阿兹威毕赤酵母于 1839 年首次分离自一名斑疹伤寒患者的颊部溃疡,但当时不认为它是人类致病菌。由 Castellani 命名为克柔酵母菌(*Saccharomyces krusei*),至 1923 年 Berkhout 建议命名为库德里阿兹威毕赤酵母,库德里阿兹威毕赤酵母(*Pichia kudriavzeveii*)是克柔酵母菌的有性期。不同于其他念珠菌球形或卵圆形菌体,库德里阿兹威毕赤酵母菌体细长,形似长粒大米。和白念珠菌相似,库德里阿兹威毕赤酵母具有热变异性,在 37℃ 孵育可形成有隔菌丝,在较低温度孵育形成假菌丝和出芽孢子。

库德里阿兹威毕赤酵母在 24～26℃ 时生长最佳,也可以在最高 43～45℃ 和 pH 为 2 的环境下生长,不同于其他许多念珠菌,库德里阿兹威毕赤酵母生长不需要生物素或维生素。在营养丰富的培养基如血平板、SDA 平板上,库德里阿兹威毕赤酵母呈白色至奶油色、扁平干燥、暗淡无光泽毛玻璃样菌落,边缘不整齐;在科玛嘉显色培养基(CHROMagar)上菌落通常呈粉红色、边缘白色、粗糙扁平,在液体培养基呈表面生长可黏附在管壁,有别于其他念珠菌。

库德里阿兹威毕赤酵母有性期通常存在于较温暖地区的土壤中,以及水果、蔬菜和食品,如果汁和发酵牛奶中。这两种形式(无性和有性)之间的转变是由环境条件决定的,但目前尚不清楚其机制。

库德里阿兹威毕赤酵母可以和其他真菌细菌形成多微生物生物被膜,有意思的是库德里阿兹威毕赤酵母可以抑制铜绿假单胞菌的生长,也可以抑制白念珠菌的生长和菌丝形成。库德里阿兹威毕赤酵母可以通过自身群体感应促进假菌丝形成,白念珠菌和光滑那他酵母也可以促进其形成假菌丝。

三、流行病学与所致疾病

库德里阿兹威毕赤酵母是一种广泛存在于环境的兼性腐生菌,也可以作为人类短暂的共生菌定植在皮肤和黏膜表面。作为一种机会致病菌,在免疫力正常患者中引起自限性念珠菌病,也可以引起免疫力低下患者的严重感染。表 2-15-1 列举了库德里阿兹威毕赤酵母引起的感染。

表 2-15-1　库德里阿兹威毕赤酵母引起的感染

疾　　病	易　感　患　者
念珠菌血症	粒缺;同种异体骨髓移植
软组织脓肿	骨关节炎
骨髓炎	白血病;中性粒细胞减少
肺炎	移植后
阴道炎	老年人
甲剥离(Onycholysis)	健康人

（续表）

疾　　病	易　感　患　者
眼内炎	粒缺
心内膜炎	心脏手术；心脏病
口腔念珠菌病	麻风病
肾盂肾炎	癌症患者
椎间盘炎	急性髓样白血病

　　附着于宿主细胞表面是念珠菌寄居和侵袭的首要条件。体外研究表明库德里阿兹威毕赤酵母对颊黏膜上皮细胞黏附力远小于白念珠菌、热带念珠菌、近平滑念珠菌等其他念珠菌，但库德里阿兹威毕赤酵母凭借其细胞疏水性在无生命物质表面如植入物和导管有强大的寄居能力，尤其在聚乙烯氯化物导管表面可形成广泛的生物被膜。磷酸酯酶和蛋白酶是念珠菌的重要毒力因子，但库德里阿兹威毕赤酵母很少分泌这些外毒素，其已知的毒力基因包括天冬氨酸蛋白酶、磷脂酶 B 和寡肽转运体基因，远少于白念珠菌，这些可以解释库德里阿兹威毕赤酵母致病性和毒力均较弱的原因。

　　1970—1990 年，非白念珠菌导致了 10%～40% 的系统性念珠菌病，但这种情况在过去的 20 年里发生了变化，35%～65% 的念珠菌感染病例归因于非白念珠菌，这种流行病学的转变部分原因是非白念珠菌对抗真菌药物的固有或获得性耐药性增加。全球性 SENTRY 抗真菌监测网数据表明常见的非白念珠菌依次为光滑那他酵母（18.7%）、近平滑念珠菌（15.9%）、热带念珠菌（9.3%）、库德里阿兹威毕赤酵母（2.8%），欧洲、北美洲库德里阿兹威毕赤酵母的检出率相对较高（2.9%～3.0%），而亚太平洋地区库德里阿兹威毕赤酵母检出率最低为 1.8%。我国常见的非白念珠菌依次为热带念珠菌、近平滑念珠菌、光滑那他酵母、季也蒙念珠菌和库德里阿兹威毕赤酵母。库德里阿兹威毕赤酵母常见于血液系统恶性肿瘤患者和其他接受长期唑类药物预防的患者。与其他念珠菌相比，库德里阿兹威毕赤酵母感染的患者 90 d 生存率更低，可能与患者基础疾病有关。库德里阿兹威毕赤酵母因对氟康唑天然耐药而受到越来越多的关注。

四、检测方法和诊断路径

（一）检测方法
　　库德里阿兹威毕赤酵母感染的检测方法与其他念珠菌病相似，主要包括显微镜检查、真菌培养及鉴定、血清学检测、分子生物学和组织病理学，参见白念珠菌章节（见本书第 37～40 页）。

（二）诊断路径
　　临床诊断念珠菌感染主要根据宿主高危因素（如抗菌药物的使用、持续粒细胞缺乏、实体器官或干细胞移植、导管置入、TPN、腹腔手术、胰腺炎、糖皮质激素、其他免疫抑制剂的使用）、临床特征（临床症状、体征、充分的抗细菌治疗无效等）、病原学检查（各种体液真菌涂片、培养、真菌 G 试验、组织病理学真菌特异性改变等）进行分层诊断（下页图 2 - 15 - 1）。

　　1. 拟诊（possible）　同时具有宿主高危因素和临床特征。

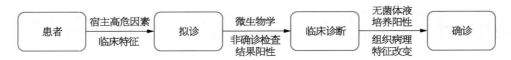

图 2-15-1 库德里阿兹威毕赤酵母感染诊断路径

2. 临床诊断（probable） 拟诊基础上兼有微生物学非确诊检查结果阳性。

3. 确诊（proven） 无菌体液或组织标本真菌培养为库德里阿兹威毕赤酵母或组织病理见侵袭性念珠菌病特征性改变。

五、药敏试验和耐药机制

（一）体外药敏试验

库德里阿兹威毕赤酵母体外药敏试验的参考方法为肉汤稀释法，具体参见白念珠菌章节（本书第 40～41 页），其药敏判断标准见表 2-15-2。

表 2-15-2 CLSI 确定的库德里阿兹威毕赤酵母的药敏折点及 ECV 值（μg/mL）

药　物	MIC 折点			ECV
	S	I/SDD	R	
两性霉素 B				2
阿尼芬净	≤0.25	0.5	≥1	0.25
卡泊芬净	≤0.25	0.5	≥1	
氟康唑		固有耐药		
雷扎芬净	≤0.25			
米卡芬净	≤0.25	0.5	≥1	0.25
泊沙康唑				0.5
伏立康唑	≤0.5	1	≥2	0.5
伊曲康唑				1

（二）耐药机制

库德里阿兹威毕赤酵母对氟康唑天然耐药，两性霉素 B、伏立康唑、泊沙康唑、艾莎康唑、伊曲康唑、棘白菌素类抗真菌药物对库德里阿兹威毕赤酵母保持非常好的敏感性，很少有耐药菌株的报道。

1. 唑类抗性 念珠菌对唑类药物的耐药机制主要包括靶酶的改变、靶酶的过表达、细胞内药物浓度的降低、通过旁路途径生物合成甾醇取代细胞膜上麦角固醇。

唑类药物的主要靶点是由 *ERG11* 基因编码的羊毛甾醇-14α-去甲基化酶，*ERG11* 基因点突变导致 ERG11 蛋白的氨基酸被取代和构象的改变，进而降低靶酶对唑类药物的敏感性但不影响酶的细胞功能。*ERG11* 基因突变导致 ERG11 对唑类的亲和力降低是库德里阿兹威毕赤酵母对唑类耐药的主要机制，*ERG11* 敏感性降低合并外排泵基因 *ABC1* 结构性低水平表达是库德里阿兹威毕赤酵母对氟康唑天然耐药的主要机制。*ERG11* 基因过表达产生过量 ERG11，也可导致念珠菌对唑类耐药。

外排泵基因主要有两类：一类为 ATP 结合盒转运蛋白超家族（ATP‐binding cassette superfamily，ABC），如 *CDR*、*PDH* 等基因，另一类是主要易化超家族（Major facilitator superfamily，MFS）的多重耐药基因 *MDR1*，这些基因的过表达都会导致念珠菌对唑类药物耐药。ABC 家族的 CDR 编码外排泵过表达可以对所有唑类产生抗性，但 MFS 家族的 MDR 编码外排泵仅对氟康唑外排具有选择性。库德里阿兹威毕赤酵母中未发现有 MFS 转运蛋白，但具有 CKABC1 和 CKABC2（相当于白念珠菌的 CDR1 和 CDR2），其过表达导致唑类耐药，库德里阿兹威毕赤酵母中还存在其他 ABC 转运蛋白如 ABC11 和 ABC12。

ERG11 基因和外排泵 ABC2 过表达参与了库德里阿兹威毕赤酵母对伊曲康唑和伏立康唑的耐药，而 ABC2 过表达和 *ERG11* 基因点突变导致库德里阿兹威毕赤酵母对伏立康唑稳定耐药。

2. 棘白菌素类抗性　*FKS1* 和 *FKS2* 基因保守区域点突变导致 β‐1,3‐D‐葡聚糖合成酶（FKS）结构发生改变，与棘白菌素类亲和力降低，是念珠菌对棘白菌素类耐药的主要机制。

3. 多烯类药物抗性　念珠菌对两性霉素 B 耐药罕见，多烯类药物的靶点是麦角甾醇，两性霉素 B 耐药与细胞膜上麦角固醇含量降低有关。参与麦角固醇生物合成的基因如 *ERG2*、*ERG3*、*ERG5*、*ERG6*、*ERG11* 和 *ERG24* 发生突变是导致念珠菌对两性霉素 B 耐药的原因。

（杨　青）

参 考 文 献

［1］Gómez-Gaviria M, Mora-Montes HM. Current Aspects in the Biology, Pathogeny, and Treatment of *Candida krusei*, a Neglected Fungal Pathogen[J]. Infect Drug Resist, 2020, 13(2): 1673‐1689.

［2］Bandara HM, Yau JY, Watt RM, et al. Pseudomonas aeruginosa inhibits in-vitro Candida biofilm development[J]. BMC Microbiol, 2010, 10: 125.

［3］Santos JD, Piva E, Vilela SFG, et al. Mixed biofilms formed by *C. albicans* and non-*albicans* species: a study of microbial interactions[J]. Braz Oral Res, 2016, 30(1): e23.

［4］Fleischmann J, Broeckling CD, Lyons S. *Candida krusei* form mycelia along agar surfaces towards each other and other *Candida* species[J]. BMC Microbiol, 2017, 17(1): 60.

［5］方芳,吕昭萍,王正文.库德里阿兹威毕赤酵母的生物学、生态学及其致病性研究[J].中国真菌学杂志, 2008,3(4)：252‐256.

［6］Jamiu AT, Albertyn J, Sebolai OM, et al. Update on Candida krusei, a potential multidrug-resistant pathogen[J]. Med Mycol, 2021, 59(1): 14‐30.

［7］Pfaller MA, Diekema DJ, Turnidge JD, et al. Twenty years of the SENTRY antifungal surveillance program: results for *Candida* species from 1997‐2016[J]. Open Forum Infect Dis, 2019, 6(Supp 1): S79‐S94.

［8］Bilal H, Shafiq M, Hou B, et al. Distribution and antifungal susceptibility pattern of *Candida* species from mainland China: A systematic analysis[J]. Virulence, 2022, 3(1): 1573‐1589.

［9］朱利平,管向东,黄晓军,等.中国成人念珠菌病诊断与治疗专家共识[J].中华内科杂志,2020,59(1)： 5‐17.

第十六节 格特隐球菌

关键点

- 格特隐球菌是一种致病性真菌，由呼吸道感染致隐球菌病。
- 肺隐球菌病是一种威胁生命的疾病，即使接受了抗真菌治疗，但病死率仍然很高。
- 虽然针对主要风险群体（HIV 感染患者）的治疗指南已经确立，但部分国家或地区缺乏推荐的抗真菌药物，也缺少针对非 HIV 感染高危人群的指南。

一、概述

格特隐球菌（*Cryptococcus gattii*）是一种全球分布的致病性真菌。主要分布于热带和亚热带地区中（土壤、某些树木等）。在人类宿主吸入其孢子后可导致感染，最初侵袭肺部，可扩散到中枢神经系统（隐球菌脑膜炎）、血液（隐球菌血症）和身体其他部位。没有人际传播。

侵袭性格特隐球菌病是一种严重的感染，与新型隐球菌相比，格特隐球菌常感染免疫正常宿主。风险因素包括病情危重、免疫功能低下、年龄较大或已有免疫抑制（例如口服皮质类固醇，器官损伤）。高达 27% 的患者出现神经系统后遗症，9.4% 的患者发生免疫重建炎症综合征（IRIS）。这些并发症在初始治疗一年后都有报道。

侵袭性格特隐球菌病是一种非常严重的疾病，基于有限的数据，格特隐球菌血流感染病死率为 43%。中枢神经系统感染和肺部感染率分别为 10%～23% 和 15%～21%。在澳大利亚成年患者 ICU 住院时间大约需要 9 d，大多数患者接受了至少 14 d 的住院治疗。

格特隐球菌占隐球菌感染总数的 11%～33%，其分布因分子分型而异。全年总体发病率较低，部分流行地区和人群发病率较高，并出现过感染暴发。由于缺乏监测，过去 10 年格特隐球菌的感染趋势尚不清楚。和其他真菌病原体一样，侵袭性隐球菌感染的可预防性较低，现阶段未有疫苗。

利用有效、快速、价廉和易于操作的侧向免疫层析技术，格特隐球菌感染的诊断率非常高。

侵袭性隐球菌病通常用脂质体两性霉素 B 与氟胞嘧啶联合治疗（严重肺部感染或中枢神经系统感染），而氟康唑单药治疗可用于无症状感染或轻中度肺部感染。循证治疗的可用性和可负担性都很低。抗真菌药物的耐药性尚未可知。格特隐球菌分离株基于分子类型的不同表现出不同的敏感性。一般来说，格特隐球菌对氟康唑的最低抑菌浓度（MIC）高于其他唑类药物，包括伊曲康唑、泊沙康唑和伏立康唑。两性霉素 B 和氟胞嘧啶的 MIC 较低。为加深认知，需要加强监测了解全球格特隐球菌分布及其分子流行病学情况，从而更严格地识别高危人群、分布模式和预防措施。需要更好地了解格特隐球菌不同分子类型菌株的临床表现和敏感性数据，才有可能实施个体化治疗方案。

二、病原学介绍

格特隐球菌临床分离株通常来自热带和亚热带地区,但格特隐球菌在地理上不局限于热带和亚热带地区,加拿大温哥华岛和美国西北太平洋沿岸等温带地区曾出现过格特隐球菌感染的暴发流行。尤其在冬季寒冷和夏季温热的地中海气候地区,格特隐球菌容易导致暴发流行。

格特隐球菌通常分离自腐败的树洞和树皮,特别是腐木,如全球各地的桉树、橄榄树等,但非特定的树属,只是通常偏爱植物/木材碎片。此外,在树下的草皮、土壤、空气和水中都可分离到格特隐球菌。

格特隐球菌能感染免疫正常人群及免疫力低下的患者,也能够感染各种家养、农业饲养和陆生、水生的野生哺乳动物。格特隐球菌在北美、澳大利亚、东南亚和南美洲的人类和动物发病率很高,仍然是人类和各种家养、农业和野生哺乳动物的全球健康问题。

格特隐球菌实为复合群,目前包括含 5 个种:格特隐球菌(*C. gattii*)、*C. bacillisporus*、*C. deuterogattii*、*C. tetragattii*、*C. decagattii*。格特隐球菌可进一步细分为血清型 B 和血清型 C,杂交种也存在。少数隐球菌属(范围为 2%～21%)为无荚膜或少荚膜,因此无法分型。格特隐球菌借助分子技术通常被分为四种分子类型,分别称为 VGⅠ、VGⅡ、VGⅢ和 VGⅣ,但后面又发现罕见的 VGⅤ、VGⅥ。分子类型鉴别在临床和流行病学上至关重要,因为 VGⅠ 和 VGⅡ 型与北美太平洋西北部、澳大利亚北领地土著居民和中部巴布亚新几内亚省暴发的大多数健康宿主病例有关。另一方面,分子型 VGⅢ 和 VGⅣ 似乎更常见于免疫功能低下的患者,包括非洲和美国报道的艾滋病患者。事实上,分子类型 VGⅢ 和 VGⅣ 似乎与新型隐球菌的流行病学特征相似。基因组分析显示,格特隐球菌 VGⅡ 起源于南美洲亚马逊雨林。国内有限的数据显示,格特隐球菌的基因型主要是 VGⅡ。但由于缺乏大数据支持,尚未有基因型分布的数据,不同地区可能存在差异。

另有研究发现,格特隐球菌 VGⅡ 感染患者以免疫功能正常的男性为主,多数有中枢神经系统(CNS)受累症状。多位点序列分型结果表明,分离株主要为 ST7 型,同时也表现出遗传多样性。一些临床分离株与来自澳大利亚和南美洲的菌株显示出密切的系统亲代关系。

格特隐球菌是一种全球性的嗜神经病原体,体内试验显示菌株之间的毒力存在显著差异。格特隐球菌的重要毒力因子包括形成厚荚膜以避免和抑制宿主免疫反应,在哺乳动物体温下生长的能力,漆酶产生黑色素以逃避宿主和环境自由基,产生脲酶和磷脂酶以促进组织侵袭,产生超氧化物歧化酶和海藻糖以逃避宿主免疫应答,以及发展多倍体"泰坦细胞"以进一步抵抗吞噬作用。

三、流行病学与所致疾病

迄今为止,与新型隐球菌相比,格特隐球菌的分布范围广,在包括澳大利亚、巴布亚新几内亚、南美洲、东南亚、中非和南部非洲、美国和加拿大在内地区,都报告了格特隐球菌感染病例。欧洲也有散发病例的报道,其中大部分是输入性病例。有证据表明,在过去二十年中,欧洲地区出现了格特隐球菌病例,特别是在葡萄牙、法国和意大利南部等地区。最近对格特隐球菌环境分离株及其与世界不同地区的关系的研究进行了综述,格特隐球菌的传播是由于气候变化后,在温带地区引起疾病的基因型(VGⅡ)在其他地区出现,以及国际旅行等引起。据推测,近年来全球变暖显著影响了欧洲地中海盆地格特隐球菌 VGⅠ的分布。由于桉树的引种,旅游业发展等原因,格特隐球菌也由此传播进入国内。

格特隐球菌感染最常累及中枢神经系统或肺部。神经系统感染在澳大利亚等流行地区发生的格特隐球菌感染病例中更常见,而温哥华暴发格特隐球菌病时,导致肺部感染的病例数更多。与新型隐球菌一样,高达 97% 的格特隐球菌病例感染 HIV,患者绝大多数表现为脑膜脑炎。据报道,在北美太平洋西北部格特隐球菌暴发中,17%～47% 的患者出现发热、寒战和体重减轻等全身症状;与新型隐球菌相比,格特隐球菌患者更易出现脑和肺隐球菌病,并且通常感染为非 HIV 表观健康的患者。影像学检查结果不具有特异性,难以与肿瘤等鉴别,导致诊断和针对性治疗的延迟;与隐球菌性脑膜炎相比,由于诊断工具的局限性,肺隐球菌病仍然未被充分诊断;通常需要在临床和放射学上与肺癌、肺结核、细菌性肺炎和其他肺真菌病相鉴别。肺结节是最常见的放射学特征,但这些特征并非肺隐球菌病所特有的。间质浸润的弥漫性肺疾病可与耶氏肺孢子菌或组织胞浆菌感染相似。呼吸道样本培养对隐球菌的敏感性较差,阳性结果也可能反映定植。免疫功能正常的患者更常出现孤立且明确的结节。平滑的边界、低衰减和非增强性的肿块是肺隐球菌病的明显特征。对于所有肺隐球菌病患者,必须特别考虑播散性感染(尤其是 CNS 感染),以确保治疗方式和持续时间合适。在免疫功能正常的个体中,已有多项肺隐球菌病变自发消退的报道,尤其是在无症状人群中。然而,由于存在播散性疾病及其相关并发症的风险,大多数指南和专家推荐治疗,即使是无症状或轻至中度肺隐球菌病,通常依据临床反应在规定的时间内给予治疗。

格特隐球菌脑膜脑炎的特征是 CNS 严重炎症、颅内压高、隐球菌病和预后不良。对抗真菌治疗反应缓慢主要是因为格特隐球菌感染导致脑部隐球菌数量过多。因此,需要使用氟胞嘧啶联合两性霉素 B 治疗。针对粒细胞-巨噬细胞-集落刺激因子(抗 GM－CSF)的自身抗体的存在与格特隐球菌引起的隐球菌性脑膜炎有关,但与新型隐球菌引起的隐球菌性脑膜炎无关,其中机制尚不清楚。

研究指出,由于格特隐球菌嗜中枢神经系统的特点,患者通常颅内压较高,没有升高的"危险信号"影像学体征,例如脑室肿大、脑水肿或基底池消失,应强调神经危重管理和神经外科治疗。应根据是否存在丧失能力性头痛、进行性视力丧失和相关视水肿等临床症状怀疑高颅内压的诊断,然后通过腰椎穿刺测量开放压力来确诊。大量隐球菌多糖荚膜和隐球菌微生物的脑实质内沉积会导致大脑顺应性差,导致"冷冻大脑状态"。通过早期诊断、抗真菌治疗、类固醇激素治疗和积极管理颅内压升高(包括通过连续 LP 分流、脑室外引流和脑脊液分流术进行脑脊液分流)的积极管理,病死率和临床结局显著改善。在开始抗真菌治疗后,大约 10% 的患者会因使用类固醇激素出现免疫重建炎症综合征而恶化。

四、检测方法和诊断路径

格特隐球菌的检测方法和临床感染诊断路径与新型隐球菌基本相同。在许多地理区域,出于临床和流行病学目的,建议将临床分离株常规分为新型隐球菌和格特隐球菌。由于隐球菌感染的症状通常是非特异性的,隐球菌病的诊断通常会延迟,因此应选择灵敏度和特异性比较好的方法。

（一）检测方法

1. 显微镜检查　收集痰液、BALF、胸腔积液或脑脊液,以及肺脑活检组织,进行显微镜检查。后者还需组织病理学检查,来自胸腔积液或 BALF 的颗粒及脑脊液离心集菌后可以与墨汁混合并在显微镜下观察。

2. 培养法　格特隐球菌营养要求不高,在 5% CO_2 环境中,35℃生长迅速,形成乳白色光滑略湿润黏液状菌落。在科马嘉显色平板上 28℃培养,格特隐球菌是紫色的菌落,而新型隐球菌是淡粉色菌落。在刀豆氨酸-甘氨酸-溴百里酚蓝培养基（CGB 平板）上,格特隐球菌菌落呈现蓝色光晕,而新型隐球菌周围为浅黄色。接受抗真菌治疗的患者的培养可能需要更长的时间,必要时需要延长培养。培养法是疾病诊断金标准但需要足够的菌量支持,受限于取材及操作员。灵敏度不高,耗时长。

格特隐球菌的菌落培养 5 d,显微镜下观察,荚膜相对于常见的新型隐球菌偏小,胞体也偏小,除了圆形孢子外,还能形成长形、椭圆形,有尖尖的两端。长形、椭圆形孢子经过继代培养或冻存后,在固体培养基中变成正圆形,但在 1% 蛋白胨水中,有部分可恢复为长形或椭圆形。

3. 抗原检测　隐球菌荚膜多糖抗原（CrAg）和胸部影像学检查同新型隐球菌,但是该方法不能鉴别新型隐球菌和格特隐球菌。

4. 核酸扩增试验方法　在其他诊断工具未能确认隐球菌病诊断的特定情况下,需要对隐球菌进行分子检测。如组织学检查结果呈阳性,但培养结果为阴性。这些分子方法包括泛真菌 PCR、DNA 测序鉴定、多重 PCR、等温扩增方法和基于探针的微阵列。靶向 cytb 基因的新分子检测方法能够以 96% 的灵敏度和 100% 的特异性鉴定出新型隐球菌和格特隐球菌。

另有分子 POCT 设备如 FilmArray 脑膜炎/脑炎（ME）组合是一种多重 PCR 检测,可以检测中枢神经系统感染中最常见的病原体,包括新型隐球菌和格特隐球菌。近年来,宏基因组二代测序（mNGS）是一种新兴和流行的方法,越来越多地用于中枢神经系统（CNS）传染病的临床诊断。该技术可以鉴别新型隐球菌和格特隐球菌,以及不同的亚种和 MLST 分型。但是成本昂贵,不便普及,同时仍需要结合临床及其他检测共同解读。在临床微生物学实验室实施 mNGS 检测的障碍还包括区分定植与感染、排除外部核酸来源污染、方法标准化、数据分析、诊断验证和报告解读等挑战。检测阴性时应结合其他手段综合判断,但低序列数的隐球菌的检出,应引起足够重视。与传统诊断方法相比,mNGS 的灵敏度和一致性略低于 CrAg 测试（97.4%）,但高于印度墨汁染色（63.0%）和培养（76.7%）。应该指出的是,mNGS 可以在物种水平上识别隐球菌,有 3 例病例中的格特隐球菌仅通过 mNGS 检出。mNGS 的应用,连同墨汁染色、培养方法和 CrAg 检测,可以显著提高隐球菌脑膜炎的诊断精度,从而为选择合适的抗真菌治疗方案提供信息。

（二）诊断路径

胸部影像学检查,使用 X 线平片或高分辨率计算机断层扫描（HRCT）是肺隐球菌病诊断常用诊断方式。患者可能有单个或多个实质结节,常为胸膜下结节,空洞形成多可见于免疫功能低下患者。

在无症状患者中,胸片异常通常是感染的首发指征,证明放射学在肺隐球菌病诊断中的关键作用。此类病例被暂时诊断为肺恶性肿瘤并不罕见,因为这些病变表现出相似的放射学表现。病原学检查、组织病理学活检或 BALF 标本培养中发现酵母通常是意想不到的发现。然而,这种取样有助于准确诊断,并能够进行定向检测以指导选择合适的抗真菌方案,应根据临床指征对其他受累部位进行影像学检查。

五、药敏试验和耐药机制

根据美国临床和实验室标准协会(CLSI)2022 年的规则,格特隐球菌对抗真菌药物尚无临床折点,只有流行病学界值(ECV),见表 2 - 16 - 1。MIC 值低于 ECV 界值,报告为野生型(WT);MIC 值高于 ECV 界值,则报告为非野生型(NWT)。隐球菌对棘白菌素类抗真菌药物(阿尼芬净、米卡芬净、卡泊芬净)为天然耐药。欧洲 EUCAST(2020 版)药敏规则亦无格特隐球菌临床折点,只有两性霉素 B、泊沙康唑的 ECV 值,分别为:0.5 mg/L、1 mg/L。由于 CLSI 和 EUCAST 体外药敏试验方法不完全一致,所以两者的判断标准不能互换使用。

表 2 - 16 - 1　格特隐球菌对抗真菌药物的流行病学界值(CLSI 2022,单位:mg/L)

菌　名	两性霉素 B	氟康唑	氟胞嘧啶	伊曲康唑	伏立康唑	阿尼芬净	米卡芬净	卡泊芬净
格特隐球菌(VG Ⅰ)	0.5	16	4	0.5	0.5	天然耐药	天然耐药	天然耐药
C. deuterogattii (VG Ⅱ)	1	32	32	1	0.5	天然耐药	天然耐药	天然耐药

隐球菌属通过几种不同的机制实现对治疗药物的耐药性。多烯类药物直接靶向麦角甾醇,而唑类靶向麦角甾醇生物合成酶 Erg11。嘧啶类似物阻断 DNA 和 RNA 合成。棘白菌素靶向葡聚糖合酶 FKS1,这对细胞壁的合成和完整性至关重要,然而隐球菌属对这类抗真菌药物表现出固有的抗性。在细胞核内,遗传可塑性由非整倍性、超突变体菌株的形成和转座子运动产生,这可能导致对抗真菌攻击的快速且经常是短暂的适应。这些适应可通过药物靶标的过表达或改变、药物靶标结合所需的蛋白质失活或外排泵表达增加而导致耐药。荚膜的形成以及细胞壁的增厚和改变(包括黑色素的产生)也可以增加对抗真菌治疗的耐受性。最后,隐球菌可以形成抗真菌"泰坦细胞",其定义为大细胞(>10 μm)、多倍体、厚细胞壁和高度交联的荚膜。

在过去的 10 年中,业界已经发布了 6 个关于隐球菌感染的国际共识指南。只是基于专家意见,还没有对格特隐球菌感染进行前瞻性随机对照治疗研究。传统上,隐球菌病管理指南认为在临床实践中没有必要区分隐球菌的种类。最新的指南建议在临床实验室进行这种形态分类,因为这两个物种在形态学、生物学和系统发育学上存在差异。

格特隐球菌感染的少见性对进行这类试验提出了重大挑战。许多临床医生对于严重感染,倾向于用两性霉素 B 和氟胞嘧啶（4～6 周）进行长期诱导治疗，然后进行 12～18 个月的巩固治疗。目前还没有重要的新数据来指导现有的抗真菌治疗的最佳方案，格特隐球菌基因型/VG Ⅱ对氟胞嘧啶、氟康唑、伏立康唑、伊曲康唑、泊沙康唑和艾沙康唑等的几何平均 MIC 高于格特隐球菌基因型/VG Ⅰ。国内学者发现 VG Ⅱ 对抗真菌药物的耐药性更强。格特隐球菌的 VG Ⅰ 和 VG Ⅱ 分离株之间的蛋白表达谱存在显著差异。中国广西的调查发现，格特隐球菌的抗真菌药物的 MIC 范围：氟康唑 1～16 μg/mL、氟胞嘧啶 0.125～1 μg/mL、两性霉素 B 0.25～1 μg/mL、伊曲康唑 0.062 5～0.25 μg/mL、伏立康唑 0.015 6～0.125 μg/mL、泊沙康唑 0.015 6～0.25 μg/mL，以及艾沙康唑 0.007 8～0.125 μg/mL。氟康唑对格特隐球菌的实际效力可能降低。但局限于格特隐球菌的样本数较少，分离的临床菌株的耐药情况需要进一步监测，同时应注意基因型和药物敏感性的相关性。另外，学者分析了格特隐球菌不同亚型的 mRNA 表达谱，并确定了 4 种 ABC 转运蛋白，它们可能是调节唑类敏感性的潜在基因。

（朱　波　徐和平）

参 考 文 献

[1] I yer KR, Revie NM, Fu C, et al. Treatment strategies for cryptococcal infection: challenges, advances and future outlook[J]. Nat Rev Microbiol, 2021, 19(7): 454 - 466. doi: 10.1038/s41579-021-00511-0.

[2] Kwon-Chung KJ, Bennett JE, Wickes BL, et al. The Case for Adopting the "Species Complex" Nomenclature for the Etiologic Agents of Cryptococcosis[J]. mSphere, 2017, 2(1): e00357 - 16. doi: 10.1128/mSphere.00357 - 16.

[3] Hagen F, Lumbsch HT, ArsicArsenijevic V, et al. Importance of resolving fungal nomenclature: the case of multiple pathogenic species in the Cryptococcus Genus[J]. mSphere, 2017, 2(4): e00238 - 17. doi: 10.1128/mSphere.00238 - 17.

[4] Herkert PF, Hagen F, Pinheiro RL, et al. Ecoepidemiology of Cryptococcus gattii in developing countries[J]. J Fungi (Basel), 2017, 3(4): 62. doi: 10.3390/jof3040062.

[5] Lui G. Cryptococcosis in apparently immunocompetent patients[J]. QJM, 2006, 99(3): 143 - 151. doi: 10.1093/qjmed/hcl014.

[6] Chen J, Varma A, Diaz MR, et al. *Cryptococcus neoformans* strains and infection in apparently immunocompetent patients, China[J]. Emerg Infect Dis, 2008, 14(5): 755 - 762. doi: 10.3201/eid1405.071312.

[7] Feng X, Yao Z, Ren D, et al. Genotype and mating type analysis of *Cryptococcus neoformans* and *Cryptococcus gattii* isolates from China that mainly originated from non-HIV-infected patients[J]. FEMS Yeast Res, 2008, 8(6): 930 - 938. doi: 10.1111/j.1567-1364.2008.00422.x.

[8] Dou HT, Xu YC, Wang HZ, Li TS. Molecular epidemiology of *Cryptococcus neoformans* and *Cryptococcus gattii* in China between 2007 and 2013using multilocus sequence typing and the DiversiLab system[J]. Eur J Clin Microbiol Infect Dis, 2015, 34: 753 - 762. doi: 10.1007/s10096-014-2289-2.

[9] Wu SY, Lei Y, Kang M, et al. Molecular characterisation of clinical *Cryptococcus neoformans* and *Cryptococcus gattii* isolates from Sichuan province, China[J]. Mycoses, 2015, 58(8): 280 - 287. doi: 10.1111/myc.12312.

[10] Saijo T, Chen J, Chen SC, et al. Anti-granulocyte-macrophage colony-stimulating factor autoantibodies are a risk factor for central nervous system infection by Cryptococcus gattii in otherwise immunocompetent patients[J]. mBio, 2014, 5(2): e00912 - e00914. doi: 10.1128/mBio.00912-14.

[11] Crum-Cianflone NF, Lam PV, Ross-Walker S, et al. Autoantibodies to granulocyte-macrophage colony-stimulating factor associated with severe and unusual manifestations of cryptococcus gattii infections[J]. Open Forum Infect Dis, 2017, 4: 4. doi: 10.1093/ofid/ofx211.

［12］ Byrnes EJ 3rd, Bartlett KH, Perfect JR, Heitman J. Cryptococcus gattii: an emerging fungal pathogen infecting humans and animals[J]. Microbes Infect, 2011, 13(11): 895－907. doi: 10.1016/j.micinf.2011.05.009.

［13］ Beardsley J, Dao A, Keighley C, et al. What's New in *Cryptococcus gattii*: From Bench to Bedside and Beyond[J]. J Fungi (Basel), 2022, 9(1): 41. Published 2022 Dec 27. doi: 10.3390/jof9010041.

［14］ Lizarazo J, Castañeda E. Central Nervous System Cryptococcosis due to *Cryptococcus gattii* in the Tropics[J]. Curr Trop Med Rep, 2022, 9(1): 1－7. doi: 10.1007/s40475-022-00253-w.

［15］ Fang W, Fa Z, Liao W. Epidemiology of Cryptococcus and cryptococcosis in China[J]. Fungal Genet Biol, 2015, 78(5): 7－15. doi: 10.1016/j.fgb.2014.10.017.

［16］ Zang X, Ke W, Wang L, et al. Molecular epidemiology and microbiological characteristics of Cryptococcus gattii VGII isolates from China[J] .PLoSNegl Trop Dis, 2023, 17(1): e0011100.

［17］ Danesi P, Falcaro C, Schmertmann LJ, et al. Cryptococcus in Wildlife and Free-Living Mammals. *J Fungi (Basel)*, 2021, 7(1): 29. doi: 10.3390/jof7010029.

［18］ Araújo GRS, Freitas GJC, Fonseca FL, et al. The environmental yeast Cryptococcus liquefaciens produces capsular and secreted polysaccharides with similar pathogenic properties to those of C. neoformans[J]. Sci Rep, 2017, 25(4); 7: 46768. doi: 10.1038/srep46768.

［19］ Lizarazo J, Castañeda E. Central Nervous System Cryptococcosis due to *Cryptococcus gattii* in the Tropics[J]. Curr Trop Med Rep, 2022, 9(1): 1－7. doi: 10.1007/s40475-022-00253-w.

［20］ Lizarazo J, Escandón P, Agudelo CI, et al. Retrospective study of the epidemiology and clinical manifestations of Cryptococcus gattii infections in Colombia from 1997－2011[J]. Plos Neglected Tropical Diseases, 2014, 8(11): e3272. DOI: 10.1371/journal.pntd.0003272.

［21］ Xing XW, Zhang JT, Ma YB, et al. Apparent performance of metagenomic next-generation sequencing in the diagnosis of cryptococcal meningitis: a descriptive study[J]. J Med Microbiol, 2019, 68(8): 1204－1210. doi: 10.1099/jmm.0.000994. Epub 2019 Jun 11. PMID: 31184572.

［22］ Akins PT, Jian B. The Frozen Brain State of Cryptococcus gattii: A Globe-Trotting, Tropical, Neurotropic Fungus[J]. Neurocrit Care, 2019, 30(2): 272－279. doi: 10.1007/s12028-018-0538-4.

［23］ Xue X, Zang X, Xiao M, et al. Significance of differential expression profiles of ABC transporters in azole susceptibility between Cryptococcus gattii VGI and VGII strains[J]. Med Mycol, 2022, 60(7): myac035. doi: 10.1093/mmy/myac035.

第十七节 马尔尼菲篮状菌

关键点

- 环境中的马尔尼菲篮状菌孢子经呼吸道吸入,导致人体感染。
- 马尔尼菲篮状菌病是一种危及生命的疾病,尤其对艾滋病患者而言。
- 治疗指南已经制定,但部分国家或地区缺乏推荐的抗真菌药物。

一、概述

马尔尼菲篮状菌(*Talaromyces marneffei*)是一种致病性双相真菌,主要存在于土壤、腐烂的木材等环境中，人类吸入其孢子后感染。马尔尼菲篮状菌进入人体后先感染肺部，后可扩散至中枢神经系统、血液和人体的其他部位。马尔尼菲篮状菌病主要在东南亚和中国部分地区流行，尚未证实人与人之间的传播。

马尔尼菲篮状菌尤其容易感染危重症患者和免疫功能低下者，例如艾滋病患者（风险因素是 CD4 计数低），以及癌症或器官移植患者。

马尔尼菲篮状菌病是一种严重疾病，在感染 HIV 的成人中，病死率为 12%～21%。该病患者的住院时间约为 27 d。并发症包括呼吸衰竭、免疫重建炎症综合征（IRIS）和消耗综合征。

由于缺乏相关研究，无法评估全球年发病率。但过去 10 年呈上升的趋势。

马尔尼菲篮状菌病的可预防性较低，目前没有疫苗。预防定植和监测是马尔尼菲篮状菌感染风险人群管理的关键。

传统诊断可及性中等。循证治疗的可获得性、可负担性较低。马尔尼菲篮状菌病常用两性霉素 B、伊曲康唑或伏立康唑治疗。

抗真菌药物耐药率低。马尔尼菲篮状菌分离株没有标准的临床折点，因此目前的研究无法确定抗真菌药物的耐药率。与伊曲康唑、泊沙康唑、伏立康唑等其他唑类比较，氟康唑的 MIC 较高，阿尼芬净和卡泊芬净的 MIC 也较高。

二、病原学介绍

马尔尼菲篮状菌（*Talaromyces marneffei*，TM）曾被命名马尔尼菲青霉菌（*Penicillium marneffei*），隶属子囊菌门、盘菌亚门、散囊菌纲、散囊菌目、发菌科、篮状菌属。马尔尼菲篮状菌是目前已知篮状菌属中使人类致病的唯一菌种，该菌为温度依赖型双相真菌，25℃ 为菌丝相，37℃ 在宿主体内为酵母相，其主要致病相是酵母相。在自然界广泛分布，腐生、有亲土壤性，竹鼠是其自然宿主。1956 年首次从竹鼠病变肝脏中发现 TM；1973 年首次报告人类自然感染病例；1988 年发现首例 HIV 合并马尔尼菲青霉菌感染；2011 年根据其分子生物学属性更名为马尔尼菲篮状菌。

马尔尼菲篮状菌的生殖方式为无性生殖，尚未发现有性生殖阶段，其繁殖方式为裂殖。置沙保弱琼脂中 25℃ 时，一般生长快速，菌落呈多细胞菌丝相生长，2～3 d 即产生水溶性酒红色色素，部分菌株不产生红色色素；镜下具有帚状枝，双轮生及分生孢子链，少数单轮生。37℃ 时培养呈单细胞酵母相，生长缓慢，菌落无色素产生；镜下圆形、椭圆形的酵母样孢子及两端钝圆有分隔的长形孢子。从酵母相转变为菌丝相较容易，只需要放室温培养 1～2 d。而从菌丝相转变为酵母相则对温度要求严格，有研究显示，菌丝相菌落转种 SDA 后置于 35℃，历经 3 周时间，反复多次传代，均没能培养出 TM 的酵母相菌落，而置于 37℃ 只需 3 d 即转相成功。TM 的双相转换与培养基、培养环境（温度、O_2 和 CO_2 浓度）有极大关系，尤其菌丝相转酵母相对温度的依赖性近乎严格，必须在 37℃ 培养下才能实现。

马尔尼菲篮状菌是一种胞内致病菌，当其暴露于 25℃ 的外界环境中时，霉菌分化产生无性孢子（分生孢子），分生孢子直接接触破损皮肤或被吸入患者肺部后被巨噬细胞吞噬并转化为酵母相从而引起感染。双相性的转变是菌体逃逸宿主免疫反应的一种应答机制，在从菌丝相转换成酵母相的双相转换过程中,真菌细胞壁成分发生改变,增加巨噬细胞的识别难度。巨噬细胞吞噬酵母相的 TM 后真菌抗原呈递给致敏 T 细胞,然后由致敏 T 细胞释放 T 因子活化巨噬细胞的酶系统发挥杀菌作用。同时,巨噬细胞释放的细胞因子也会引起局部组织坏死。当 TM 被吞噬细胞吞噬后,其可通过色素的合成、超氧化物歧化酶、过氧化氢酶-过氧化物酶和热休克蛋白等多种机制抵抗吞噬细胞的氧化应激反应,从而使其在吞噬细胞中存活并导致巨噬细胞裂解,继而引发播散性感染。此外,处在各期的 TM 均可产生黑色素,而黑素化的 TM 酵母细胞可降低巨噬细胞的吞噬作用;同时,MP1 基因编码的蛋白 Mp1p 不仅是 TM 的关键毒力因子,而且能协助 TM 逃避巨噬细胞的免疫杀伤,持续在巨噬细胞胞质内存活而发挥毒性作用。另外,TM 可促进 HIV－1 感染 CD4$^+$ T 细胞,二者发挥协同作用,进一步破坏患者免疫功能。

三、流行病学与所致疾病

马尔尼菲篮状菌是地方性条件致病菌,发病有明显区域性,主要流行于东南亚地区,以及我国华南地区,到过流行区的旅游者也易感,以致近年来非流行区也出现了散发病例,从传统的流行地区扩展至全球 34 个国家。独特的气候条件、生态环境、相对严重的艾滋病流行和旅游者的全球流动都是导致马尔尼菲篮状菌病高发病率的原因。

马尔尼菲篮状菌病(Talaromycosis marneffei, TSM)是一种侵袭性真菌病,是最易被忽视和未被充分认识的地方性真菌病之一,其与贫困和晚期艾滋病患者密切相关,特别是在获得医疗保障有限的地区,其病死率高,约占确诊病例的 1/3。马尔尼菲篮状菌对免疫功能低下人群,尤其是对 HIV 感染患者具有毁灭性的影响,是继结核菌和隐球菌之后第三位 HIV 感染患者常见的病原体;而非 HIV 感染患者合并感染 TM 的报道逐渐增多,报道显示我国南部非 HIV 感染儿童播散性 TM 感染病死率高达 36.36%,研究发现血液恶性肿瘤、自身免疫病、移植排斥反应、糖尿病、免疫抑制剂使用或抗 IFN－γ 自身抗体升高者等非 HIV 感染人群容易感染 TM。该病对中低收入国家的人民,特别是经济落后地区人民的影响尤为严重。值得关注的是,马尔尼菲篮状菌曾在 2018 年世界十大最恐怖真菌中排名第二,但其诊断和治疗方法在全球范围内仍没有得到足够的重视。目前的诊断和治疗手段虽然极不足,但通过目前已有的公共卫生策略控制 TSM 是可行的。因此,在 2021 年 TSM 被全球流行国家呼吁纳入易被忽视的热带病名单,为规范对这种致命热带病的控制和预防提供必要的动力,减轻其对易感人群的影响。紧接着 2022 年世界卫生组织把马尔尼菲篮状菌列入 WHO 真菌重点病原体清单,等级为中级别组,进一步促进对其的研究。

目前公认的主要传播途径是经呼吸道吸入 TM 孢子,其入侵肺部而感染,然后通过淋巴和血液循环播散到肝、脾、淋巴结、皮肤等。此外,也不排除消化系统首发感染的可能,也可通过破损皮肤入侵。人群对 TM 普遍易感,尚未发现人与人之间传播感染的报道,免疫缺陷是个人易感导致发病的主要因素,包括 HIV 感染患者 CD4 计数＜100 个/mL;γ 干扰素自身抗体导致的获得性成人免疫缺陷综合征;特发性 CD4 减少症,感染免疫相关基因如 *CYBB*、*CD40L*、*STAT 1/ STAT 3* 的 GOF 突变导致的原发性免疫缺陷,常见于儿童;除 HIV 感染外的继发性免疫缺陷因素(自身免疫性疾病、免疫抑制剂使用)、恶性肿瘤、实体器官或造血干细胞移植、使用抗 CD20 单抗和激酶抑制剂。

马尔尼菲篮状菌感染分为局限性感染和播散性感染,局限性感染病灶常局限于入侵部位,如皮肤、肺、淋巴结。非 HIV 感染人群合并感染 TM 往往表现为局限性,以间歇性发热、咳嗽、咳痰、消瘦、贫血等不典型症状为主,小部分为播散性。而 HIV 感染人群感染 TM 常常表现为播散性,以反复发热、皮疹、体重减轻、肝、脾、淋巴结肿大等典型症状为主,并累及多个器官系统。

1. 呼吸系统表现 上呼吸道感染主要临床表现包括咽喉部疼痛、声音嘶哑、吞咽困难、咽喉部肿块或黏膜溃疡、多个颈部和腋窝淋巴结肿大。内窥镜检查可见咽喉部溃疡或肿块。下呼吸道感染可表现为咳嗽、咳痰、咯血、胸痛、呼吸声粗、可闻及湿啰音和胸膜摩擦音,部分患者可发展为呼吸衰竭。肺 CT 类似于肺结核、肺炎和肺脓肿病变;支气管病变患者可表现为支气管黏膜下息肉样结节;胸膜病变患者可表现为胸膜粘连,脏壁层胸膜结节。

2. 皮肤黏膜表现 坏死性丘疹是马尔尼菲篮状菌病最常见的皮损,尤其是 HIV 人群,丘疹中央坏死,似火山口样;HIV 阴性人群多表现为多发性皮下结节或脓肿。

3. 消化系统表现 病变范围可上至食管,下至直肠,胃肠道症状较为常见,如腹胀、腹痛及腹泻,部分患者还可出现便血,伴贫血、体重减轻等全身症状。此外查体偶可见腹部轻度压痛,部分合并肝功能不全,甚至出现肝脓肿、多发性脾梗死和腹腔积液。累及食管时可出现吞咽胸骨后疼痛、吞咽困难。

4. 骨关节表现 最常累及扁骨和长骨,多数伴骨周围软组织及关节肿胀和压痛。X 线检查骨密度下降、溶骨性破坏、骨髓炎及骨质增生,骨 ECT 显示多发骨代谢活跃灶、病灶放射性浓聚。骨关节病变主要发生在非 HIV 感染人群。

5. 其他系统表现 全身淋巴结炎,中枢神经系统肉芽肿病变,泌尿系统感染,眼肉芽肿性前葡萄膜炎。

在 COVID-19 大流行的医疗压力影响下,医疗机构对真菌感染的诊断和控制计划不足,导致对合并感染患者产生双重负面影响。因此,COVID-19 的大流行是马尔尼菲篮状菌病流行国家或地区(尤其是贫困地区)中此类患者的一个新挑战,更需要提高对马尔尼菲篮状菌病的关注和丰富诊疗手段,以降低病死率。

四、检测方法和诊断路径

(一) 检测方法

1. 显微镜检查 直接显微镜观察到病变部位组织或穿刺抽吸标本中的病原体可做出初步诊断;骨髓穿刺、淋巴结穿刺物、肺活检组织印片、肺穿刺物,皮损涂片甚至痰涂片进行细胞学检查可做出快速诊断。阳性的组织细胞学标本中有肉芽肿的形成,可能含有少量或大量的酵母样细胞,其形态、大小较一致,在细胞内外聚集或散在分布,嗜碱性,圆形或椭圆形,不出芽,无荚膜,或呈桑葚状细胞团,部分菌体呈腊肠样,有明显的中央透明横隔。

骨髓瑞-吉染色显示吞噬细胞内外均可见成堆或散在分布的菌体,大小为 2～8 μm,形态大小不一,呈椭圆形或腊肠形,核染紫红色,胞核 1～2 个。1 核常偏位,近核处呈浅白色似眼角膜,恰似"斗鸡眼",两核之间易见一明显透明横隔,横隔形似一条河隔开两岸,形如"一河两岸",

其中腊肠形和横隔为其最主要形态特征。骨髓经糖原染色（PAS 染色）胞壁红色，内容物不易着色。有时易与荚膜组织胞浆菌、杜氏利什曼原虫杜利体相混淆。荚膜组织胞浆菌菌体大小为 2～5 μm，位于巨噬细胞内，多呈卵圆形，一端稍圆，一端稍尖，可见孢子周围有一圈未被染色的透明空晕，实为其孢壁，空晕是其主要形态特征，可见出芽。杜氏利什曼原虫杜利体菌体大小为 2～6 μm，多为类圆形，胞核旁边可见细小、杆状、着色较深的动基体，动基体是其主要形态特征，吞噬细胞内外均可见无鞭毛杜利体。

血培养阳性标本直接涂片，革兰染色，可见假菌丝样排列的马尔尼菲篮状菌孢子。

呼吸道标本、疱疹液、脓液等标本直接涂片，革兰染色，可见圆形、卵圆形或中间有横隔的腊肠形孢子；当菌量少时，易漏检，可进行荧光染色，镜下可见典型中央分隔的腊肠样孢子。

2. 组织病理　马尔尼菲篮状菌病的病理特征会因侵犯的器官不同而异，往往依赖于宿主的免疫状态。多核巨细胞增生、巨噬细胞形成肉芽肿是肝、脾、淋巴结肿大的病理基础，组织病理学改变包括肉芽肿性病变、坏死性病变和化脓性病变。

肝组织活检，病灶类型包括：弥漫型、肉芽肿型和混合型。弥漫型可见含大量菌体的泡沫巨噬细胞弥漫性浸润；肉芽肿型可见多发肉芽肿，伴不同程度的炎症细胞浸润；混合型介于两者之间。肺组织活检，在肺泡的间隙可见聚集的巨噬细胞和局部的纤维性渗出物。淋巴结穿刺以吞噬病原体的组织细胞弥漫性浸润为主；也可出现广泛凝固性坏死为主，伴散发少量病原体及核碎屑，易被忽视；在非 HIV 感染患者中则以成纤维细胞小结节状增生改变为主，多核巨细胞少、散在分布，肉芽肿结构形成不良。皮损的组织病理学改变主要分为肉芽肿性病变（CD4[+] T 细胞平均计数接近正常值患者）和坏死性病变（CD4[+] T 细胞平均计数低于正常值患者），在肉芽肿性病变基础上可出现化脓性病变。肠道黏膜组织病理特点是溃疡、糜烂、黏膜慢性炎症和炎性肉芽肿。

组织切片 HE 染色，TM 着色不明显，若 TM 菌体较多时，巨噬细胞胞质内可见 TM 的核汇集而成的淡蓝色颗粒。PAS 染色见大量红染酵母样细胞，群集，部分中央见分隔。

3. 病原学培养　病原学培养是诊断马尔尼菲篮状菌病的金标准，骨髓和淋巴结活检组织培养的敏感性最高，其次是皮损组织和血培养。呼吸道标本、脑脊液、胸腔积液、脓液、粪便和尿液等标本也可分离出马尔尼菲篮状菌，培养时长需 1～2 周。

马尔尼菲篮状菌是篮状菌属中唯一的温度依赖性双相真菌，其菌落特点具有诊断意义。25℃ 培养，菌落呈霉菌样生长，初次分离菌落生长缓慢，当怀疑马尔尼菲篮状菌感染时，可适时延长培养，避免漏检。在 SDA 上马尔尼菲篮状菌呈灰白色至黄绿色绒毛状或麂皮样状，3 d 菌落肉眼可见，逐渐产生红色可溶性色素深入培养基中。在 PDA 上，生长速度较在 SDA 上稍快，菌落形态、色素产生与在 SDA 上相似。在血琼脂培养基上，菌落呈浅灰白色膜状，延长培养菌落产生白色气生菌丝。在巧克力培养基上，菌落呈浅灰褐色膜状，延长培养菌落产生灰褐色绒样气生菌丝。在念珠菌显色培养基上，菌落呈最初蓝灰色菌落，延长培养菌落产生红色色素，弥散到培养基中。乳酸酚棉蓝染色镜下可见透明、细胞壁光滑的分生孢子梗，末端轮生体包含 3～5 个带有分生孢子的梗基，每个梗基生成 3～7 个瓶梗，由瓶梗产生并向基性生长的分生孢子链。37℃ 培养，菌落呈酵母样生长，较 25℃ 生长稍慢，菌落呈灰白色，表面光滑，延长培养菌落明显增大,扁平膜样。约 2 周菌落表面膜样,有脑回状皱褶,菌落呈棕褐色至玫瑰色,无色素产生。镜下可见酵母样细胞圆形、椭圆形及两端钝圆有分隔的长形孢子,也可见短菌丝形成。

4. 血清学　目前基于病原学培养的诊断耗时长,且敏感性不高,漏诊率达到 50%。同时延诊可使马尔尼菲篮状菌病的病死率从 24% 增加到 50%,当漏诊时病死率可达 100%。迫切需要早期快速诊断方法来打破因延诊、误诊、漏诊导致病死率高的局面。

G 试验和 GM 试验是侵袭性真菌感染常用联合检测指标,能早于临床症状和影像学异常 4～7 d 出现阳性;但 G 试验无种属特异性,GM 是曲霉细胞壁的特异抗原成分,GM 试验对曲霉和篮状菌的交叉反应率＞70%。研究显示,HIV 阳性合并马尔尼菲篮状菌感染的 G 试验阳性率 81.8%,GM 试验阳性率 70.7%,提示 G 和 GM 试验对艾滋病合并马尔尼菲篮状菌感染具有早期诊断意义;对于 HIV 阴性马尔尼菲篮状菌病而言,血清 G 试验阳性率仅为 18.2%、血清 GM 试验阳性率为 9.1%,对 HIV 阴性马尔尼菲篮状菌病而言这两项指标诊断价值有限。G 试验和 GM 试验在检测中易受抗菌药物及血液制品等影响出现假阳性,在临床诊治过程中建议短期内多次连续检测动态观察并结合临床资料及影像学表现综合判断 G 试验和 GM 试验阳性结果的意义。

近年来,对甘露聚糖蛋白(Mp1p)的研究逐步深入,发现其可作为马尔尼菲篮状菌感染早期快速诊断的靶标。Mp1p 是马尔尼菲篮状菌细胞壁特异性多糖抗原,具有强抗原性且含量丰富,可引发感染者的抗体反应。据报道,Mp1p 与常见病原真菌包括隐球菌、念珠菌、曲霉和组织胞浆菌等无交叉反应,而马尔尼菲篮状菌特异性抗体对其他病原体具有较强的交叉反应,因此其在临床上检测有一定局限性。目前的试剂盒有 ELISA 检测 Mp1p 抗原、ELISA 检测 Mp1p 特异性抗体和荧光免疫层析法检测抗原。抗原检测主要针对的标本类型是血清及尿液,尿液中的敏感性高于血清,而尿液和血清联合检测敏感性会更高。有研究显示,ELISA 法检测 Mp1p 抗原及 ELISA 法检测 Mp1p 抗体,检测敏感性分别为 75% 和 30%,特异性分别为 99.6% 和 99.4%。当抗原与抗体联合检测时的敏感性和特异性高达 93.3% 和 100%。荧光免疫层析法的敏感性为 78.1%,特异性为 100%。ELISA 耗时长,需 1 个多小时,适合批量样本的检测;而荧光免疫层析法操作简便,耗时短,仅需 30 min,无需大型检测设备,适合少量标本的快速检测。据报道显示,Mp1p 抗原在免疫系统较好的宿主中可被有效清除,抗体检测在免疫力强或体液免疫系统较好的患者中可能更敏感,而抗原检测倾向于对免疫系统受损严重的患者敏感。也有研究者认为,与抗原检测方法相比,抗体检测方法阳性率低,主要原因可能是马尔尼菲篮状菌急性感染早期血中以抗原为主,抗体尚未产生,而感染后期抗原逐渐降低至阴性。因此,Mp1p 抗原检测更适用于临床马尔尼菲篮状菌感染的早期快速辅助诊断,抗原、抗体同时检测能有效提高敏感性和特异性,较培养法提前 2～10 d 报告阳性。

5. 其他　目前,基质辅助激光解吸电离飞行时间质谱技术(MALDI - TOF MS)在微生物鉴定领域发展迅速,具有快速准确的优点,被称为最有前景的鉴定方法,打破了传统依靠微生物生化鉴定或形态学的鉴定方法。但目前的 MALDI - TOF MS 系统对于双相真菌的应用研究相对有限,对于马尔尼菲篮状菌的鉴定则需要实验室收集足够数量的特征峰蛋白图谱构建参考数据库,对数据库进行扩展以后,实验室才可实现对于马尔尼菲篮状菌的快速和准确鉴定。质谱鉴定的结果会受到培养基基质、培养条件、培养时间、菌株蛋白提取方法等因素的影响。研究显示马尔尼菲篮状菌的菌丝相与酵母相图谱相似,但 SDA 培养 3~5 d 的酵母相(35℃)菌落,经甲酸乙腈法处理后,可获得良好的质谱图谱,鉴定正确率最高。此条件也同样适用于形态不典型的马尔尼菲篮状菌,为马尔尼菲篮状菌的快速、准确鉴定提供了辅助手段。

随着 COVID‐19 的大流行,不仅提高了人们对快速诊断的重要性的认识,而且为全面实施传染病的分子诊断指引了道路。研究显示,传统的巢式 PCR 或实时荧光定量 PCR 检测马尔尼菲篮状菌靶向核糖体 DNA 或其他基因编码区,其总体敏感性和特异性分别为 84% 和 99%,检测样本包括血液、骨髓、肺灌洗液、皮肤、活检组织,具有快速、灵敏度高、特异性强、重复性好、定量准确、全封闭反应等优点,成为马尔尼菲篮状菌病早期诊断的重要工具。病变组织是病原菌集中的地方,相比血液更容易检测到病原菌,定量 PCR 可以直接检测石蜡包埋组织样本中原始的菌载量,可直接反应病变组织遭受侵袭的严重程度,但同时也存在制作病理切片耗时长、工序复杂的缺点。据报道显示,LAMP 基因扩增技术不仅可以应用于培养物,还可以应用于各种临床样本;检测速度快,可 1 h 内完成检测;操作简单,不需要昂贵的实验室设备;检测限低,只要两个 DNA 拷贝,它比目前应用的分子方法具有更高的灵敏度。可见,LAMP 技术对马尔尼菲篮状菌病的早期快速诊断具有重要意义。但基于 PCR 的检测方法尚未广泛应用于临床,国内目前还没有商用的马尔尼菲篮状菌 PCR 检测试剂盒。

对于免疫功能良好的马尔尼菲篮状菌病患者,最初临床表现隐匿,缺乏特异性,《中国宏基因组学第二代测序技术检测感染病原体的临床应用专家共识》推荐,当血培养 3 d 未报阳性,且经验性抗感染治疗无效时,可对留存血标本进行 mNGS 检测。mNGS 检测病原谱广泛,在 TSM 患者的混合感染鉴定中具有显著优势,其中以肺泡灌洗液和皮肤组织标本中序列数较高。应如何科学解读 mNGS 结果在临床应用仍存在挑战,序列数低(为 4~6)的样本仍可培养出马尔尼菲篮状菌,培养阳性率与标本选择、培养时长密切相关。对于 mNGS 阳性而培养阴性的患者,最终通过病理、相关实验室结果、临床症状诊断。而 mNGS 结果的假阴性可能与样本采集,预防性或治疗性抗真菌药物对结果的影响有关。研究证实了 mNGS 在诊断疑难马尔尼菲篮菌感染方面具有一定优势,其灵敏性和特异性分别为 98.3%、98.6%,为临床决策提供重要帮助。然而,mNGS 的高成本限制了其在临床上的广泛推广。

(二)诊断路径

马尔尼菲篮状菌病的确诊依赖于病原学检查,临床标本直接涂片镜检鉴定或从中分离培养出病原菌明确诊断。需先注意其相对特异的临床表现,来自流行地区的患者如出现相应表现时更应高度怀疑此病可能,但非流行区的也可出现此病。在行病原学检查的同时,完善 G 试验、GM 试验及 MP1P 检查等,以及 PCR ITS 测序、mNGS 检查可以提高检出率,相比病原学培养的耗时长,其他耗时短的检查可以更好地提供诊断方向,同时需要警惕患者是否存在免疫缺陷,完善患者相关免疫筛查试验。成人需注意是否为抗 IFN‐γ 自身抗体阳性的免疫缺陷综合征;儿童做基因筛查,了解是否存在原发性免疫缺陷。详见下页图 2‐17‐1、图 2‐17‐2。

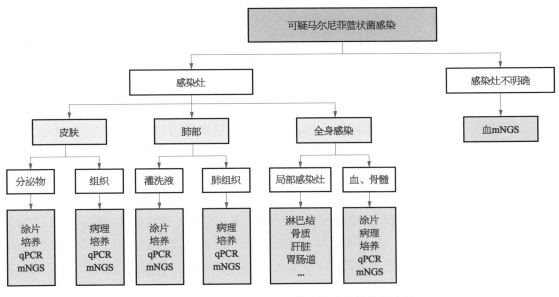

图 2-17-1　马尔尼菲篮状菌感染病原学诊断路径

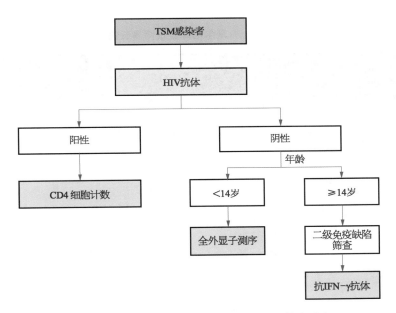

图 2-17-2　马尔尼菲篮状菌病患者免疫筛查流程

五、药敏试验和耐药机制

(一) 药敏试验

目前国内外尚未建立马尔尼菲篮状菌的体外药敏试验指南,但体外药物敏感试验对于指导临床用药有一定参考价值。研究显示,根据美国临床实验室标准委员会(CLSI)批准的 *M27*、*M38*,TM 分别用微量肉汤稀释法、浓度梯度稀释法(E-test)进行药敏试验,TM 在 25℃ 菌丝相和 37℃ 酵母相时体外试验对抗真菌药物敏感性存在差异,但菌丝相和酵母相的相位改变不影响其对药物的敏感性。由于 TM 在人体内的感染阶段为酵母相,以及从实验室生物安全的角度出发,国内外的 TM 体外药敏试验研究侧重于酵母相。

体外研究结果表明,TM 对两性霉素 B、伊曲康唑、伏立康唑、泊沙康唑、酮康唑、氟胞嘧啶和特比萘芬敏感性较高,对氟康唑、阿尼芬净、米卡芬净和卡泊芬净的 MIC 值较高,且菌株间存在异质性。两性霉素 B 是治疗 TSM 的一线抗真菌药,推荐使用两性霉素 B 诱导治疗 2 周,续以唑类(如伊曲康唑、伏立康唑、泊沙康唑)巩固治疗 10 周,最后用小剂量伊曲康唑二次预防用药至少半年。当 TSM 累及神经系统时,建议使用两性霉素 B 脂质体诱导治疗延长为 4～6 周。最近的临床研究表明,在初始临床治疗中,两性霉素 B 在病死率或杀菌活性方面并不优于伊曲康唑,但一些分析表明,单独使用伊曲康唑的疗效不如两性霉素 B。此外,伏立康唑和两性霉素 B 的疗效相当,尤其是在初始使用两性霉素 B 治疗无效时,或当患者无法耐受时,建议使用伏立康唑替代治疗。在 TSM 的流行国家,伊曲康唑已成为治疗 TSM 的主流选择。由于两性霉素 B 价格昂贵,且副作用大,因此在没有两性霉素 B 的情况下,应在严密的临床监测下给予唑类药物。相关专家共识表明马尔尼菲篮状菌对氟康唑的敏感性较低,且容易耐药,一般不推荐氟康唑。见表 2－17－1。

表 2－17－1 马尔尼菲篮状菌易感性[21]

药 物	不同 MICs(μg/mL)的分离株数量												MIC50	MIC90
	≤0.008	0.015	0.03	0.06	0.12	0.25	0.5	1	2	4	8	≥16		
两性霉素 B					52	56	24	3					0.25	0.5
伊曲康唑		131	4										≤0.015	≤0.015
泊沙康唑	114	19	2										≤0.008	≤0.008
伏立康唑	94	36	4	1									≤0.008	0.015
氟康唑					5	16	32	53	20	8		1	2	4
阿尼芬净		4	2				3	6	26	65	28		4	≥8
米卡芬净	5	11	3	5	3		2	7	1	3	95		≥8	≥8
卡泊芬净	3	2	4	6	10	15	3	17	24	44	7		2	4
氟胞嘧啶				15	37	41	31	10		1			0.25	0.5

注:MIC,最小抑菌浓度;MIC50,50% 最小抑菌浓度;MIC90,90% 最小抑菌浓度。

(二)耐药机制

TSM 患者在临床治疗后往往会出现复发,因此在 TSM 诱导治疗成功后,需要常规口服唑类药物进行巩固治疗和长期二级预防。由于预防和治疗可能持续几周到几个月,长期暴露于唑类药物为真菌耐药性提供了机会。研究发现,TM 存在唑类药物耐药相关的靶酶基因 cyp51B、ERG3,多耐药基因 CDR、PmMDR 及氟康唑耐药基因 FLUI。ERG3 发生点突变会导致后续编码合成的酶性质上发生改变,也可以导致靶点酶发生定量改变,过度表达该基因可导致靶点酶的合成增加,使得细胞内需要更高的唑类浓度才能抑制所有的靶点酶。CDR、PmMDR1 和 PmMDR3

是主要协同转运蛋白超家族(MFS)的编码基因,可以将唑类药物排至细胞外而导致耐药,已被确定为 TM 体内的多药外排泵,并参与对唑类、嘧啶类的耐药性。目前尚有很多 TM 耐药性的具体机制仍不明确,需要更多研究关注 TM 耐药性机制。

（李艳玲）

参 考 文 献

［1］Wang F, Han R, Chen S.An overlooked and underrated endemic mycosis-*Talaromycosis* and the pathogenic fungus *Talaromyces marneffei*[J].Clin Microbiol Rev, 2023, 17(1): e0005122.

［2］Guo J, Li BK, Li TM, et al.Characteristics and prognosis of *Talaromyces marneffei* infection in non HIV-infected children in Southern China[J].Mycopathologia, 2019, 184(6): 735－745.

［3］Lei M, Yu U, Zhang N, et al.An HIV-negative infant with systemic *Talaromyces marneffei* infection[J].Int J Infect Dis, 2018, 77(1): 3－4.

［4］Hyde KD, Al-Hatmi AMS, Andersen B, et al.The word's ten most feared fungi [J].Fungi Diversity, 2018, 93(1): 161－194.

［5］Narayanasamy S, Dat VQ, Thanh NT, et al.A global call for *talaromycosis* to be recognised as aneglected tropical disease[J].Lancet Glob Health, 2021, 9(11): e1618－e1622.

［6］Brown LB, Spinelli MA, Gandhi M, et al.The interplay between HIV and COVID－19: summary of the data and responses to date[J].Curr Opin HIV AIDS, 2021, 16(1): 63－73.

［7］Nargesi S, Bongomin F, Hedayati MT.The impact of COVID－19 pandemic on AIDS-related mycoses and fungal neglected tropical diseases: why should we worry[J]. PLoS Negl Trop Dis, 2021, 15(2): e0009092.

［8］Jiang J, Meng S, Huang S, et al. Effects of *Talaromyces marneffei* infection on mortality of HIV/AIDS patients in Southern China a retrospective cohort study[J]. Clin Microbiol Infect, 2019, 25(2): 233－241.

［9］Huang YT, Hung CC, Liao CH, et al.Detection of circulating galactomannan in serum-samples for diagnosis of *Penicillium marneffei* infection and *cryptococcosis* among patients infected with human immunodeficiency virus[J]. J Clin Microboil, 2007, 45(9): 2858－2862.

［10］Chen XM, Ou X, Wang HD, et al.*Talaromyces marneffei* Mp1p antigen detection may play an important role in the early diagnosis of *Talaromycosis* in patients with acquired immunodeficiency syndrome[J].Mycopathologia, 2022, 187(2－3): 205－215.

［11］Cao L, Chan KM, Chen D, et al. Detection of cell wall mannoprotein Mp1p in culture supernatants of *Penicillium marneffei* and in sera of *penicilliosis* patients[J].J Clin Microbiol, 1999, 37(4): 981－986.

［12］Pruksaphon K, Intaramat A, Ratanabanangkoon K, et al. Diagnostic laboratory immunology for *talaromycosis* (*penicilliosis*): review from the bench-top techniques to the point-of-care testing[J].Diagn Microbiol Infect Dis, 2020, 96(3): 114959.

［13］Thu NTM, Chan JFW, Ly VT, et al. Superiority of a novel Mp1p antigen detection enzyme immunoassay compared to standard BACTEC blood culture in the diagnosis of *talaromycosis*[J].Clin Infect Dis, 2021, 73(2): e330－e336.

［14］Lu S, Li XQ, Calderone R, et al. Whole blood Nested PCR and Real-time PCR amplifification of *Talaromyces marneffei* specific DNA for diagnosis[J]. Med.Mycol, 2016, 54(2): 162－168.

［15］Li XL, Zheng YQ, Wu FY, et al.Evaluation of quantitative real-time PCR and Platelia galactomannan assays for the diagnosis of disseminated *Talaromyces marneffei* infection[J]. Med Mycol, 2020, 58(2): 181－186.

［16］Hien HTA, Thanh TT, Thu NTM, et al. Development and evaluation of a real-time polymerase chain reaction assay for the rapid detection of *Talaromyces marneffei* MP1 gene in human plasma[J]. Mycoses, 2016, 59(12): 773－780.

［17］Susanna KPL, George CSL, Clare SKL, et al.In vitro activity of posaconazole against *Talaromyces marneffei* by broth microdilution and etest methods and comparison to itraconazole, voriconazole, and anidulafungin[J]. Antimicrob Agents Chemother, 2017, 61(3): e01480.

[18] Zhang J, Liu HF, Xi LY, et al. Antifungal susceptibility profifiles of olorofifim (formerly F901318) and currently available systemic antifungals against mold and yeast phases of *Talaromyces marneffei* [J]. Antimicrob Agents Chemother, 2021, 65(6): e00256－21.

[19] Fang LL, Liu MX, Huang CL, et al.MALDI-TOF MS-based clustering and antifungal susceptibility tests of *Talaromyces marneffei* isolates from Fujian and Guangxi (China)[J]. Infect Drug Resist, 2022, 15(7): 3449－3457.

[20] Utami ST, Indriani CI, Bowolaksono A, et al.Identification and functional characterization of *Penicillium marneffei* major facilitator superfamily (MFS) transporters[J]. Biosci Biotechnol Biochem, 2020, 84(7): 1373－1383.

[21] Fang L, Liu M, Huang C, Ma X, Zheng Y, Wu W, Guo J, Huang J, Xu H. MALDI－TOF MS－Based Clustering and Antifungal Susceptibility Tests of Talaromyces marneffei Isolates from Fujian and Guangxi (China). Infect Drug Resist, 2022, 15(7): 3449－3457.

第十八节　耶氏肺孢子菌

> **关键点**
> - 耶氏肺孢子菌是一种通过空气在人与人之间传播的机会性真菌病原。
> - 耶氏肺孢子菌肺炎是一种危及生命的疾病,病死率差异很大。
> - 治疗手段成熟,但许多国家缺乏相关抗真菌药物。

一、概述

　　耶氏肺孢子菌(*Pneumocystis jirovecii*)是一种全球分布的机会致病性真菌。耶氏肺孢子菌肺炎可通过空气在人与人之间传播。健康人可以无症状携带。

　　虽然耶氏肺孢子菌可以感染健康人,但免疫功能低下的患者,比如艾滋病患者、器官移植患者和其他服用免疫抑制剂的患者受到的影响更大。耶氏肺孢子菌肺炎的风险因素包括艾滋病、癌症、伴有器官移植(尤其是肾移植)的医源性免疫抑制、自身免疫性和炎症性疾病以及肾病综合征。

　　耶氏肺孢子菌肺炎是一种非常严重的疾病,总体病死率从 0 至 100% 不等(差异很大)。耶氏肺孢子菌感染患者的住院时间为 0～123 d(中位数为 6.6～30 d)。并发症包括呼吸衰竭、远期移植失败和肾功能衰竭。

　　耶氏肺孢子菌在全球分布,过去 10 年的变化趋势表明,总体发病率稳定,但某些人群,特别是在艾滋病毒感染者中的发病率有所下降。全球年发病率具体数据尚不明确。

　　耶氏肺孢子菌肺炎的可预防性强,预防措施已被广泛报道,其中药物预防的效果显著。暂无疫苗可用。

　　传统诊断可及性中等;循证治疗的可获得性、可负担性较高。耶氏肺孢子菌肺炎通常使用复方磺胺治疗。

抗真菌药物耐药性尚不清楚。无法对耶氏肺孢子菌进行表型药敏试验,未确定折点,并且治疗药物不同于其他真菌感染的治疗药物。

为了填补这些知识欠缺,我们需要更好地了解耶氏肺孢子菌肺炎感染和死亡的相关风险因素,尤其是在非 HIV 感染高风险人群中,从而针对性采取合理诊断治疗手段和预防策略。此外,还需要了解更多关于年发病率的信息。

二、病原学介绍

1. 病原学分类　耶氏肺孢子菌曾被称为卡氏肺孢子虫。起初,是在感染克氏锥虫的动物身上分离得到,被误认为是克氏锥虫生活史中的一个形态。1910 年意大利人安东尼奥·卡利尼在感染路氏锥虫的老鼠肺部观察到了有机物样的包囊,发现这种包囊与锥虫不同,由此将其命名为卡氏肺孢子虫。从形态学上看,卡氏肺孢子虫起初被认为是原生生物,但是在 1988 年通过小 rRNA 亚基分析以后,发现其基因组结构与真菌更为相似。为了纪念 1952 年首先在人类肺组织中描述了该菌的捷克寄生虫学家奥托·耶诺维奇(Otto Jirovec),最终将感染人类的该病原菌命名为耶氏肺孢子菌。肺孢子菌属于真菌界、子囊菌门、肺孢子菌纲、肺孢子菌目、肺孢子菌科、肺孢子菌属。目前该菌属内有 5 个菌种,包括源于人类的耶氏肺孢子菌、源于大鼠的卡氏肺孢子菌和韦氏肺孢子菌、源于小鼠的鼠型肺孢子菌,源于兔类的奥氏肺孢子菌。其中只有耶氏肺孢子菌可引起人类感染。

2. 生命周期　肺孢子菌的生命周期包括无性期(滋养体)和有性期(包囊期)。滋养体期呈阿米巴样的单细胞形态,其增殖通过二分裂的形式完成。包囊期的增殖发生在宿主细胞的肺组织中,通过自体受精的形式完成,该时期形成二倍体的合子,随之发生减数分裂,产生含有八个单倍体的子囊孢子,随着细胞壁的增厚,形成球形的包囊。包囊是该菌在环境中的传播形态,通常呈现塌陷状态,在组织染色中可观察到形似新月体(如踩瘪的乒乓球)。包囊破裂后,子囊孢子可以通过空气吸入感染新的宿主。吸入包囊后,包囊破裂,子囊孢子形成滋养体,并黏附于 Ⅰ 型肺泡上皮,同时介导与宿主细胞的胞浆膜融合,引起人类感染。免疫功能正常的人群,CD4$^+$ T 细胞和肺泡巨噬细胞是清除耶氏肺孢子菌滋养体的主要细胞。

3. 致病性　耶氏肺孢子菌主要在人类肺部进行增殖,完成其从包囊→滋养体→包囊的生命周期。人体吸入含有包囊的空气到达肺部后,释放出子囊孢子,并黏附于 Ⅰ 型肺泡上皮细胞上,形成滋养体。该过程中,会与宿主细胞的胞浆膜发生融合,进而损害肺泡上皮细胞的功能。而机体中巨噬细胞、嗜酸性粒细胞和效应性 T 细胞对该菌的清除反应,会造成被感染部位的炎症反应,这些炎症反应进一步损伤了肺泡上皮细胞,综合作用使肺泡的功能发生损伤。

三、流行病学与所致疾病

耶氏肺孢子菌是一种呈全球分布的条件致病性真菌,其感染方式尚未被完全阐明,可能是通过空气传播和人际传播。血清流行病学研究提示,在发展中国家,5 岁以下儿童社区获得性肺炎的病原体中耶氏肺孢子菌约占 1%～2%,在幼年期可初次接触微生物,且伴有无症状或轻度上呼吸道感染。第二次世界大战后在欧洲出现的时候,耶氏肺孢子菌被认为是导致孤儿院中营养不良的婴儿肺炎的病因,也是造成急性淋巴细胞白血病患儿致命性肺炎的病因。该真菌随着 20 世纪 80 年代 HIV 的流行而呈播散流行。1989 年后,随着初始预防性治疗和高效抗逆转录治疗的引入,在发达国家,耶氏肺孢子菌的感染率开始下降。从 1992 年到 1995 年,年感染率降幅为 3.4%,而 1996 年到 1998 年降幅为 21.5%。

2016 年出版的一份回顾性研究表明:HIV 感染者中耶氏肺孢子菌肺炎(Pneumocystis jirovecii pneumonia,PJP)的计算发病率为: 29.9‰(1994—1997),7.7‰(1998—2002),3.9‰(2003—2007)。但随着肿瘤(尤其是血液系统恶性肿瘤)患者、造血干细胞或实体器官移植的患者、接受长期高剂量糖皮质激素抗炎或抗风湿免疫病治疗的患者以及处于细胞免疫受损状态的患者数量的增多,非 HIV 感染患者耶氏肺孢子菌感染的数量呈现上升趋势。一项对疑似 PJP 患者的回顾性研究发现,非 HIV 感染患者占到了感染总病例的 75%。在未接受预防性治疗的非 HIV 的免疫功能低下患者中,PJP 的历史发病率在患有急性淋巴细胞白血病、非霍奇金淋巴瘤或软组织肉瘤的儿童中超过 20%;在成人中,PJP 历史发病率在非霍奇金淋巴瘤患者中的发病率为 20%～30%,异基因 HSCT 受者中为 5%～15%,实体器官移植受者中为 5%～15%,接受糖皮质激素放疗的脑肿瘤患者中为 6%。

耶氏肺孢子菌主要感染肺部(为耶氏肺孢子菌肺炎,简称 PJP),在严重的免疫缺陷患者身上,也可以见到罕见的播散性感染。肺外感染可表现为:肝脾肿大、甲状腺、眼部、耳部表现或皮损。HIV 感染患者 CD4$^+$ T 细胞计数＜200 cells/μL 时,PJP 的感染率在 20%。而对于非 HIV 感染的患者,发生 PJP 的最重要的因素是糖皮质激素联合免疫抑制剂治疗。CD4$^+$ T 细胞计数＜200 cells/μL 是"高危"的敏感生物标志物。PJP 通常是弥漫性的,伴有肺泡损伤、肺泡内嗜酸性粒细胞浸润和间质炎症反应,会导致限制性肺病、进行性低氧血症。电子显微镜镜检显示该病原体黏附在 I 型肺泡上皮细胞上,进而从滋养体转变为包囊。黏附肺泡并不是引起弥漫性损伤的原因,而是由于宿主自身的炎症反应介导了肺部损伤并损伤了肺换气功能,导致缺氧和呼吸功能衰竭。

四、检测方法与诊断路径

因为耶氏肺孢子菌基本属于严格肺泡内寄生的病原体,早期诊断主要依赖于肺组织活检染色寻找病原体。由于该菌目前在体外无法培养,使得病原体的获得很困难。血清中针对耶氏肺孢子菌的抗体虽然可以检测,但是目前尚无商业化的检测试剂,检测结果的敏感性与特异性也不尽相同。同时对于既往感染或隐性感染后抗体持续时间知之甚少,而免疫功能缺陷的患者存在无法产生抗体的情况,也在一定程度上限制了抗体检测的应用。

目前用于耶氏肺孢子菌的微生物检测的方法有:显微镜镜检、分子生物学检测、流式细胞术以及血清学检测。可用于检测的临床标本类型包括:支气管肺泡灌洗液、诱导痰、口腔冲洗液、鼻咽部抽吸液和血清。

（一）适合用于检测的标本类型

1. 支气管肺泡灌洗液（bronchoalveolar lavage fluid，BALF）　BALF 的检测结果是诊断 PJP 的"金标准"，也是诊断价值最高的呼吸道标本类型。其采样方法的局限性在于：对于有严重肺部疾病的患者，该检查并不易进行，且会增加患者的风险；侵入性检查相对昂贵，在医疗资源匮乏的情况下无法进行；采样操作缺少标准化操作流程，样品质量取决于采样人员的操作技巧。

2. 诱导痰　痰液是一种无创性且较易于获取的标本。通过 Meta 分析 322 位患者后发现，在整体流行率＜10% 的情况下，使用诱导痰标本进行荧光染色检查，结果具有 95% 的阴性预测值，可成为排除 PJP 的方法之一。但在流行率较高的地区及高度怀疑 PJP 时，阴性结果仍需使用 BALF 进行复核。使用 PCR 的方法进行检测，诱导痰的敏感性可以达到 85%～100%，且与 BALF 结果具有很好的一致性。

3. 口腔冲洗液　口腔冲洗液是一种非侵入性并可快速获取的标本。当肺孢子菌被咳出，或近期吸入口咽部，口腔冲洗液中能发现该病原体。阳性的结果说明下呼吸道菌载量高。该类型标本的缺点有：由于咽部分泌物的稀释，导致检出率降低，或者大量分泌物杂质导致使用 PCR 检测时抑制程度增加；下呼吸道菌载量低时，病原菌无法到达口腔。相较于痰液和 BLAF，使用口腔冲洗液进行 PCR 反应检查耶氏肺孢子菌的敏感性为 75%～91%，特异性为 68%～100%。该类型标本检测结果阳性，可以作为 PJP 诊断的强证据，但是阴性的结果不能排除诊断。

4. 鼻咽抽吸液　可用于下呼吸道标本较难以获取的儿科患者。使用六胺银染色（gomori-methenamine silver stain，GMS）、PCR 方法来检测鼻咽抽出液的标本，敏感性为 86%，特异性为 95%。因此，PCR 检测鼻咽抽吸液阳性的患者，可以不需要进行更多的侵入性检查。鼻咽抽吸液阳性代表至少存在 10^4 copies/mL 的病原体。

5. 全血/血浆/血清　血液标本易于获得且采样成本低。耶氏肺孢子菌血症提示疾病进展。全血或血浆中病原体游离 DNA 是 PJP 很有效的诊断标志物。使用 qPCR 检测血液样本，对于诊断 HIV 感染患者是否患有 PJP，具有很高的敏感性与阴性预测值。血清真菌抗原（1,3 - β - D 葡聚糖）、抗体检测也可作为微生物辅助诊断指标。

（二）可用于检测的方法

1. 显微镜检查

（1）非荧光染色法：是最常用的检测方法，操作较为简单，开展所需要的设备要求较低，也是最为经济快速的检测方法。主要使用的染色法为：六胺银染色法和甲苯胺蓝 O 染色法。染色的标本类型为：BALF、诱导痰、口腔冲洗液、鼻咽抽吸液。首选标本为：BALF。各类型标本制备涂片时，应尽量浓缩，提高检出率。六胺银试剂应现用现配，避光保存，同时在染色时，应时刻观察染色进度，以防染色过深，具体操作注意事项应仔细阅读染色试剂盒说明书。该染色法能同时染色活的和死亡的包囊，染色后的包囊呈圆形或椭圆形，直径为 5～8 μm。囊壁较厚。成熟包囊内含 8 个香蕉形的囊内小体（亦称子孢子），其内各有 1 个小核。因为包囊壁常出现塌陷使其形态呈现新月体（踩瘪的乒乓球样）似的形态特点。此外，革兰染色，甲酚紫，甲苯胺蓝 O 以及钙荧光白染料都能染色包囊。滋养体期的形态能被吉姆萨染液，迪夫快速染液，瑞-吉染液，改良巴氏染色液或改良革兰染色液着色。滋养体呈多态形，长 1～5 μm。虽然是特异性的染色法,但是阴性结果不能排除 PJP。非荧光染色的局限性在于检测的敏感性受取样质量、染色操作等多方面因素影响,结果判断需要检测人员具备一定的形态学经验。

(2)荧光染色法:荧光染色法能同时染色包囊与滋养体。使用抗耶氏肺孢子菌单克隆抗体荧光染色法(IFA)有更高的敏感性和特异性,是显微镜诊断的首选方法。操作荧光染色时,需要在避光的环境下进行,同时在结果观察时,应注意非特异性荧光的干扰。直接抗原检测可以识别包囊和滋养体两种形态,而间接 IFA 只能检测包囊。虽然直接 IFA 有可检测出两种形态的优势,但会产生更多的假阳性。有研究推荐仅检测包囊的 IFA 为常规诊断中最有用的方法。IFAs 的主要局限性是试剂成本和对荧光显微镜的需求。

2. 分子生物学检测法　使用定量聚合酶链反应(quantitative polymerase chain reaction,qPCR)检测肺孢子菌的各种靶基因,可以获得较高的监测敏感性与特异性。其中靶基因包括:线粒体大亚基的核糖体 RNA(*mtLSU rRNA*)、Kex -1、5s rRNA,主要表面糖蛋白(major surface glycoprotein,MSG)以及内转录间隔区(internal transcribed spacer,ITS),二氢叶酸还原酶(dihydrofolate reductase,DHFR)、β-微管蛋白(β - tubulin)和 *HSP 70* 基因,各基因的引物和探针见表 2 - 18 - 1。相较于染色法,无论在诊断 HIV 感染或非感染患者 PJP 时,PCR 的敏感性都更高。近期三份 Meta 分析中发现,使用 BALF 作为标本,PCR 的敏感性分别高达 98%、99%、97%,特异性分别为 91%、90%、94%。在 HIV 阴/阳性患者中,都表现出高特异性与敏感性。检测首选的标本为 BALF。使用 qPCR 检测 BALF 结果阴性意味着 PJP 的可能性不大,而阳性则强烈提示患者感染了耶氏肺孢子菌。除了 PCR 反应,环介导等温扩增技术(loop-mediated isothermal amplification,LAMP)检测敏感性也较高,同时具有不会与其他真菌发生交叉反应的相对特异性,其检测效能与 qPCR 相似。对于耶氏肺孢子菌感染,区分定植与感染是很有必要的,近期研究发现,一种丝氨酸蛋白酶 Sp 在滋养体期表达升高,而一种 RNA 诱导的沉默复合体亚基基因 *Arp9* 在包囊期表达上调,有望作为肺孢子菌生命周期状态的判断依据。

表 2 - 18 - 1　检测耶氏肺孢子菌的 PCR 反应引物[7-12]

靶基因	正向引物	反向引物	探针
mtLSU	CTGTTTCCCTTTCGACTATCTACCTT	CACTGAATATCTCGAGGGAGTATGAA	TCGCACATAGTCTGATTAT
MSG	CAAAAATAACAYTSACATCAACRAGG	AAATCATGAACGAAATAACCATTGC	
ITS(巢式 PCR)	第一轮: AAGTTGATCAAATTTGGTC 第二轮: CGTAGGTGAACCTGCGGAAGGATC	第一轮: CTCGGACGAGGATCCTCGCC 第二轮: GTTCAGCGGGTGATCCTGCCTG	
18S rRNA(巢式 PCR)	第一轮: CCAGATTAGCTTTTGCTGATCGCGGG 第二轮: TGTTGGCATGAAGCCAATGGAA	第一轮: ACTTTCCAGTAATAGGCTTATCG 第二轮: CAATAACCCATCACCAGTCCGAAG	
5S rRNA	AGTTACGGCCATACCTCAGA	AAAGCTACAGCACGTCGTAT	
DHFR	CTGCAAAATCCTTGGATCAT	CTTTAGTACCAACCCAA GAT	

（续表）

靶基因	正　向　引　物	反　向　引　物	探　针
HSP 70	CGTCTTGTAAACCACTTCATTGC	AGTCCGTTTAGCACGCTAC	AAGAAAGATCTTTCAGGG
β – tubulin	GATCCGAGACATGGTCGCTATT	TTCAACCTCCTTCATGGAAACAG	TGTTGCAGCGATTTTCCGCGGTA
kex – 1	CAACCCTGTTCCAATGCCTAA	CAACACCGATTCCACAAACAGT	TGCTGGTGAAGTAGCTGCCGTTCGA

3. 流式细胞术　流式细胞术可以通过检测细胞参数,抗耶氏肺孢子菌单克隆荧光抗体来鉴定菌种。有研究使用免疫荧光染色试剂盒检测 BALF 中的耶氏肺孢子菌,敏感性与特异性均较高,但是由于试剂盒尚未商品化与检测仪器的制约,目前并不作为推荐的诊断检测方法。

4. 血清学检测法

（1）酶联免疫吸附试验:使用抗原作为工具检测体内抗耶氏肺孢子菌抗体的 ELISA 技术是一个很有前景的方法。目前有多种免疫原性的抗原,包括天然抗原 Meu10 及基于 MSG 基因设计的重组合成抗原。有研究发现,使用 ELISA 法检测血清样本中抗耶氏肺孢子菌 IgM 时,敏感性为 100%,特异性为 81%。但是,该方法的局限在于:患者体内免疫反应的差异、HIV 感染、移植、肿瘤、未坚持预防性用药、吸烟、慢性阻塞性肺病、酗酒、吸毒甚至不同地域的患者,免疫功能都不尽相同,免疫反应强度差异性很大,并且既往或隐性感染的患者会造成假阳性的结果,对检测的敏感性和特异性均造成了影响。因此,对检测结果的评估,需考虑宿主个体的复杂性以及影响抗体形成的环境等多方面的因素。

（2）1,3 – β – D 葡聚糖检测（G 试验）:耶氏肺孢子菌包囊中含有 1,3 – β – D 葡聚糖,在 HIV 感染患者或非 HIV 感染患者中,其检测敏感性很高,但因其在很多真菌细胞壁上都有存在,且阳性检测结果的干扰因素较多,导致其特异性不高。G 试验的重要价值在于阴性的结果提示 PJP 的可能性很小。欧洲白血病感染会议甚至提出 G 试验阴性足以排除耶氏肺孢子菌的感染。PJP 患者 G 试验结果的阳性值常＞500 pg/mL 甚至＞1 000 pg/mL,但如前所述,因为其特异性不高,阳性结果需要联合 PCR、涂片等联合诊断 PJP 感染。

（3）其他血清标志物:乳酸脱氢酶（lactate dehydrogenase,LDH）在 PJP 患者的血清中显著升高。但是 LDH 的升高仅反映肺部炎症与损伤,对于 PJP 诊断并没有特异性。涎液化糖链抗原（krebs von den lungen – 6,KL – 6）是一种表达于 II 型肺泡上皮和支气管上皮的黏液蛋白,KL – 6 水平在 PJP、间质性肺病和其他感染性疾病患者中均会升高,故特异性不高。S – 腺苷蛋氨酸（s-adenosylmethionin,SAM）是一种肺孢子菌无法合成,必须从其宿主胞浆中摄取的物质。研究发现,相较正常人和其他疾病的患者,PJP 患者中血清 SAM 的水平显著下降,但其特异性也不高。

（三）诊断路径

1. 临床症状　PJP 患者通常表现为进行性的呼吸困难、干咳、低热、呼吸急促、心动过速等,耶氏肺孢子菌肺炎的临床表现和症状见下页表 2 – 18 – 2。PJP 在 HIV 阳性的患者中,通常表现为亚急性或者慢性病程,但是在病情稳定后存在突然恶化的风险;在 HIV 阴性的免疫功能低下的患者中常表现为急性病程,且病情进展迅速。HIV 阳性/阴性患者 PJP 的疾病特点见下页表 2 – 18 – 3。耶氏肺孢子菌肺炎感染的危险因素见下页表 2 – 18 – 4。

表 2-18-2 肺孢子菌肺炎的表现与症状[16]

肺孢子菌肺炎的表现或症状	发 生 率
发热	81%～87%
呼吸困难	66%～68%
咳嗽	71%～81%
胸痛	23%～24%
肺部听诊异常	30%～34%
胸片异常	92%～96%
低氧血症	78%～91%

表 2-18-3 HIV 阳性患者与其他原因所致免疫功能低下患者 PJP 的疾病特点比较[15]

疾病特点	HIV 阳性患者	HIV 阴性免疫功能低下患者	备 注
表现与症状	典型的三联征：劳力性呼吸困难+干咳+低热	主要症状：发热，呼吸困难，干咳；缺氧/呼吸衰竭常见，呼吸困难和咳嗽不常见，LDH 升高不常见	LDH 的预测值很低
严重性与病程	亚急性症状，亚急性/慢性病程（几天到数周）；长时间稳定后有突然恶化的风险	急性症状，病情进展迅速（几天）	HIV 阴性免疫功能低下患者病死率更高（35%～50%）
影像学特点			
胸片	双侧肺门间质性浸润囊性病变和空洞常见	起初的表现不明显；肺泡或肺泡间质影不常见；结节、实变、胸腔积液常见	考虑存在呼吸紊乱及共感染
胸部 CT	双侧磨玻璃影（肺门周围，弥漫性或/和马赛克影）；各种大小和形状的薄壁样囊性变	典型的广泛分布磨玻璃影；较少与囊性变相关；结节、实变及胸腔积液更常见	

表 2-18-4 发生耶氏肺孢子菌肺炎危险因素[16]

危险因素	备 注
免疫抑制治疗	
糖皮质激素	非 HIV 感染患者罹患 PJP 约 90% 的病例使用过糖皮质激素。使用剂量和疗程的中位数为：泼尼松 30 mg/d 使用 12 周
化疗	PJP 发生有使用甲氨蝶呤、氟尿嘧啶、博来霉素等化疗药物的情况。感染的风险与粒细胞减少的程度与时间相关。嘌呤类似物、氟达拉滨、克拉屈宾以及抗代谢物阿糖胞苷是 PJP 的独立危险因素
抗体治疗	抗移植物排斥的抗淋巴细胞抗体的使用，在移植后 1～6 个月的时期是发生 PJP 的最高危因素。使用抗人 CD52 的阿伦单抗是发生 PJP 的概率最高的抗体疗法

危险因素	备　　注
霉酚酸酯	在动物模型中霉酚酸酯具有抗肺孢子菌的效果，对人类效果不明，理论上具有保护作用，但是数据缺乏
钙调磷酸酶抑制剂	有限的数据表明在肾移植的患者中使用环孢素 A 相较于硫唑嘌呤的风险更高。回顾性研究发现相较于环孢素 A，在肾移植患者中使用基于他克莫司的制剂，发生 PJP 的发生频率更高
西罗莫司	与间质性肺炎的临床症状相关，会与 PJP 相混淆
其他临床因素	
巨细胞病毒感染	巨细胞病毒感染造成的系统性免疫功能低下是 PJP 的独立危险因素
移植物排异反应	PJP 与移植患者的免疫低下程度相关并且与其治疗和急性排斥反应发生的次数相关
移植物抗宿主反应	造血干细胞移植超过 6 个月的患者，当一直在维持免疫抑制治疗以减轻移植物抗宿主反应时，更容易发生 PJP
CD4$^+$ T 细胞计数降低	在 HIV 感染的时候，罹患 PJP 的风险与 CD4$^+$ T 细胞＜200 cells/mL 或少于总循环的淋巴细胞数的 20% 相关。73% 的实体器官移植患者发生 PJP 时，CD4$^+$ T 细胞＜200 cells/mL 并且与淋巴细胞计数＜500×10^6/L 相关。造血干细胞移植、接受化疗的实体肿瘤、自身免疫病、恶性血液病的患者淋巴细胞减少症以及 CD4$^+$ T 细胞数量减少是发生 PJP 的危险因素。CD4$^+$ T 细胞计数降低能反映病毒的共同感染或外源性的免疫抑制
粒细胞减少	移植患者长期的粒细胞减少是发生 PJP 的潜在危险因素

2. 影像学表现　肺孢子菌感染无特异性肺部影像学表现，PJP 呈一种弥散性的间质性炎症表现。PJP 患者胸部 X 线片早期表现为清晰的双侧肺门弥漫性浸润，可进展为肺泡间质的蝶形影。再过 3～5 d，浸润从肺门区扩散到肺尖或肺下部。也可能出现一些异常的表现，包括：结节、单侧浸润、胸腔积液、气胸、淋巴结肿大或肺实变。CT 显示表现为磨玻璃样影。具体影像学的表现见上表 2-18-3。

3. 常规实验室检查　一般患者可能出现以下常规实验室检测异常：PaO$_2$＜60 mmHg 伴呼吸性碱中毒。LDH＞300 U/mL，低氧血症伴有肺泡动脉血氧梯度升高，血管紧张素转化酶（angiotensin-converting enzyme，ACE）和 1,3-β-D-葡聚糖非特异性升高。

4. 微生物检查　微生物检查明确病原体是 PJP 诊断的金标准，通常是在肺组织或者气道分泌物中发现病原体以明确诊断。诱导痰的检查和直接荧光染色一般作为最初的检查项目，BALF 是用于各项检查最佳的标本。使用 BALF 进行 qPCR 检测联合血清 G 试验的结果，可以用于排除 PJP。不推荐使用血液标本进行核酸检测。

5. 组织病理学与侵入性检查　耶氏肺孢子菌感染的肺组织具有特异性表现。肺泡腔内充斥着泡沫样的嗜酸性渗出且呈蜂窝样。肺泡内的渗出液由病原体、大量的表面糖蛋白、蛋白渗出物以及巨噬细胞碎片和炎症细胞所构成。同时，肺泡间质有多核白细胞和淋巴细胞浸润。

6. 美国相关诊断标准　根据美国移植学会、美国感染病医学会 2019 年发布的指南，推荐的诊断标准如下。向血液病患者、恶性肿瘤患者、干细胞移植患者以及实体器官移植患者推荐诊断 PJP 的方法见下页表 2-18-5。

表 2-18-5　血液病、恶性肿瘤、干细胞移植及实体器官移植患者推荐诊断 PJP 的方法[16]

标本/技术	推　荐　用　法	推荐程度	证据等级
诊断性标本			
支气管肺泡灌洗液	用于多种病原学检测；检出率≥80%	强	高
支气管活检	提高 BALF 的检出率，也能检出其他的肺部病变	强	中
开胸或视频辅助胸腔镜	诊断金标准，通常不需要	强	低
诱导痰	可选标本，检出率≥50%	强	高
其他的呼吸道标本（痰、鼻咽抽吸液、鼻腔或口腔冲洗液）	并非好的选择，菌载量低	强	低
诊断技术			
免疫荧光分析	最敏感的显微镜检法，检出率超过其他染色方法	强	高
实时荧光定量 PCR，核酸检测	BALF 中定量检测，无法区分携带与感染	强	低
银、多色或钙荧光染色	仅在 BALF 中阴性可排除 PJP	强	高
血清学			
LDH	非特异性，在 PJP 患者中通常是阳性	弱	低
1,3-β-D 葡聚糖	非特异性，用于辅助诊断，是耶氏肺孢子菌的细胞壁成分	弱	中
基因分型，测序	调查可疑的暴发流行	强	低
二氢叶酸合酶突变检测	不推荐	弱	低

注：PJP 的诊断不应该单独基于临床标准或影像学。

（1）单纯胸片不能用于诊断耶氏肺孢子菌肺炎，因为没有特征性的表现。

（2）非特异性的指标：缺氧、血清 LDH 检测、1,3-β-D-葡聚糖检测具有很高的阴性预测值。

（3）核酸检测在诊断中是很有用的附加检查，但是特异性还有待探索。具有典型症状的器官移植的患者，核酸阳性，很有可能罹患 PJP。

（4）明确诊断是在肺组织或者气道分泌物中发现病原体。

（5）通常以诱导痰的检查和直接荧光染色作为最初的检查项目来初步诊断 PJP。

（6）在不易获取诱导痰或检查结果为阴性，以及在患有肺炎的移植受者身上微生物检查结果阴性时，应考虑做侵入性的检查。

五、药敏试验和耐药机制

由于耶氏肺孢子菌尚不能在无生命的培养基上生长，临床目前无法常规开展体外药物敏感性试验。

有研究发现，耶氏肺孢子菌的二氢叶酸合成酶（dihydropteroate synthase，DHPS）和还原酶

（dihydrofolate reductase，DHFR）的基因突变会导致对复方新诺明耐药的发生。在免疫功能低下的心脏移植患者中，对于二线预防用药阿托伐醌已经出现耐药的报道。主要的耐药机制与耶氏肺孢子菌细胞色素 b 的突变有关。

随着 HIV 感染患者抗逆转录病毒治疗的及时与规范，预防性用药的使用，PJP 发生率在 HIV 感染患者中呈现下降趋势，但是在移植、免疫功能受损或者低下的非 HIV 感染患者中，PJP 的发生率却在上升。部分患者虽然检测到耶氏肺孢子菌的存在，但是并没有临床症状，称为携带者。该情况下，仅以症状作为 PJP 的诊断依据并不充分，并且有使携带者发展成 PJP 的风险。如何界定耶氏肺孢子菌是否在该类患者身上由携带定植状态变为致病状态成为今后需要研究的方向。目前有使用 PCR 循环的界值、血清葡聚糖的水平、拷贝数/mL、计算滋养体数量/mL 等方法进行评估，但结果各异，仍需要进一步研究，确定最优的评价指标。PCR 诊断方法的应用现在虽然已经在欧洲进行使用，但是由于全世界范围内使用的 qPCR 平台和所使用的抽提核酸的方法、操作步骤等的不同，使得技术仍有待于标准化。同时，在 HIV 感染患者和非 HIV 感染患者中，耶氏肺孢子菌的表型不同，诊断所要求的技术差异性也有待于深入评估。临床医生对于 PJP 的认识依然有待于提高，尤其是在面对很多非 HIV 感染患者的情况下，合理评估不同患者发生 PJP 的危险因素，并针对性采取合理的诊断手段和预防治疗策略，能更好改善患者的预后。

（郑　毅）

参 考 文 献

[1] Amber KT. Balancing the risks and benefits of prophylaxis: a reply to "Pneumocystis jiroveci pneumonia in patients treated with systemic immunosuppressive agents for dermatologic conditions"[J]. Int J Dermatol, 2017, 56(1): e4 - e5.

[2] Richard S, Almeida JMGCF, Cissé OH, et al. Functional and Expression Analyses of the Pneumocystis MAT Genes Suggest Obligate Sexuality through Primary Homothallism within Host Lungs[J]. mBio, 2018, 9(1): e02201 - 17.

[3] Pneumonia Etiology Research for Child Health (PERCH) Study Group. Causes of severe pneumonia requiring hospital admission in children without HIV infection from Africa and Asia: the PERCH multi-country case-control study[J]. Lancet, 2019, 94(10200): 757 - 779.

[4] Truong J, Ashurst JV. Pneumocystis Jirovecii Pneumonia[M/OL]. Treasure Island (FL): StatPearls Publishing, 2023.

[5] Bienvenu AL, Traore K, Plekhanova I, et al. Pneumocystis pneumonia suspected cases in 604 non-HIV and HIV patients[J]. Int J Infect Dis, 2016, 46(4): 11 - 17.

[6] Kojima H, Tanaka M, Imamura A. Immune reconstitution inflammatory syndrome in splenic Pneumocystis jirovecii infection: A case report[J]. IDCases, 2023, 31(6): e01729.

[7] Hviid CJ, Lund M, Sørensen A, et al. Bissau HIV cohort study group. Detection of Pneumocystis jirovecii in oral wash from immunosuppressed patients as a diagnostic tool[J]. PLoS One, 2017, 12(3): e0174012.

[8] Ruiz-Ruiz S, Ponce CA, Pesantes N, et al. A Real-Time PCR Assay for Detection of Low Pneumocystis jirovecii Levels [J]. Front Microbiol, 2022, 12(1): 787554.

[9] Lu JJ, Chen CH, Bartlett MS, et al. Comparison of six different PCR methods for detection of Pneumocystis carinii[J]. J Clin Microbiol, 1995, 33(10): 2785 - 2788.

[10] Huggett JF, Taylor MS, Kocjan G, et al. Development and evaluation of a real-time PCR assay for detection of Pneumocystis jirovecii DNA in bronchoalveolar lavage fluid of HIV-infected patients [J]. Thorax, 2008, 63 (2):

154－159.

［11］Alsayed AR, Talib W, Al-Dulaimi A, et al. The first detection of Pneumocystis jirovecii in asthmatic patients post-COVID－19 in Jordan[J]. Bosn J Basic Med Sci, 2022, 22(5): 784－790.

［12］Rohner P, Jacomo V, Studer R, et al. Detection of Pneumocystis jirovecii by two staining methods and two quantitative PCR assays[J]. Infection, 2009, 37(3): 261－265.

［13］Eddens T, Elsegeiny W, Ricks D et al. Transcriptomic and proteomic approaches to finding novel diagnostic and immunogenic candidates in Pneumocystis[J]. mSphere, 2019, 4(5): e00488－19.

［14］Alanio A, Hauser PM, Lagrou K et al. ECIL guidelines for the diagnosis of Pneumocystis jirovecii pneumonia in patients with haematological malignancies and stem cell transplant recipients[J]. J Antimicrob Chemother, 2016, 71(9): 2386－2396.

［15］Salzer HJF, Schäfer G, Hoenigl M, et al. Diagnostic, and Treatment Disparities between HIV-Infected and Non-HIV-Infected Immunocompromised Patients with Pneumocystis jirovecii Pneumonia[J]. Respiration, 2018, 96(1): 52－65.

［16］Fishman JA, Gans H. AST Infectious Diseases Community of Practice. Pneumocystis jiroveci in solid organ transplantation: Guidelines from the American Society of Transplantation Infectious Diseases Community of Practice[J]. Clin Transplant, 2019, 33(9): e13587.

［17］Singh Y, Mirdha BR, Guleria R, et al. Genetic polymorphisms associated with treatment failure and mortality in pediatric Pneumocystosis[J]. Sci Rep, 2019, 9(1): 1192.

［18］Ponce CA, Chabé M, George C, et al. High Prevalence of Pneumocystis jirovecii Dihydropteroate Synthase Gene Mutations in Patients with a First Episode of Pneumocystis Pneumonia in Santiago, Chile, and Clinical Response to Trimethoprim-Sulfamethoxazole Therapy[J]. Antimicrob Agents Chemother, 2017, 61(2): e01290－16.

［19］Argy N, Le Gal S, Coppée R, et al. Pneumocystis Cytochrome b Mutants Associated With Atovaquone Prophylaxis Failure as the Cause of Pneumocystis Infection Outbreak Among Heart Transplant Recipients[J]. Clin Infect Dis, 2018, 67(6): 913－919.

［20］Bateman M, Oladele R, Kolls JK. Diagnosing Pneumocystis jirovecii pneumonia: A review of current methods and novel approaches[J]. Med Mycol, 2020, 58(8): 1015－1028.

第十九节　副球孢子菌属

关键点

- 副球孢子菌属(*Paracoccidioides* spp.)是通过呼吸道从环境中吸入分生孢子后而感染的真菌病原体。
- 典型副球孢子菌病(PCM)是人类和动物的系统性真菌病,近90%的个体存在肺部受累。
- 治疗手段已经成熟,但准确诊断仍是重大挑战。

一、概述

副球孢子菌病(paracoccidioidomycosis,PCM)是一种发生在拉丁美洲的系统性真菌病,与农村环境和农业活动有关。之前副球孢子菌病的病原体主要包括巴西副球孢子菌复合体(*P. brasiliensis* complex)和卢茨副球孢子菌(*P. lutzii*)。最近,两种无法培养的真菌病原体加入了该属，*P. cetii* 以及 *P. loboi*（以前称为 *Lacazia loboi*）。环境中的真菌孢子吸入或穿透皮肤后可感染人类。副球孢子菌病主要感染肺、黏膜和皮肤，并可扩散到淋巴结和含有单核吞噬细胞系统的其他器官。典型的危及生命的系统性肉芽肿性 PCM 是在吸入巴西副球孢子菌复合体和卢茨副球孢子菌后获得，感染两者的临床差异不明显，但与 *P. cetii* 以及 *P. loboi* 引起的疾病有很大差异，后者是皮下真菌病，其特征是植入引发的皮肤病变。如果副球孢子菌病早期没有得到及时的诊断和治疗，可能导致严重的后遗症。诊断 PCM 的金标准是直接观察生物体液和组织切片中的特征性多芽细胞，或者从临床标本中分离真菌，准确诊断仍是重大挑战。侵袭性副球孢子菌病常用伊曲康唑、两性霉素 B 或复方磺胺甲噁唑治疗。目前尚未发现副球孢子菌抗真菌药物耐药性及耐药机制的报道，应进行新型抗真菌药物的药敏试验以及潜在的协同作用试验，以确保标准化和最优化的循证治疗方案。现有研究主要报告了巴西的副球孢子菌病，需要开展全球监测研究，以了解其他国家和区域的发病率、分布和趋势，以确定不同患者群的风险因素，从而制定针对性的预防措施。

二、病原学介绍

　　副球孢子菌属是引起系统性真菌病的双相真菌，属于爪甲团囊菌目（Onygenales）、阿耶罗霉科（Ajellomyce taceae）。之前主要包括巴西副球孢子菌复合体（*P. brasiliensis* complex）和卢茨副球孢子菌（*P. lutzii*）。最近，两种无法培养的真菌病原体 *P. cetii* 以及 *P. loboi* 加入了该属，前者与巴西副球孢子菌复合体有着密切的遗传关系，后者更接近卢茨副球孢子菌。根据基因测序和随后对不同拉丁美洲分离株的系统发育分析，巴西副球孢子菌（*P. brasiliensis*）复合体包含至少五个系统发育簇，分别为 S1a、S1b、PS2（系统发育物种 2）、PS3（系统发育物种 3）和 PS4（系统发育物种 4）。系统发育物种 S1a 和 S1b 主要分布在南美洲南部，特别是在巴西东南部和南部、阿根廷和巴拉圭。PS2 物种零星分布，报告率较低，迄今为止仅在委内瑞拉和巴西东南部报告了人类病例。PS3 和 PS4 物种分别是哥伦比亚和委内瑞拉的特有物种。卢茨副球孢子菌主要分布在巴西和厄瓜多尔的中西部和亚马逊地区。来自海豚的 *P. cetii* 在美洲沿海地区观察到，而 *P. loboi* 则在亚马逊盆地和拉丁美洲出现。典型的危及生命的系统性肉芽肿性 PCM 是在吸入巴西副球孢子菌复合体和卢茨副球孢子菌后所导致的。巴西副球孢子菌复合体和卢茨副球孢子菌感染的临床差异不明显，但与 *P. cetii* 以及 *P. loboi* 引起的疾病有很大差异，后者是皮下真菌病，其特征是植入引发的皮肤病变，尤其是瘢痕疙瘩状淋巴结等病变较多。

　　巴西副球孢子菌复合体和卢茨副球孢子菌是双相真菌，在 25℃ 生长可形成菌丝相，生长速度较慢，可长达 30 d。在 37℃ 培养或寄生在宿主组织时以出芽酵母形式存在，典型的形态为围绕母体细胞周围生出许多出芽，呈"头盔样"。该真菌具有多种哺乳动物宿主，例如狗、马、猫、猴、绵羊和犰狳，以及生活在疾病流行地区的其他动物。九带犰狳已被确定为巴西副球孢子菌流行病学的重要宿主。卢茨副球孢子菌尚未从犰狳中分离出来。

　　典型的 PCM 是人类和动物的系统性真菌病，由巴西副球孢子菌和相关物种引起，该病是在拉丁美洲流行地区受污染土壤中吸入副球孢子菌繁殖体（例如分生孢子）后获得。因此，近

90% 的个体存在肺部受累。临床形式分三种。

1. 急性或亚急性形式（青少年） 进展迅速，可引起儿童和青少年的高致死率，急性形式在性别之间分布均匀，特别是在儿童期。

2. 慢性形式（成人） 单灶或多病灶，可以是轻度，中度或重度，进展较慢，占大多数 PCM 病例（74%～96%），PCM 的慢性形式见于 30～60 岁的成人，男性为主（巴西的比率为 15∶1～22∶1），这可能与雌激素能够抑制菌丝转化为酵母细胞有关。

3. 残余形式或后遗症 这是 PCM 治疗后观察到的解剖学和功能改变的临床表现。PCM 的一个主要危险因素是农村地区的土壤暴露，这是流行地区农民的一种职业病。发生疾病的风险及其临床形式类型与感染个体的个人和生活方式有关，包括遗传背景、年龄、性别、种族、吸烟习惯、饮酒和最终的细胞免疫抑制。巴西副球孢子菌细胞壁最外层的 α-1,3-葡聚糖可作为菌体保护盾抵御宿主，编码甘油醛-3-磷酸脱氢酶（GAPDH）的基因与宿主肺上皮细胞和肺泡巨噬细胞的初始黏附有关。

三、流行病学与所致疾病

从流行病学角度来看，PCM 对公共卫生有重大影响，并且经常与贫困有关。由于 PCM 不是法定传染病，这阻碍了确定其发生的实际规模和流行病学以及真菌控制等公共政策的实施。目前，来自巴西和哥伦比亚等流行稳定的拉丁美洲地区的数据表明，发病率为（1～4）/10 万人年，而在巴西的高流行地区（例如朗多尼亚州和马托格罗索州），年发病率可高达（9～40）/10 万人年。仅巴西就占文献报告病例总数的 80% 以上。最新估计，PCM 相关病死率为 6.1%～7.6%，在所有慢性传染病和寄生虫病中，PCM 被列为第八大死因，在系统性真菌病中病死率最高，甚至病死率高于利什曼病。

近几十年来，已经观察到 PCM 发病率的人口特征和地理分布的变化。这些转变可归因于城市化的兴起、诊断方法的应用以及合并症和免疫抑制的存在。此外，环境因素，如定居点的扩大、森林的砍伐和咖啡产量的增加，可能导致朗多尼亚州某些地区 PCM 的高发病率。

在自然界中，副球孢子菌属发育为丝状结构，并产生称为分生孢子的感染性繁殖体，如果吸入繁殖体会产生真菌的酵母形式，寄生在宿主身上。副球孢子菌属可引起人类、家畜和野生动物的感染和疾病。获得感染的主要危险因素是从事被真菌污染的土壤相关的专业或活动，例如农业、土木工程、整地、园艺和蔬菜产品运输等。与其他真菌病（如隐球菌病、播散性组织胞浆菌病和念珠菌病）不同，PCM 通常与免疫抑制性疾病无关。然而，已经有与 HIV 感染、肿瘤形成以及更罕见的器官移植和使用免疫生物制剂相关的 PCM 病例报道。

此外，1982 年至 1983 年，巴西东南部的一个地区经历了与厄尔尼诺有关的气候变化，导致土壤湿度升高，温度为 18～28℃，有利于真菌孢子形成和空中扩散。在同一时期，该地区暴发了 PCM 急性病例。PCM 导致的死亡是由于播散性感染、呼吸功能不全和肾上腺皮质功能减退，与该病的慢性形式有关，可能在完成抗真菌治疗后很长时间内发生。尽管病程缓慢且可获得治愈药物，但难以获得诊断和治疗会导致预后不良。

四、检测方法和诊断路径

（一）检测方法

PCM 的微生物检测方法有显微镜检查、培养鉴定、血清学试验和分子生物学方法等（图 2‐19‐1）。诊断 PCM 的金标准是直接观察生物体液和组织切片中的特征性多芽细胞，或者从临床标本中分离真菌，准确诊断和获得与患者血清有反应的抗原仍然是重大挑战。

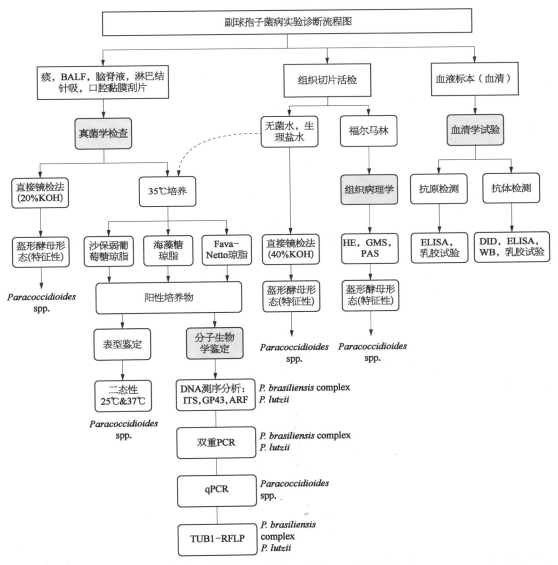

图 2‐19‐1 副球孢子菌病（PCM）实验诊断流程

BALF：支气管肺泡灌洗液；HE：苏木精和伊红染色；PAS：过碘酸希夫染色；GMS：六胺银染色；
ELISA：酶联免疫吸附测定；DID：双重免疫扩散；CIE：反免疫电泳反应；WB：蛋白质印迹。

1. 显微镜检查 对于痰、支气管肺泡灌洗液、脑脊液和口腔黏膜刮片等标本，可经 20% KOH 处理后放置显微镜下观察副球孢子菌属，镜下可见细胞长 10～30 μm、具有单个或多个芽、呈厚双折射细胞壁的"头盔状"或"方向盘"酵母细胞。*P. cetii* 和 *P. loboi* 的不可培养特征需要在 KOH 处理后检测相同大小的酵母样结构(7～25 μm),产生细小(2～3 μm)连接链,这将它们与巴西假单胞菌复合体和卢茨假单胞菌表现出的特异性"方向盘"加以区分。对于活检组织标本,需用 40% 的 KOH 处理后镜检。真菌学诊断的成功率与标本类型、检测字数相关。

2. 培养方法　副球孢子菌在真菌培养基上生长平均需要 3～6 周,结果应在样本培养后约 4 周进行评估,培养敏感性为 80%～97%。为了减少培养时间,样品须在 25℃ 和 37℃ 下同时培养。最常用的培养基是沙保弱琼脂、海藻糖琼脂和 Fava-Netto 琼脂。其他培养基包括霉菌琼脂、脑心浸液琼脂(BHI)、萨伯罗葡萄糖加 BHI 肉汤(SABHI)、琼脂-酵母提取物-磷酸盐、琼脂-酵母提取物-青霉素-链霉素-环己胺,以及含有血红蛋白的 Kelley 培养基。从临床标本中成功培养出副球孢子菌取决于培养基和接种的管或平板的数量,以及是否用抗生素对痰液和支气管灌洗液进行去污染处理,尽管培养速度慢但有利于使用分子生物学技术鉴定物种,因此始终推荐该方法。

3. 组织病理学检查　组织病理学检查是 PCM 诊断的宝贵工具,灵敏度＞95%。切片可以用苏木精-伊红(HE)、六胺银染色(GMS)和过碘酸希夫染色(PAS),后两种是增加敏感性的特定染色。当用 HE 染色时,可以在寄生虫-宿主相互作用中观察到炎症反应。组织性肉芽肿或化脓性肉芽肿性浸润也可见。当组织切片用 GMS 时,表明生物体的真实大小和形式,为诊断提供帮助。然而,组织的组织学结构将完全丢失。如果样本充足,可进行直接显微镜检查和组织培养。值得一提的是,用于组织学检查的生物样本需固定在甲醛溶液中;对于培养,活检和组织样本必须放置在无菌生理盐水溶液中,在无菌容器中研磨成粉末后再进行镜检和培养。

4. 血清学方法　血清学检测有助于诊断、严重程度评估和随访。检测抗原或抗体的血清学方法被广泛使用,43-kDa 糖蛋白抗原分子 GP43 被认为是诊断副球孢子菌病的高度特异性抗原,因为它被 PCM 患者的血清识别,并且具有很强的特异性,且针对 GP43 的抗体反应持续时间长。然而,GP43 的使用受到限制,因为该标志物在由卢茨副球孢子菌引起的感染中未被识别出来。因此,有必要鉴定两种物种中的新抗原或针对卢茨副球孢子菌的特异性抗原,以降低与 PCM 相关的发病率和病死率。除了 43-kDa 蛋白(它仍然是 PCM 诊断中使用的主要抗原蛋白)外,70-kDa 糖蛋白也用于此目的。近几十年来免疫学的快速发展使新技术得以发展,表 2-19-1 介绍常见的 PCM 血清学技术。

表 2-19-1　常见 PCM 血清学检测技术

检测技术	临床标本	目标	探针	特点
双重免疫弥散(DID)	血清	抗体	抗原 GP43,卢茨副球孢子菌外抗原,TCA 沉淀抗原和 CFA	特异性和敏感性高
反免疫电泳(CIE)	血清	抗体	培养滤液的抗原(菌株 Pb113)	昂贵,治疗期间 PCM 患者的监测

（续表）

检 测 技 术	临床标本	目　　标	探　　针	特　　点
酶联免疫吸附法（ELISA）	BALF，血清，尿液	GP43，GP70，尿液中存在的抗原	特异性单克隆抗 GP43 和抗 GP70，抗巴西副球孢子菌总抗体	适用于高通量检测，方便简单
免疫印迹	血清，尿液	抗体，GP43，尿液中存在的抗原	重组 HSP60 蛋白，抗 GP43，重组 40 和 27kDa 的组合，抗巴西副球孢子菌总抗体	高灵敏，但 PCM 流行区实验室难以获得
乳胶凝集试验（LAT）	血清	抗原或抗体	外切抗原的增敏乳胶颗粒	简单快速

注：TCA：三氯乙酸；CFA：Cell-free antigen，无细胞抗原。

5. 分子生物学方法　虽然 PCM 的分子诊断仍然很少，但蛋白质组学和基因分型工具，如 PCR 指纹图谱、限制性片段长度多态性和 PCR－RFLP、荧光原位杂交（FISH）、微卫星分型（短序列重复序列－SSR）、环介导的等温扩增（LAMP）、多位点序列分析（例如，ITS，ARF 和 GP43）和全基因组测序适用于阐明遗传关系和解析副球孢子菌分类学。最近，分子诊断显示人类存在由巴西副球孢子菌和卢茨副球孢子菌引起的混合感染，并发现了嵌入巴西副球孢子菌复合体的新基因型，对于支持副球孢子菌的物种进化变得至关重要。基于 PCR 的技术是医学真菌学中最常见的技术，因为它们具有多功能性，并且能够使用快速、廉价且广泛使用的设备，从分离的菌株或直接从临床样本（如痰液、活检和支气管肺泡灌洗材料、CSF、血液等）中靶向扩增核酸。另一方面，在 PCR 使用方面存在难以克服的障碍，例如，当临床样本中仅检测到少量真菌遗传物质但缺乏筛查或真菌试验证据时，将无法确诊疾病。

（二）PCM 的诊断

诊断 PCM 的金标准是直接观察生物体液和组织切片中的特征性多芽细胞，或者从临床标本中分离真菌。通过检查新鲜痰液或其他临床标本（如病变样本、淋巴结穿刺或活检碎片）来鉴定副球孢子菌属是 PCM 诊断的金标准。副球孢子菌病常被误诊为结核病，结核病的临床表现类似于副球孢子菌病的慢性进展形式。肺部受累的慢性副球孢子菌病的鉴别诊断还包括球孢子菌病、组织胞浆菌病、结节病、尘肺、间质性肺炎和恶性肿瘤。此外，从病原体暴露到出现症状的潜伏期差异很大，当患者可能已经离开流行区时，潜伏期可能长达数十年。诊断副球孢子菌病时必须考虑的重要方面，包括炎症的表现及特征、旅行史和影像学检查，以及是否有器官损害、肿大、肿瘤、浸润、肉芽肿。

五、药敏试验和耐药机制

巴西副球孢子菌对大多数抗真菌药物敏感，包括磺胺类药物、唑类（酮康唑、氟康唑、伊曲康唑、泊沙康唑、伏立康唑）和两性霉素 B，治疗药物的选择取决于各种情况，如临床严重程度、既往治疗耐药史、胃肠道吸收能力、药物与合并症的相关性和对治疗的依从性，治疗需要数月，通常需要住院治疗。

关于 PCM 的治疗，一线治疗是伊曲康唑，这是在 9～18 个月内治疗轻度和中度 PCM 的首选药物。然而,鉴于伊曲康唑与合并症患者经常使用的各种药物之间的相互作用,复方新诺明(18~24 个月)可用作第二选择治疗方案。磺胺甲噁唑与甲氧苄啶可联合使用,联合使用的优点包括成本低、耐受性好、长期使用的安全性以及良好的中枢神经系统渗透性。复方新诺明(磺胺甲噁唑与甲氧苄啶的复方制剂)用于轻至中度 PCM 和神经副球孢子菌病患者。虽然伊曲康唑和复方新诺明的副作用(例如恶心、呕吐和腹泻)可能使治疗变得困难,但总体而言,PCM 患者对这两种药物的耐受性都很好。在重度和播散性形式中,首选药物是两性霉素 B,患者需要延长伊曲康唑或复方新诺明的治疗。尽管两性霉素 B 有效,但它在宿主中产生多种副作用,包括急性症状,如恶心、呕吐、发热、高血压和低血压以及缺氧,以及慢性肾毒性。两性霉素 B 脂质复合物、两性霉素 B 脂质体和两性霉素 B 胶体分散剂等新制剂可改善组织分布,毒性更小。

目前尚未发现副球孢子菌抗真菌药物耐药性及耐药机制的报道。应进行新型抗真菌药物的药敏试验以及潜在的协同作用试验,以确保标准化和最优化的循证治疗方案。

(纪凌云)

参 考 文 献

[1] Teixeira MM, Theodoro RC, Oliveira FF, et al. Paracoccidioides lutzii sp. nov.: biological and clinical implications[J]. Med Mycol, 2014, 52(1): 19 - 28.

[2] Vilela R, Huebner M, Vilela C, et al. The taxonomy of two uncultivated fungal mammalian pathogens is revealed through phylogeny and population genetic analyses[J]. Sci Rep, 2021, 11(1): 18119.

[3] Matute DR, McEWen JG, Puccia R, et al. Cryptic speciation and recombination in the fungus Paracoccidioides brasiliensis as revealed by gene genealogies[J]. Mol Biol Evol, 2006, 23(1): 65 - 73.

[4] Muñoz JF, Farrer RA, Desjardins CA, et al. Genome diversity, recombination, and virulence across the major lineages of paracoccidioides[J]. mSphere, 2016, 1(5): e00213 - 16.

[5] de Macedo PM, Almeida-Paes R, de Medeiros MM, et al. Paracoccidioides brasiliensis PS2: first autochthonous paracoccidioidomycosis case report in Rio de Janeiro, Brazil, and literature review [J]. Mycopathologia, 2016, 181(9 - 10): 701 - 708.

[6] Hahn RC, Rodrigues AM, Fontes CJ, et al. Fatal fungemia due to Paracoccidioides lutzii[J]. Am J Trop Med Hyg, 2014, 91(2): 394 - 398.

[7] Rodrigues AM, Hagen F, Puccia R, et al. Paracoccidioides and Paracoccidioidomycosis in the 21st Century [J]. Mycopathologia, 2023.

[8] Pinheiro BG, Hahn RC, Camargo ZP, et al. Molecular Tools for Detection and Identification of Paracoccidioides Species: Current Status and Future Perspectives[J]. J Fungi (Basel), 2020, 6(4) : 293.

[9] Hahn RC, Hagen F, Mendes RP, et al. Paracoccidioidomycosis: Current Status and Future Trends[J]. Clin Microbiol Rev, 2022, 35(4): e0023321.

[10] Shikanai-Yasuda MA, Mendes RP, Colombo AL, et al. Brazilian guidelines for the clinical management of paracoccidioidomycosis[J]. Rev Soc Bras Med Trop, 2017, 50(5): 715 - 740.

[11] do Amaral CC, Fernandes GF, Rodrigues AM, et al. Proteomic analysis of Paracoccidioides brasiliensis complex isolates: Correlation of the levels of differentially expressed proteins with in vivo virulence[J]. PLoS One, 2019, 14(7): e0218013.

[12] Martinez R. New Trends in Paracoccidioidomycosis Epidemiology[J]. J Fungi (Basel), 2017, 3(1): 142.

[13] Teixeira MM, Theodoro RC, Nigo-Vega G, et al. Paracoccidioides species complex: ecology, phylogeny, sexual

reproduction, and virulence[J]. PLoS Pathog, 2014, 10(10): e1004397.

[14] Vieira Gde D, Alves Tda C, Lima SM, et al. Paracoccidioidomycosis in a western Brazilian Amazon State: clinical-epidemiologic profile and spatial distribution of the disease[J]. Rev Soc Bras Med Trop, 2014, 47(1): 63 – 68.

[15] Peçanha PM, Peçanha-Pietrobom PM, Grão-Velloso TR, et al. Paracoccidioidomycosis: What We Know and What Is New in Epidemiology, Diagnosis, and Treatment[J]. J Fungi (Basel), 2022, 8(10): 451.

[16] da Silva, JF, de Oliveira HC, Marcos CM, et al. Advances and challenges in paracoccidioidomycosis serology caused by Paracoccidioides species complex: an update[J]. Diagn Microbiol Infect Dis, 2016, 84(1): 87 – 94.

[17] Pinheiro BG, Pôssa AP, Della Terra PP, et al. A new duplex PCR-assay for the detection and identification of paracoccidioides species[J]. J Fungi (Basel), 2021, 7(3): 169.

[18] Ricci G, Campanini EB, Nishikaku AS, et al. PbGP43 Genotyping Using Paraffin-Embedded Biopsies of Human Paracoccidioidomycosis Reveals a Genetically Distinct Lineage in the Paracoccidioides brasiliensis Complex [J]. Mycopathologia, 2022, 187(2 – 3): 157 – 168.

[19] Wagner G, Moertl D, Glechner A, et al. Paracoccidioidomycosis diagnosed in Europe-a systematic literature review [J]. J Fungi (Basel), 2021. 7(2): 157.

[20] Santos LA, Grisolia JC, Burger E, et al. Virulence factors of Paracoccidioides brasiliensis as therapeutic targets: a review[J]. Antonie Van Leeuwenhoek, 2020, 113(5): 593 – 604.

[21] Chaves AFA, Navarro MV, de Barros YN, et al.Updates in paracoccidioides biology and genetic advances in fungus manipulation[J]. J Fungi (Basel), 2021, 7(2): 116.

[22] do Carmo Silva L, de Oliveira AA, de Souza DR, et al. Overview of antifungal drugs against paracoccidioidomycosis: How do we start, where are we, and where are we going? [J]. J Fungi (Basel), 2020, 6(4): 300.

第三章

WHO FPPL 中真菌病原体感染临床治疗

　　侵袭性真菌感染往往发生于免疫抑制宿主,病情危重且进展快,病死率高,因此引起了临床的极大关注。根据宿主免疫功能及病原体检出情况,可以分为预防治疗、经验性治疗、抢先治疗及靶向性治疗。在初始治疗前需再次评估宿主免疫状态及抗真菌药物与目前患者所使用的其他药物之间有无相互作用,患者的肝肾功能等。在治疗过程中需动态评估患者对于治疗的临床应答与微生物应答,同时需在临床药学的支持下,获得及时准确的血药浓度监测报告,力争做到个体化治疗。在疗程结束后,需再次评估患者的免疫功能,对于高危宿主,仍需定期动态随访。

第一节　抗真菌药物及抗真菌治疗策略

一、抗真菌药物发展史

　　第一种具有抗真菌活性的药物灰黄霉素于 1939 年被分离,但直到 1958 年口服灰黄霉素才可用于临床。1960 年代发现了两性霉素 B 并用于临床,目前其仍然是治疗严重系统性真菌病的首选药物。1960 年代末,两种用于治疗浅表真菌感染的药物咪康唑、克霉唑进入临床,目前仍是治疗此类疾病的选择之一。至 1990 年代初,两种可以用于治疗全身感染的唑类药物氟康唑、伊曲康唑的上市带动了抗真菌药物的进一步研发。但随后的几十年中,可及的抗真菌药物与抗细菌药物相比,仍然非常有限。

二、抗真菌药物简介

　　目前临床上使用较广泛的抗深部真菌药物包括:多烯类(两性霉素 B 不同剂型)、唑类、棘白菌素类、烯丙胺类、核苷类等。不同类别的抗真菌药物存在不同的作用机制,作用于真菌细胞不同的靶点,同时靶点的不同也会导致耐药的因素差异。下面就最重要的三大类药物做简单介绍。

1. 多烯类药物　两性霉素 B(amphotericin B,AMB)始终是对抗侵袭性真菌感染的一线用药。传统的观点认为两性霉素 B 可导致真菌细胞形成离子通道,进而使细胞内容物外泄从而造成真菌死亡。也有研究认为其可对细胞膜表面进行吸附造成细胞膜损害。最新的研究认为,两性霉素 B 结合在细胞膜表面,物理性地提取麦角甾醇,造成麦角甾醇的耗竭,破坏细胞膜。这个过程导致了细胞膜蛋白失去功能,同时伴或不伴有液泡的破坏。两性霉素 B 在中国已经上市的剂型,包括两性霉素 B 脱氧胆酸盐(amphotericin B deoxycholate,D-AMB)、两性霉素 B 胆固醇硫酸酯复合物(amphotericin B colloidal dispersion,ABCD,美国已退市)、两性霉素 B 脂质体(Lipid-based amphotericin B,L-AMB)两性霉素脂质复合物(AmB-lipid complex,ABLC)在国内未上市。ABCD、ABLC、L-AMB 一般统称为两性霉素 B 脂质剂型,D-AMB 称为传统 AMB。不论哪种剂型均可导致肾功能损伤发生,但 ABCD、ABLC、L-AMB 的肾功能损伤风险较 D-AMB 为轻。不同的两性霉素剂型存在不同的药代动力学特点。脂质剂型在尿液中浓度较低,一般不用于尿路感染的治疗。AMB 在使用中均会出现发热、寒战、血压下降、静脉炎等输液相关的反应。临床上常在使用前给予小剂量的糖皮质激素、抗组胺药物等进行预处理。现行版说明书建议 D-AMB、ABCD 需要滴定剂量,但该使用方式可能需结合患者病情进展加以考虑。国内有学者开展过快速滴定的相关研究,提示在一定条件下快速滴定仍可保持较高的安全性。此外,AMB 治疗过程中顽固性低钾较为常见。

2. 唑类药物　唑类药物是目前临床上使用最为广泛的抗真菌药物。按其化学结构可分为咪唑类和三唑类。咪唑类包括酮康唑、咪康唑等,主要用于浅表真菌的治疗。三唑类包括氟康唑、伊曲康唑、伏立康唑、泊沙康唑、艾莎康唑等。此外,四唑类有多个药物目前正在开展临床前和临床研究,奥特康唑目前已批准上市用于治疗重度外阴阴道念珠菌病。三唑类药物中,艾莎康唑临床使用的剂型为前体药,在体内可以转化为有活性物质,从而发挥抗真菌作用。唑类药物的相互作用在常用的抗真菌药物类别中最突出,可能在吸收、分布、代谢和消除步骤中遇到。限制吸收的因素是与食物的相互作用。它可以是一种双向活动,膳食可能会限制或提高生物利用度。另一个因素是肠道中存在的糖蛋白-P(P-gp)和细胞色素,它们可能会限制吸收。伊曲康唑和泊沙康唑是 CYP3A4 的强抑制剂。伏立康唑对这种酶以及 CYP2C9 具有中等活性。然而,它是 CYP2C19 的强抑制剂,也是其底物。伊曲康唑是 CYP3A4 的底物。它们对这些酶有很强的亲和力。代谢步骤中与 CYP 酶的相互作用可以增加或减少对药物的暴露。这可能会导致药物活性的变化,从没有任何副作用到有严重的副作用。对于恶性血液病、肿瘤、实体器官移植、造血干细胞移植、使用免疫抑制剂等患者来说,相互作用可能导致其他药物血清药物浓度的变化从而影响治疗或导致不良反应,因此需特别留意。目前主要采用开展血清药物浓度监测、相关代谢基因检测等手段来开展个体化治疗,从而保证治疗的安全性和有效性(下页表 3-1-1)。

表 3-1-1 唑类药物的特点比较

药　物	生物利用度	肾功能调整	肝功能调整	不良反应	血药浓度监测
氟康唑	90%	无。CrCl ≤ 50 mL/min：降低 50%	无，监测毒性	肝毒性、QTc 延长、头痛、脱发、干燥、唇炎	否
伊曲康唑	胶囊：55%口服液：80%	无	无，监测毒性	腹痛、恶心、呕吐、肝毒性、高血压、低钾血症、心力衰竭、QTc 延长	是
伏立康唑	96%	无。CrCl ≤ 50 mL/min：考虑静脉注射更改为口服，或其他药物	轻度至中度损伤：50% 剂量。严重损伤：考虑益处与风险，监测毒性	腹痛、恶心、呕吐、肝毒性、神经毒性（幻觉）、光敏症、高血压、QTc 延长	是
泊沙康唑	50%	无。CrCl ≤ 50 mL/min：考虑静脉注射更改为口服，或其他药物	无，监测毒性	腹痛、恶心、呕吐、肝毒性、高血压、低钾血症、QTc 延长	是
艾沙康唑	＞97%	无	无，监测毒性	QTc 缩短	存在争议

注：CrCl，肌酐清除率。

3. 棘白菌素类药物　棘白菌素类在中国已经上市的种类为米卡芬净和卡泊芬净。未上市的种类包括阿尼芬净等。近年来一些棘白菌素的类似物也在研发和逐步市场化。它们的特征是抑制（1,3）-β-d-葡聚糖（许多真菌细胞壁的关键成分）的合成，可对抗真菌生物体的特定成分，而不是哺乳动物细胞，因此安全性较好。棘白菌素有相似的体外抗真菌活性谱。上述三种棘白菌素具有＞90% 的蛋白结合率，＜1% 在尿液中以原型排出。同时，由于其高蛋白结合率和大分子量，对包括眼球在内的中枢神经系统组织渗透性差（表 3-1-2）。该类药物一般不用于尿路和中枢神经系统感染的治疗。这一类药物与其他药物的相互作用较少，有临床意义的相互作用不显著。但需留意制剂中的药物辅料 β-环糊精对肾功能的损害作用。

表 3-1-2　常见棘白菌素类药物的药理学特点

变　　量	卡泊芬净	米卡芬净	阿尼芬净
C_{max}（mg/L）～50 mg 单次剂量	7.64	4.95	2.07～3.5
生物利用度（%）	＜10	＜10	2～7
$t_{1/2}$（h）	9～11	11～17	24～26
Vd（L/kg）	0.14	0.22～0.24	0.5
AUC（mg* h/L）	87.9～114.8	111.3	44.4～53
蛋白结合率	96～97	99.8	＞99

（续表）

变　　量	卡泊芬净	米卡芬净	阿尼芬净
代谢	缓慢水解，N－乙酰化，自发降解为无活性产物	儿茶酚－O－甲基转移酶通路	不代谢，缓慢化学降解为无活性代谢物
Cl_T（%）	0.15	0.185	0.26
尿中原型排泄（%）	1.4	0.7	＜1
排泄	35% 粪便，41% 尿，1.4% 以原型排泄	40% 粪便，＜15% 尿	主要是粪便（＜10% 以原型），1% 尿
CSF 浓度（% 血浆）	低	低	＜0.1%
肾功能不全剂量调整	无需调整	无需调整	无需调整
老年患者剂量调整	无需调整	无需调整	无需调整
肝功能不全剂量调整	Child－Pugh 5～6：不调整 Child－Pugh 7～9：AUC 显著增加，降低维持剂量至 35 mg/d Child－Pugh ＞9：没有资料	Child－Pugh 7～9：C_{max} 不改变，AUC 与健康受试者相比显著减少	轻、中、重度肝衰患者无需调整

注：AUC，曲线下面积；Cl_T，总清除率；C_{max}，峰浓度；CSF，脑脊液；$t_{1/2}$，消除半衰期；Vd，分布容积。

4. **核苷类药物**　核苷类药物中代表性药物为氟胞嘧啶（5－FC）。5－FC 为抑菌药物，高浓度具有杀菌作用。通过抑制 DNA 和 RNA 合成致真菌死亡。口服吸收完全，生物利用度 78%～90%。组织和体液分布广泛，脑脊液（CSF）浓度约为血浆浓度 71%～85%。90% 以上经肾脏排泄，可用于尿路感染的治疗。与 AmB 和氟康唑有协同抗菌活性。该药单用短时间内极易产生耐药性，不可单独用于抗真菌治疗。不良反应包括恶心、腹泻、骨髓抑制、肝毒性、精神异常等。其中，骨髓抑制需要特别关注。

上述几类抗真菌药物均为广谱抗真菌药物，但不同类型的抗真菌药物临床药理特性不同。例如伏立康唑、氟康唑相比其他唑类药物有较好的血脑屏障穿透能力。因此，个体化抗真菌治疗需要综合"真菌-药物-宿主"三维度进行考量。

三、真菌鉴定与治疗药物选择

随着对新型检测技术的不断深入认识，新的真菌类型及相关病种不断被发现。特别是血清学和分子诊断技术的广泛应用，实现了真菌治疗从"科""属"水平向"种"水平进步。以曲霉属为例，美国感染病学会（Infectious Diseases Society of America，IDSA）2016 版指南中指出，对于侵袭性感染，唑类的治疗地位明显高于棘白菌素和多烯类药物。但"one size fits all"的原则在精准医疗的时代往往存在改进的空间。以微生物学的角度而言，曲霉属可以进一步分成烟色组、黑色组、黄色组等多个相似的种群。例如烟色组包括 A. viridinutans、A. spinosus、A. fischerianus、A. lentulus、A. fumigatus 等多个种，种间由于亲缘关系相近，鉴别存在一定困难。但不同种之间对于抗真菌药物的敏感性存在差异。如 Aspergillus lentulus 就存在唑类耐药的治疗风险。不同组间的种也同样存在类似问题，2017 年欧洲临床微生物与感染性疾病学会（European Society for Clinical Microbiology and Infectious

Diseases，ESCMID）指南曾列举：*A. terreus* 和 *A. alliaceus* 应避免使用 AMB，*A. calidoustus* 避免使用唑类，*A. tubingensis* 唑类药物高 MIC 常见，*A. nidulans* 使用 AMB 可能存在高 MIC、临床应答差的问题。真菌均建议进行"种"水平的鉴别，从而进一步制订治疗方案。我们在临床实践中均需要了解不同"种"的真菌对药物敏感性的差异，这是"分子诊断时代"带来的新的认识。

四、抗真菌治疗注意事项

"药物"的维度一般从药物本身的抗菌谱、人体内的组织分布、药代动力学-药效学-药物基因组学（PK‑PD‑PG）特点、不良反应、相互作用、经济性等方面去进行解析。简而言之，即：① 药物是否能在感染的部位达到足够的治疗浓度；② 抗真菌药物是否会由于静脉、口服、皮肤、脑室内、雾化吸入等不同途径，受到食物、患者自身疾病因素（如年龄、是否低蛋白血症、是否高代谢、是否肝功能不全、是否肾功能不全、是否存在气道梗阻、CRRT、ECMO、血浆置换等）、合并用药等，导致抗真菌药物剂量不足或者过量；③ 抗真菌药物是否会由于患者不能耐受不良反应，或者疾病因素导致治疗药物选择的问题。

基于这些原因，"现代"抗真菌治疗策略强调多学科参与和个体化治疗。目前常用抗真菌药物中，唑类药物有较充分的临床证据支持需要进行血药浓度监测（Therapeutic Drug Monitoring，TDM）来指导临床治疗（表 3‑1‑3）。棘白菌素类、多烯类、核苷类虽然也有少量证据提示在某些人群中存在进行 TDM 的价值，但相关指南均没有做明确的 TDM 建议。唑类药物主要经细胞色素 P450 酶系（CYP450）代谢。与经该途径、P‑gp 代谢等途径代谢的其他药物可能存在相互作用的问题。在使用如抗凝药、免疫抑制剂、小分子靶向抗肿瘤药物、抗癫痫药等时，需考虑相互作用的潜在风险。建议查阅相关数据库。伏立康唑主要代谢酶 CYP2C9、CYP3A4、CYP2C19 对该药的代谢存在遗传多态性问题，会导致伏立康唑体内浓度存在差异。CYP2C19 是伏立康唑代谢的主要同工酶。已经鉴定出一些可能影响伏立康唑血浆浓度的变异 *CYP2C19* 等位基因，如 *CYP2C19*2*、*CYP2C19*3* 和 *CYP2C19*17* 等位基因。可考虑对血药浓度异常的患者进行 *CYP2C19* 基因型检测。基于 TDM、遗传多态性检测等唑类药物个体化治疗问题是目前临床研究的热点之一。

表 3‑1‑3　唑类抗真菌治疗药物监测的建议[28]

药物	PK 考虑	TDM 指征	达稳态后的采样时间	谷浓度靶值	毒性谷浓度最大值	PD 靶值	剂量调整建议
伏立康唑	非线性，米氏动力学。高生物利用度。不同剂型剂量等效。剂量调整不可预测结果。考虑 CYP2C19 基因分型	所有患者，治疗或预防	谷浓度，2～5 d（～2 d 给予负荷剂量；～5d 无负荷剂量）	预防：≥0.5 mg/L；治疗：≥1～2 mg/L	4～5.5 mg/L	曲霉：$fAUC_{0-24}$/MIC>25；C_{min}/MIC：2～5 mg/L	剂量算法参考贝叶斯软件。实际上，由于片剂规格原因，剂量调整是在50～100 mg 的增量内进行的；TDM 必须在剂量调整后进行，因为代谢是非线性的

（续表）

药物	PK 考虑	TDM 指征	达稳态后的采样时间	谷浓度靶值	毒性谷浓度最大值	PD 靶值	剂量调整建议
伊曲康唑	非线性 PK，药物积累缓慢，半衰期长，剂型之间剂量不等效	胶囊：所有患者，预防或治疗。混悬液：用于常规治疗，建议使用混悬液用于预防	间隔时间内的任何点；然而，谷浓度在临床实践中最为常见。5～7 d（给予负荷剂量）；10～14 d（无负荷剂量）	预防：≥0.5 mg/L；治疗：≥1 mg/L（这些浓度阈值仅基于伊曲康唑成分）	7.1 mg/L（生物测定）；3～4 mg/L（HPLC 或 LC/MS）	未建立	不同剂型调整建议不同。溶液：10 mg/mL。50～100 mg 增量
泊沙康唑	线性 PK，高生物利用度，剂型之间剂量不等效	速释混悬液：所有患者，预防或治疗。DR 片剂、DR 混悬液或静脉注射：考虑治疗常规 TDM，建议用于预防	谷浓度。5 d（给予负荷剂量）；7 d（无负荷剂量）	预防：≥0.5～0.7 mg/L；治疗：≥1～1.5 mg/L	＞3～3.75 mg/L	$fAUC_{0-24}$/MIC＞25～50	DR 片剂：100 mg 增量；剂量最高到 300 mg BID
氟康唑	线性 PK，高生物利用度，剂型之间剂量等效	通常不常规建议。如果担心临床失败（例如，儿科患者、用于预防或治疗时担心吸收问题、接受 CRRT 的患者），则可考虑	谷浓度。5～7 d（负荷剂量下更快）	未建立	未建立	AUC/MIC＞25～100；Dose/MIC：50；C_{min}：10～15 mg/L	静脉，口服：200 mg 增量
艾沙康唑	线性 PK，高生物利用度，剂型之间剂量等效	接受其他给药方法（例如通过打开胶囊或管道饲）的患者；具有药物相互作用；危重症、极端体重、难治性感染、儿科或其他预计会改变药代动力学的因素	间隔时间内的任何点；然而，在临床实践中最常见的是谷浓度。5～7 d（给予负荷剂量）；10～14 d（无负荷剂量）	未建立且未常规用于预防；对于治疗，没有确定目标。一些专家认为≥1～2 mg/L	＞4.6～5.1 mg/L	$fAUC_{0-24}$/MIC＞25～50	Ⅳ、口服：186 mg 增量，剂量最高到 372 mg BID 或 744 mg/d；（186 mg 硫酸艾沙康唑＝100 mg 艾沙康唑）

注：所有唑类药物的临床前 PK/PD 疗效目标为 AUC_{0-24}/MIC。AUC，曲线下面积；C_{min}，最低浓度；CRRT，持续性肾脏替代治疗；DR，延迟释放；HPLC，高效液相色谱法；LC/MS，液相色谱-质谱法；MIC，最低抑制浓度；PK，药代动力学；PD，药效学。

对于老年、儿童、肥胖、肝功能不全、肾功能不全以及使用持续性血液滤过（CRRT）、体外膜肺氧合（ECMO）、血浆置换等辅助手段的患者，抗真菌药物使用中需考虑血药浓度改变造成的潜在治疗风险。在前文表格中已有部分提及。针对这些特殊人群的治疗较复杂，应尽量在 TDM 支持下和临床药师的辅助下进行个体化治疗策略的制定和剂量调整。

五、抗真菌治疗的新挑战

传统观点认为，如粒细胞缺乏等免疫功能低下的宿主是真菌的易感人群。随着"非粒缺时代"来临，人们已经认识到一些基因突变、基础慢性病及医疗救治手段可能已经成为新的风险因素。一些研究已经证明了特定的免疫相关基因 SNPs 在增加人类机会性真菌感染易感性方面的作用。这些基因可能关联到真菌感知模式识别受体（pattern recognition receptor，PRR）基因的遗传变异,细胞因子、趋化因子及其受体基因的遗传变异,宿主抵抗等方面导致真菌的易感。此外,患者基础疾病本身以及治疗药物也可能与真菌易感相关。慢性肉芽肿性疾病(CGD)的患者,由烟酰胺腺嘌呤二核甘酸磷酸(NADPH)氧化酶复合物的亚基突变引起,可损害吞噬依赖性氧化爆发,导致真菌易感。接受布鲁顿酪氨酸激酶(BTK)抑制剂伊布替尼治疗的淋巴瘤患者真菌感染的风险增加。流感病毒、新型冠状病毒的大流行也使人们认识到呼吸道病毒可能导致的真菌感染风险需要重视。

严重免疫抑制状态等因素导致的一些机会性真菌病患者可能存在的药物治疗不理想结果,引发了人们对某些辅助免疫治疗模式的深入探索,这些模式可以帮助增强抗真菌免疫反应并补充传统的抗真菌治疗。这些干预措施可分为基于细胞因子和细胞的干预措施。如 IFN-γ 等细胞因子为基础的干预手段、粒细胞输注等,这些策略的尝试拓展了真菌治疗的视角。

目前,个体化抗真菌治疗仍存在很多挑战。新的疾病治疗手段和药物的研发、新的疾病种类的认识、真菌耐药性的上升和新型耐药真菌的发现、新型抗真菌药物特点的认识、床旁治疗药物浓度监测、抗真菌药物剂量调整策略、实时评估抗真菌和治疗的效果、抗真菌药物使用管理等问题均是未来抗真菌治疗需要面对的难题。

(周　密)

参 考 文 献

[1] Sheehan DJ, Hitchcock CA, Sibley CM. Current and emerging azole antifungal agents[J]. Clin Microbiol Rev, 1999, 12(1): 40-79.

[2] Ostrosky-Zeichner L, Casadevall A, Galgiani JN, et al. An insight into the antifungal pipeline: selected new molecules and beyond[J]. Nat Rev Drug Discov, 2010, 9(9): 719-727.

[3] Lohner K. Antimicrobial mechanisms: a sponge against fungal infections[J]. Nat Chem Biol, 2014, 10(6): 411-412.

[4] Bishara J, Weinberger M, Lin AY, Pitlik S. Amphotericin B — not so terrible[J]. Ann Pharmacother, 2001, 35(3): 308-310.

[5] 刘莹婷,曹励之,王丹,杨明华. 两性霉素 B3 日加量疗法在急性白血病合并侵袭性真菌病患儿中的临床应用[J]. 中国真菌学杂志,2021,16(3):6.

[6] 黄志伟,张菁. 两性霉素 B 临床药理研究概述[J]. 中国真菌学杂志,2021,16(3):188-193,210.

[7] Czyrski A, Resztak M, Swiderski P, et al. The overview on the pharmacokinetic and pharmacodynamic interactions of triazoles[J]. Pharmaceutics, 2021, 13(11): 1961.

[8] Gomez-Lopez A. Antifungal therapeutic drug monitoring: focus on drugs without a clear recommendation[J]. Clin Microbiol Infect, 2020, 26(11): 1481-1487.

[9] Ben-Ami R. Systemic Antifungal Therapy for Invasive Pulmonary Infections[J]. J Fungi (Basel), 2023, 9(2): 165.

[10] Aguilar-Zapata D, Petraitiene R, Petraitis V. Echinocandins: the expanding antifungal armamentarium[J]. Clin Infect Dis, 2015, 61(Suppl 6): S604-611.

[11] Chen SC, Slavin MA, Sorrell TC. Echinocandin antifungal drugs in fungal infections: a comparison[J]. Drugs, 2011, 71(1): 11-41.

[12] Patterson TF, Thompson GR 3rd, Denning DW, et al. Practice Guidelines for the Diagnosis and Management of Aspergillosis: 2016 Update by the Infectious Diseases Society of America[J]. Clin Infect Dis, 2016, 63(4): e1-e60.

[13] Nematollahi S, Permpalung N, Zhang SX, et al. Aspergillus lentulus: An Under-recognized Cause of Antifungal Drug-Resistant Aspergillosis[J]. Open Forum Infect Dis, 2021, 8(8): ofab392.

[14] Ullmann AJ, Aguado JM, Arikan-Akdagli S, et al. Diagnosis and management of Aspergillus diseases: executive

summary of the 2017 ESCMID - ECMM - ERS guideline[J]. Clin Microbiol Infect,2018, 24 (Suppl 1): e1 - e38.

[15] Richardson M, Bowyer P, Sabino R. The human lung and Aspergillus: you are what you breathe in? [J]. Med Mycol, 2019, 57(Suppl_2): S145 - S154.

[16] Kontoyiannis DP, Lewis RE. How I treat mucormycosis[J]. Blood, 2011, 118(5): 1216 - 1224.

[17] Inkster T, Peters C, Dancer S. Safe design and maintenance of bone marrow transplant units: a narrative review[J]. Clin Microbiol Infect. 2022; 28(8): 1091 - 1096.

[18] Kullberg BJ, Arendrup MC. Invasive Candidiasis[J]. N Engl J Med. 2015, 373(15): 1445 - 1456.

[19] Perlin DS, Rautemaa-Richardson R, Alastruey-Izquierdo A. The global problem of antifungal resistance: prevalence, mechanisms, and management[J]. Lancet Infect Dis, 2017, 17(12): e383 - e392.

[20] Latge JP, Chamilos G. Aspergillus fumigatus and Aspergillosis in 2019[J]. Clin Microbiol Rev, 2019, 33(1): e00140 - 18.

[21] Vincent JL, Sakr Y, Singer M, et al. Prevalence and outcomes of infection among patients in intensive care units in 2017[J]. JAMA, 2020, 323(15): 1478 - 1487.

[22] Albillos A, Lario M, Alvarez-Mon M. Cirrhosis-associated immune dysfunction: distinctive features and clinical relevance[J]. J Hepatol, 2014, 61(6): 1385 - 1396.

[23] Lionakis MS. Exploiting antifungal immunity in the clinical context[J]. Semin Immunol, 2023, 67(1): 101752.

[24] Schauwvlieghe A, Rijnders BJA, Philips N, et al. Invasive aspergillosis in patients admitted to the intensive care unit with severe influenza: a retrospective cohort study[J]. Lancet Respir Med, 2018, (10): 782 - 792.

[25] Shah M, Reveles K, Moote R, et al. Risk of coronavirus disease 2019 - associated pulmonary aspergillosis based on corticosteroid duration in intensive care patients[J]. Open Forum Infect Dis,2023, 10(3): ofad062.

[26] Stott KE, Hope WW. Therapeutic drug monitoring for invasive mould infections and disease: pharmacokinetic and pharmacodynamic considerations[J]. J Antimicrob Chemother, 2017, 72(suppl_1): i12 - i18.

[27] Fisher MC, Alastruey-Izquierdo A, Berman J, et al. Tackling the emerging threat of antifungal resistance to human health[J]. Nat Rev Microbiol, 2022, 20(9): 557 - 571.

[28] McCreary EK, Davis MR, Narayanan N, et al. Utility of triazole antifungal therapeutic drug monitoring: insights from the Society of Infectious Diseases Pharmacists [J]. Pharmacotherapy, 2023 Jul 17. doi: 10.1002/phar.2850. Epub ahead of print. PMID: 37459118.

第二节　感染治疗原则

一、新型隐球菌

关键点

● 由新型隐球菌所致的隐球菌病可表现为肺部、中枢神经系统或其他系统的播散性感染性疾病,临床上主要引起肺炎和脑膜炎,也引起皮肤、骨骼或内脏器官感染。临床上结合临床表现以及显微镜检查结果进行诊断,再通过真菌培养或组织染色加以确认。

● 新型隐球菌感染的治疗应根据机体免疫状况以及感染的脏器来确定治疗策略。

● 隐球菌性脑膜炎是一种威胁生命的疾病,即使接受了抗真菌治疗,病死率仍然很高。隐球菌性脑膜炎采用"诱导期+巩固期+维持期"三阶段治疗策略,主要治疗药物包括两性霉素 B 及其含脂质制剂、氟胞嘧啶和氟康唑。

● 单个脏器感染或局灶性隐球菌感染常使用氟康唑来进行治疗。

新型隐球菌是一种存在于世界各地环境中的真菌,感染途径是通过吸入这种微小的真菌后发生,但这种情况在健康人群中很罕见。新型隐球菌感染大多发生在免疫系统较弱的人群中,比如晚期 HIV 感染/艾滋病患者。新型隐球菌通常感染肺部或中枢神经系统,但它也可以累及身体的其他部位,所以疾病临床症状取决于感染部位。当它感染肺部时,可表现为类似肺炎的症状,包括发热、咳嗽、胸痛、气促等;感染脑部时(隐球菌性脑膜炎)可出现头痛、发热、颈痛、恶心呕吐、畏光、意识行为混乱等症状。

新型隐球菌的治疗常用药物包括:两性霉素 B 及其含脂复合制剂、三唑类以及氟胞嘧啶等。隐球菌肺炎在部分患者中具有自限性,应根据患者具体情况决定是否给予治疗;隐球菌脑膜炎应立即开始给予有效的抗真菌治疗,同时积极处理患者的颅高压相关问题,抗真菌治疗一般要求联合用药,力争使脑脊液培养在 2 周内转阴,通常采用标准的三个阶段(诱导期+巩固期+维持期)的治疗策略。

目前各大指南在 HIV 合并隐球菌脑膜炎治疗策略上存在一定差异,主要差异体现在诱导期的治疗药物、剂量以及疗程的不同。美国感染病学会(IDSA)关于 HIV 感染/AIDS 患者隐球菌脑膜炎的抗真菌治疗指南推荐使用两性霉素 B[(0.7~1.0)mg/(kg·d)]+氟胞嘧啶[100 mg/(kg·d)]至少 2 周作为诱导期的核心治疗方案;巩固期使用氟康唑(400 mg/d),疗程至少 8 周;维持期使用氟康唑(200 mg/d)至少 1 年。我国指南中推荐诱导期首选两性霉素 B[(0.5~0.7)mg/(kg·d)]+氟胞嘧啶[100 mg/(kg·d)],疗程至少 4 周,之后使用氟康唑(600~800 mg/d)联合或不联合氟胞嘧啶[100 mg/(kg·d)]进行巩固期治疗,疗程至少 6 周,该方案同样适用于非 HIV 感染人群。

近年来 WHO 为了减轻欠发达国家的住院负担、便于临床管理,在得到了一些高质量临床研究结论支持后,2022 年发布指南推荐首选单剂两性霉素 B 脂质体(10 mg/kg)联合 2 周的氟胞嘧啶[100 mg/(kg·d)]+大剂量氟康唑(1 200 mg/d)进行诱导期治疗,然后使用氟康唑(800 mg/d)进行巩固期治疗,持续 8 周,之后氟康唑(200 mg/d)进行维持。如果没有两性霉素 B 脂质体,则诱导期的第一周使用普通两性霉素 B[1 mg/(kg·d)]+氟胞嘧啶[100 mg/(kg·d)],第二周使用大剂量氟康唑(1 200 mg/d),然后使用氟康唑(800 mg/d)进行巩固期治疗,持续 8 周,之后氟康唑(200 mg/d)进行维持。

在器官移植的患者中,隐球菌中枢神经系统感染推荐两性霉素 B 脂质体[3~4 mg/(kg·d)]或两性霉素 B 脂质体复合物[5 mg/(kg·d)]静脉滴注加氟胞嘧啶[100 mg/(kg·d)]至少 2 周作为诱导期方案,然后口服氟康唑[6~12 mg/(kg·d)]8 周作为巩固期治疗,之后口服氟康唑(200~400 mg/d)维持 6~12 个月。

在非 HIV 感染、非器官移植的患者中,隐球菌中枢神经系统感染的治疗使用两性霉素 B[0.7~1.0 mg/(kg·d)]+氟胞嘧啶[100 mg/(kg·d)]作为诱导期方案,疗程至少四周。如果患者有神经系统并发症或脑脊液隐球菌培养在 2 周时没有转阴,则疗程延长至 6 周。然后服用氟康唑 400 mg/d 进行巩固 8 周,之后氟康唑 200 mg/d 维持 6~12 个月。

对于轻到中度症状、无弥漫性肺浸润、无全身播散的隐球菌肺炎或单个其他部位的隐球菌感染(没有免疫抑制风险因素者),使用氟康唑 400 mg/d 口服治疗 6~12 个月。对于严重的隐球菌肺炎、播散性隐球菌感染及隐球菌血症的治疗按隐球菌性脑膜炎的方案进行。

(宋　炜　沈银忠)

参　考　文　献

［1］中华医学会热带病与寄生虫学分会艾滋病学组.艾滋病合并侵袭性真菌病诊治专家共识[J].中华传染病杂志,2019,37(10):581-593.

［2］Perfect JR, Dismukes WE, Dromer F, et al. Clinical practice guidelines for the management of cryptococcal disease: 2010 update by the infectious diseases society of america[J]. Clin Infect Dis, 2010, 50(3): 291-322.

［3］Wu X, Shen Y. Management of human immunodeficiency virus-associated cryptococcal meningitis: current status and future directions[J]. Mycoses, 2019, 62(1): 874-882.

［4］Jarvis JN, et al. Single-dose liposomal amphotericin B treatment for cryptococcal meningitis[J]. N Engl J Med, 2022, 386(12): 1109-1120.

二、耳念珠菌

关键点
- 耳念珠菌可引起血液及全身多脏器的严重侵袭性感染。
- 耳念珠菌具有多重耐药性,常导致治疗困难,应根据临床表现、个体化特征及药敏试验结果选择治疗方式。血流感染、心内膜炎和下呼吸道感染,首选棘白菌素类药物;尿路感染和中枢神经系统感染,推荐使用两性霉素 B 脂质体单药或联合氟胞嘧啶;口咽部感染、外耳炎和外阴阴道炎,推荐制霉菌素治疗。治疗疗程根据感染部位、严重程度持续数周至数月不等,治疗有效的判断标准为感染部位耳念珠菌连续培养阴性。

血流感染是耳念珠菌最主要的感染类型,此外还包括插管(导管)相关性血流感染、肺部、泌尿道、腹腔、中枢神经系统、眼、骨骼等部位的感染。耳念珠菌的流行率低,通常不必经验性覆盖治疗。确定耳念珠菌感染后,应根据患者感染部位、严重程度、自身免疫功能、药敏试验结果等因素综合选择相应的抗真菌药物。

1. **血流感染**　首选棘白菌素类药物,包括卡泊芬净(D1 负荷剂量 70 mg/d,D2 起 50 mg/d)、米卡芬净(100 mg/d)或阿尼芬净(D1 负荷剂量 200 mg/d,D2 起 100 mg/d)。替代或联合药物:多烯类药物,如脂质体两性霉素 B[5 mg/(kg·d)]或两性霉素 B[0.7～1 mg/(kg·d)];三唑类药物,如伏立康唑(D1 负荷剂量 400 mg/kg 或 6 mg/kg,1 次/12 h;之后 200 mg,1 次/12 h)或泊沙康唑(100 mg/d)。确诊后,需在原发病灶和播散性感染灶去除、患者免疫力恢复且血培养连续 2 次(间隔 1～3 d)阴性后,至少再继续治疗 2 周。

2. **感染性心内膜炎**　首选棘白菌素类药物,包括卡泊芬净(D1 负荷剂量 70 mg/d,D2 起 50 mg/d)或阿尼芬净(D1 负荷剂量 200 mg/d,D2 起 100 mg/d)。替代或联合药物,如两性霉素 B[0.7～1 mg/(kg·d)]+氟胞嘧啶[25 mg/(kg·d)]。抗真菌疗程持续数周至数月。必要时联合手术治疗。

3. **中枢神经系统感染**　推荐使用脂质体两性霉素 B[3～5 mg/(kg·d)]±氟胞嘧啶(25 mg/kg,1 次/6 h),不推荐使用棘白菌素类药物。

4. 尿路感染　推荐两性霉素 B[0.5 mg/(kg·d),7～10 d]±氟胞嘧啶(25 mg/kg,1 次/6 h),不推荐使用棘白菌素类药物。

5. 肺部感染　不建议经验性常规覆盖此菌,若怀疑下呼吸道感染,推荐使用棘白菌素类药物治疗:卡泊芬净(D1 负荷剂量 70 mg/d,D2 起 50 mg/d)或阿尼芬净(D1 负荷剂量 200 mg/d,D2 起 100 mg/d)。

6. 口咽部感染　推荐以棘白菌素类药物或制霉菌素漱口,150 万～200 万 U/d;

7. 其他　外耳炎:推荐局部使用或口服制霉菌素(50 万 U/d,1 次/8 h)治疗,必要时进行外科清创治疗。糖尿病足感染时:推荐特比萘芬(100 mg/d)±伊曲康唑(200～400 mg/d)或泊沙康唑(100～400 mg,2 次/d)。外阴阴道炎:推荐局部使用制霉菌素(100 万 U/d,14 d)或口服(100 万 U/d,1 次/8 h,7 d)。

由于耳念珠菌可在植入的中心静脉导管、导尿管形成生物膜,有疑似或确定的感染灶需要去除导管。当感染部位耳念珠菌连续培养阴性时,可判断为抗真菌治疗有效。

(赵璧和　沈银忠)

参 考 文 献

[1] 中华医学会检验医学分会临床微生物学学组.成人耳念珠菌感染诊治防控专家共识[J].临床检验杂志,2020,38(8):564-570.

[2] Sikora AA, Hashmi MF, Zahra F. Candida auris [M/OL]. Treasure Island (FL): StatPearls Publishing, 2023.

三、烟曲霉

> **关键点**
> ● 启动抗烟曲霉治疗之前需仔细评估宿主的免疫功能及药物与药物间的相互作用。
> ● 治疗需足疗程,伏立康唑血药浓度监测必不可少。

1. 变应性支气管肺曲霉病(ABPA)　ABPA 的当前治疗模式,包括口服和吸入糖皮质激素,推荐剂量包括诱导期,剂量相当于 0.5～1.0 mg/(kg·d)体重的泼尼松当量,持续 1～2 周,随后是维持期,剂量为 0.5 mg/kg,间隔 1 d,持续 6～12 周,逐渐减少阶段总持续时间至少为 6～12 个月。然而,一些患者(尤其是 CF 患者)不能成功地停用糖皮质激素,需要相对较低的维持剂量<10 mg/d。用抗 IgE 单克隆抗体(omalizumab)替代类固醇的免疫疗法为 ABPA 带来了希望。

伊曲康唑和新型三唑类药物伏立康唑的使用越来越多,同时泊沙康唑和艾沙康唑已被用作减少真菌过敏原的辅助疗法。然而,考虑到需要延长疗程,需关注唑类药物的毒性和继发耐药性。对于 ABPA,预防性抗真菌治疗策略对减少复发和抑制疾病进展的益处仍不确定。

2. 曲菌球　由于缺乏对照研究,曲菌球治疗循证医学证据较少,曲菌球的最终治疗方式是手术切除,这通常是相对禁忌的,因为存在严重的潜在肺功能障碍(手术禁忌证),并且术后通常伴有严重的并发症。对于不适合手术的患者,另一种治疗方法是腔内或 CT 引导下经皮灌注两性霉素 B 脱氧胆酸盐(D-AMB)。在外科手术之前,支气管动脉栓塞术(BAE)已被广泛用作曲菌球患者咯血的桥接治疗,随后进行曲菌球切除术。

3. 慢性肺曲霉病(CPA)　CPA 治疗具有挑战性,因为它需要长期使用系统性抗真菌药物。此外,由于疗效的评估方式是基于生活质量评分系统来评估体重增加和生活质量提高的程度,因此疗效很难评估。治疗期间炎症标记物往往改善缓慢,即使在长期治疗期间,它们通常仍保持升高。据报道,停药数月或数年后复发率高。在文献中,大多数 CPA 患者接受口服伊曲康唑的治疗,而静脉注射 D-AMB 已成功用于难治性病例。根据指南,伊曲康唑和伏立康唑都被认为是治疗 CPA 的首选药物,这得到了大型、对照、非随机研究数据的支持。较新的三唑类药物艾沙康唑尚未在 CPA 中进行研究,但在最近批准的指南中被推荐为替代方案。然而,在接受治疗的 CPA 患者中,已分离出唑类耐药菌株。此外,多达 1/3 的患者会出现严重的副作用,导致不得不停止唑类药物治疗。替代治疗策略包括静脉注射多烯或棘白菌素或唑类与棘白菌素的组合。吸入 AMB 也可用于 CPA 治疗,并且具有耐受性好和易于给药的优点。

4. 侵袭性曲霉病(IA)　在过去的 20 年中,IA 的病死率仍然很高,特别是在接受抗真菌药物治疗时发生突破性感染的病情复杂和持久的潜在免疫缺陷患者中。

(1)已有的治疗策略:为了改善 IA 的结果,已经应用了几种治疗策略。这些策略包括引入有效的抗真菌药物,如较新的三唑类伏立康唑、泊沙康唑,以及最近的艾沙康唑;尽早开始治疗;使用药物递送制剂来提高目前可用的抗真菌药物的治疗指数;联合抗真菌治疗;坏死病变组织的外科切除;在选定的患者中使用免疫调节剂。在最近的指南中,已经有了对这些治疗方法的全面推荐和系统评价。然而,这些抗真菌治疗方法对于难治性复发性基础疾病患者、使用抗真菌药物的患者出现突破性 IA 或唑类耐药所致 IA,缺乏前瞻性对照临床研究数据。

(2)未来的治疗策略

1)联合治疗:使用具有不同作用机制的抗真菌药物联合治疗(如唑类药物加棘白菌素、AMB 加棘白菌素、AMB 加唑类药物加棘白菌素),对于接受唑类药物单一治疗的 IA 高危患者来说,可改善长期生存率,在理论上是有吸引力的。这种方法得到了体外试验、临床前研究证实,已应用于极少数 IA 患者。第一项验证联合治疗对 IA 和半乳甘露聚糖抗原试验阳性患者预后影响的研究,是采用伏立康唑和阿尼芬净联合治疗。另一项研究证明了 L-AmB 和卡泊芬净联合用药的益处。最近的指南和专家共识建议,在 IA 患者突破抗真菌药物和唑类耐药菌引起感染的情况下,应选择不同类别的抗真菌药物联合治疗。鉴于患者之间显著的药代动力学差异,建议在个体化的基础上监测血药浓度水平。另外,指南中指出,Dectin-1 靶向抗真菌脂质体与抗真菌药物联用表现出增强的功效。

2)手术治疗:辅助手术在 IA 治疗中的作用尚未在对照研究中得到证实。肺栓塞和组织隔离影响抗真菌药物的血药浓度,是 IA 患者治疗失败、感染复发和出现致命性出血的常见原因。因此,切除受感染的肺组织仅对选定的患者有益。

3)免疫疗法:因为潜在免疫缺陷是 IA 结果的关键决定因素,所以旨在修复潜在免疫缺陷的宿主导向的治疗策略是有吸引力的。类似的免疫治疗策略已成功应用于病毒感染(如巨细胞病毒)免疫功能低下患者的临床管理。在过去的 30 年中,许多临床前研究已经成功地采用了不同的免疫治疗方法,包括使用细胞因子、髓系造血生长因子(M - CSF)、吞噬细胞输血、产生曲霉-特异性 T 细胞、靶向 β 葡聚糖的工程 CAR - T 细胞、检查点抑制剂、NK 细胞,以及增强部分功能的疫苗曲霉-特异性免疫反应。其他研究人员实施了抗炎疗法,以限制真菌诱导的有害炎症免疫病理学。不幸的是,没有一个在临床试验中获得成功。这些失败归因于对不同患者群体中免疫抑制机制的缺乏了解。已有研究通过注射抗原或使用单克隆抗体进行了疫苗接种,这些项目没有产生重大成果;抗原接种不适用于免疫功能低下的患者,抗 β - 1,3 - 葡聚糖和烯醇化酶单克隆抗体的抑制作用是短暂的。

(3)高危患者的预防:具有 IA 高风险的血液系统恶性肿瘤患者可通过一级抗真菌预防或双周监测生物标志物(如半乳甘露聚糖抗原)进行预防性治疗。关于选择哪种策略取决于当地的流行病学、快速诊断的可获得性和患者特征。泊沙康唑已被几个指南认可为预防性唑类药物。在 HSCT 患者中使用棘白菌素(米卡芬净)进行抗真菌预防可降低 IA 的发生率;然而,棘白菌素是胃肠外药物的事实限制了它们在移植后期间(患者易患 IA 的间隔期)用于延长抗真菌预防的能力。预防性治疗可减少复发。然而,很大比例的突破性侵袭性霉菌感染发生在接受一级和二级预防性治疗的高危血液恶性肿瘤患者应用所有类别的被批准的抗真菌药物后。

(王丽辉　余跃天)

参 考 文 献

[1] US GRADE Network. Approach and implications to rating the quality of evidence and strength of recommendations using the GRADE methodology[EB/OL]. (2016 - 01 - 01)[2023 - 06 - 18]. http://www.gradeworkinggroup.org/.

[2] Walsh TJ, Anaissie EJ, Denning DW, et al. Treatment of aspergillosis: clinical practice guidelines of the Infectious Diseases Society of America[J]. Clin Infect Dis, 2008, 46(3): 327 - 360.

[3] Guyatt GH, Oxman AD, Vist GE, et al. GRADE: an emerging consensus on rating quality of evidence and strength of recommendations[J]. BMJ, 2008, 336(7650): 924 - 926.

[4] Guyatt GH, Oxman AD, Schunemann HJ, et al. GRADEguidelines: a new series of articles in the Journal of Clinical Epidemiology[J]. J Clin Epidemiol, 2011, 64(1): 380 - 382.

[5] Panackal AA, Li H, Kontoyiannis DP, et al. Geoclimatic influences on invasiveaspergillosis after hematopoietic stem cell transplantation[J]. Clin Infect Dis, 2010, 50(12): 1588 - 1597.

四、白念珠菌

关键点

- 感染源头控制和早期有效的全身抗真菌治疗对于成功治疗侵袭性念珠菌病至关重要。
- 白念珠菌血症患者治疗需要足疗程,若临床应答或微生物应答不佳,需筛查有无远端播散。
- 白念珠菌血症患者在病情稳定后,需及时降阶梯治疗。

感染源头控制和早期有效的全身抗真菌治疗,对于成功治疗侵袭性念珠菌病至关重要。感染源头控制是指消除可疑的感染病灶,包括拔除污染的血管内导管,去除受感染的假体装置(起搏器导线等),也包括有效的感染病灶切开及引流。除源头控制之外,早期有效的全身抗真菌治疗对于成功治疗侵袭性念珠菌病也至关重要,当初始抗真菌治疗延迟或不充分(例如,未根据药敏结果选择恰当的抗生素或剂量不足)和/或感染源头未能及时控制,念珠菌血症患者的病死率明显较高。

1. 初始治疗　初始抗念珠菌药物的选择,应该综合考虑患者先前抗真菌药物的暴露史,是否存在某种药物不耐受,疾病的严重程度、相关的合并症以及颅内、心脏瓣膜和/或内脏器官的受累情况。本地区、本病区的真菌耐药性的流行病学情况也应考虑。

(1)棘白菌素类药物:大多数临床医生选择棘白菌素类药物(阿尼芬净、卡泊芬净或米卡芬净)作为成年患者的一线治疗药物。棘白菌素能抑制形成念珠菌细胞壁所需的 $\beta-1,3-D-$葡聚糖合成酶,且对大多数念珠菌均有良好的杀菌活性,安全有效,药物之间的相互作用较小,但目前仅有静脉剂型。

(2)唑类药物:唑类药物可以抑制真菌细胞膜上麦角甾醇合成,曾是治疗念珠菌血症的首选药物之一,直到 2003 年棘白菌素类药物上市后退居为初始治疗的二线药物。值得注意的是,在特定的临床情况下,如眼底病、脑膜炎和泌尿系统念珠菌感染,由于棘白菌素不能充分通过血脑屏障,也不能排泄到尿液中,所以此时唑类药物治疗仍是首选。同时在一些资源有限、唑类药物耐药率低的地区,氟康唑仍然是侵袭性念珠菌病患者的标准初始治疗方法。

2. 降阶梯治疗　在患者病情稳定后,降阶梯治疗是最常见的策略。这种策略通常是在初始治疗后的 3～7 d 内进行,但具体时机应根据患者对于治疗的临床应答而实施。口服唑类药物(通常是氟康唑)是降阶梯的一线选择。对于白念珠菌血症的患者在初始接受棘白菌素治疗至少 5 d,一旦病情稳定且血培养结果为阴性,唑类药物体外药敏敏感,则可以改用口服唑类药物(氟康唑或伏立康唑)进行降阶梯治疗。

3. 治疗时间(疗程)　抗真菌治疗的疗程通常由患者对治疗的临床应答及微生物学应答共同决定。对于念珠菌血症的患者,需要至少每隔一日随访一次血培养,直至获取血培养阴性的确切时间。在没有其他器官受累的情况下,全身(静脉注射或口服)抗真菌治疗的持续时间应该是在清除念珠菌后 14 d。

(王丽辉　余跃天)

参 考 文 献

[1] Wenzel RP, Gennings C. Bloodstream infections due to Candida species in the intensive care unit: identifying especially high-risk patients to determine prevention strategies[J]. Clin Infect Dis, 2005, 41(Suppl 6): S389 - S393.

[2] Wisplinghoff H, Bischoff T, Tallent SM, et al. Nosocomial bloodstream infections in US hospitals: analysis of 24, 179 cases from a prospective nationwide surveillance study[J]. Clin Infect Dis, 2004, 39(3): 309 - 317.

[3] Pfaller M, Pappas P, Wingard J. Invasive fungal pathogens: current epidemiological trends[J]. Clin Infect Dis, 2006, 43(suppl 1): S3 - S14.

[4] Martin GS, Mannino DM, Eaton S, et al. The epidemiology of sepsis in the United States from 1979 through 2000[J]. N Engl J Med, 2003, 348(16): 1546 - 1554.

[5] Zaoutis TE, Argon J, Chu J, et al. The epidemiology and attributable outcomes of candidemia in adults and children hospitalized in the United States: a propensity analysis[J]. Clin Infect Dis, 2005, 41(9): 1232 - 1239.

五、光滑那他酵母(光滑念珠菌)

> **关键点**
> - 棘白菌素类虽为治疗光滑那他酵母的一线药物,但其耐药率日益增高,对于先前使用过棘白菌素类药物的光滑那他酵母感染患者,应考虑进行棘白菌素类药物敏感性检测。
> - 对于光滑那他酵母菌感染者,只有当分离株对氟康唑或伏立康唑敏感时,才考虑将治疗方案调整为更高剂量的氟康唑或伏立康唑。

我国大规模多中心侵袭性真菌监测网(CHIF－NET)的监测数据显示,光滑那他酵母是我国分离率排第四位的念珠菌。光滑那他酵母菌是美国和欧洲第二大最常见的念珠菌种,可引起血流感染、感染性心内膜炎、腹腔感染等,光滑那他酵母菌血症的病死率高达 50%。

光滑那他酵母菌引起人们关注的一个重要原因就是其对常用抗真菌药物包括两性霉素 B 的敏感性低。耐药性已成为影响临床治疗光滑那他酵母菌感染疗效的主要原因。两性霉素 B 对绝大多数侵袭性真菌感染具有良好的疗效,然而光滑那他酵母菌可对两性霉素 B 产生继发耐药。尽管氟胞嘧啶在体外对念珠菌有抗菌活性,但光滑那他酵母菌对氟胞嘧啶原发或继发耐药也较为多见。三唑类抗真菌药物是目前临床应用最多的抗真菌药物,然而光滑那他酵母菌对三唑类抗真菌药物的 MIC 值偏高,可对三唑类药物原发耐药,也可出现继发耐药,临床以继发耐药多见,光滑那他酵母菌对三唑类药物存在交叉耐药。研究表明,光滑那他酵母菌在接触氟康唑后能迅速产生耐药性,在接受氟康唑治疗过程中 20% 菌株可出现耐药。光滑那他酵母菌对三唑类药物的敏感性具有"双峰"的特征,即一部分菌株可以对三唑类药物表现为耐药,而另一些菌株则可以表现为敏感。近年来光滑那他酵母菌对氟康唑的耐药率呈上升趋势,光滑那他酵母菌对三唑类药物的耐药率具有明显的地区差异。据报道,光滑那他酵母菌对氟康唑的耐药率在美国为 7%～14%,在欧洲为 3.7%～40%,在巴西为 4.3%～5.7%。2001—2003 年亚太地区光滑那他酵母菌对氟康唑的耐药率为 10.6%。

IDSA 指南推荐棘白菌素类药物作为光滑那他酵母菌侵袭性感染治疗的首选药物,但随着药物使用量的增加,光滑那他酵母菌对棘白菌素的耐药率日益增高,在部分地区已超过 10%,给临床治疗带来严峻挑战,但我国菌株的耐药率低于 1%。

IDSA 推荐初始治疗方案:① 选用棘白菌素类(卡泊芬净:首剂 70 mg,继以 50 mg/d;米卡芬净 100 mg/d;阿尼芬净:首剂 200 mg,继以 100 mg/d);② 推荐对所有血源性和其他临床相关光滑那他酵母分离株进行唑类药物敏感性检测;对于先前使用过棘白菌素类药物和感染光滑那他酵母患者,应考虑进行棘白菌素类药物敏感性检测;③ 对于光滑那他酵母菌感染者,只有当分离株对氟康唑或伏立康唑敏感时,才考虑将治疗方案调整为更高剂量的氟康唑 800 mg/d(12 mg/kg)或伏立康唑 200～300 mg(3～4 mg/kg) bid。

(王丽辉 余跃天)

—————————— 参 考 文 献 ——————————

[1] Kaur R, Domergue R, Zupancic ML, et al. A yeast by any other name: Candida glabrata and its interaction with the host[J]. CurrOpinMicrobiol, 2005, 8(4): 378‐384.

[2] Gabald on T, Martin T, Marcet-Houben M, et al. Comparative genomics of emerging pathogens in the Candida glabrata clade[J]. BMC Genom, 2013, 14(9): 623.

[3] Li J, Shan Y, Fan S, Liu X. Prevalence of Candida nivariensis and Candida bracarensis in vulvovaginal Candidiasis[J]. Mycopathologia, 2014, 178(3‐4): 279‐283.

[4] Borman AM, Petch R, Linton CJ, et al. Candida nivariensis, an emerging pathogenic fungus with multidrug resistance to antifungal agents[J]. J Clin Microbiol, 2008, 46(3): 933‐938.

[5] Ielasi FS, Decanniere K, Willaert RG. The epithelial adhesin 1 (Epa1p) from the human-pathogenic yeast Candida glabrata: structural and functional study of the carbohydrate-binding domain[J]. Acta Crystallogr D Biol Crystall, 2012, 68(3): 210‐217.

六、组织胞浆菌属

> **关键点**
> ● 组织胞浆菌病分为 4 种类型：无症状型、急性肺型、慢性肺型及播散型。该病的诊断依赖血/骨髓培养和组织病理学依据，以骨髓培养和骨髓细胞学检查的阳性率为最高。
> ● 组织胞浆菌病的有效治疗药物包括两性霉素 B、两性霉素 B 脂质体以及伊曲康唑等，伏立康唑和泊沙康唑体外对组织胞浆菌有抗菌活性，可作为备选方案。
> ● 治疗疗程根据病情轻重程度而定，播散性组织胞浆菌病的疗程至少为 12 个月。

对于轻度到中度的组织胞浆菌病患者，通常不需要治疗，但对于症状持续 1 个月以上的患者，应给予伊曲康唑；对于中度至重度急性组织胞浆菌病患者，建议使用脂质两性霉素 B，持续 1～2 周后，口服伊曲康唑。脂质体制剂比去氧胆盐酸副作用小，反应率更高。新的配方改善了伊曲康唑难以被胃肠道完整性受损患者吸收的缺点。对于不能耐受伊曲康唑或其他唑类药物的组织胞浆菌病患者，可使用新靶向药物 Fosmanogepix、Olorofim 和 Ibrexafungerp（艾瑞芬净，IBX）。新型唑类药物泊沙康唑和伏立康唑也有抗荚膜组织胞浆菌的活性。此外，在整个治疗过程中应当监测伊曲康唑和泊沙康唑的血药浓度。

1. 急性肺组织胞浆菌病　轻到中度患者通常不需要治疗，若症状持续超过 1 个月，给予伊曲康唑口服液治疗，疗程 6～12 周。中重度及严重患者：两性霉素 B 脂质体静脉滴注 1～2 周，继用伊曲康唑口服液治疗 12 周。对于肾毒性风险低的患者，可用普通两性霉素 B 代替两性霉素 B 脂质体。对于伴有严重肺功能减退的重症病例，可在抗真菌治疗开始的 l～2 周给予甲泼尼龙静脉注射。

2. 慢性空洞性肺组织胞浆菌病　伊曲康唑口服液治疗至少 12 个月，考虑到复发的危险性，建议疗程为 18～24 个月。

3. 播散型组织胞浆菌病病死率高,一旦诊断成立应迅速开始治疗　根据患者的临床表现、基础疾病等选择合适的药物、剂量及给药途径。对于轻到中度的急性播散型患者和绝大多数慢性进行性播散型患者给予伊曲康唑口服液治疗至少 12 个月;对于中重度及严重患者推荐两性霉素 B 脂质体静脉滴注 1～2 周,继用伊曲康唑口服液治疗至少 12 个月。对于肾毒性风险低的患者,亦可用普通两性霉素 B 替代两性霉素 B 脂质体;对于中枢神经系统感染者,给予两性霉素 B 脂质体,静脉滴注 4～6 周,序贯伊曲康唑口服液治疗至少 12 个月。

(邵凌云)

参 考 文 献

[1] 陈明泉,施光峰.组织胞浆菌病[M]//王吉耀,葛均波,邹和建.实用内科学. 16 版.北京:人民卫生出版社,2022:504 - 507.

[2] 姬美容,谢毅.血液寄生虫病及血液寄生真菌病[M]//姬美容.临床疑难血液病细胞形态学诊断精要.上海:上海科学技术文献出版社,2002:355 - 364.

[3] Wheat LJ, Freifeld AG, Kleiman MB, et a1. Clinical practice guidelines for the management of patients with histoplasmosis: 2007 update by the Infectious Diseases Society of America[J]. Clin InfectDis 2007, 45(7): 807 - 825.

七、真菌性足菌肿病原体

关键点
- 真菌性足菌肿是一种由真菌引起的慢性肉芽肿性进行性局部感染,累及足部、上肢或背部,临床症状包括肿胀和窦道形成。
- 本病的诊断主要依赖临床表现,通过渗出物真菌镜检和培养进行确诊。
- 治疗措施包括抗真菌治疗和外科手术切除病灶,临床应根据致病真菌来选择抗真菌治疗药物,临床常用治疗药物为伊曲康唑。

半数以上的足菌肿病例是由诺卡菌和其他放线菌引起的,其余病例则由约 20 种不同的真菌所引起,由真菌引起的病变又称为真菌性足菌肿,后者比较常见的真菌病原体包括 *Madurella*、*Falciformispora senegalensis*、*Curvularialunata*、*Scedosporium*、*Zopfiarosatii*,*Acremonium*、*Fusarium*。足菌肿最初的病变可表现为丘疹、固定性皮下结节、基部发硬的水疱或皮下脓肿,后者破溃后形成与皮肤表面相通的瘘管。早期病灶的内部或周围常出现纤维化。在长达数月甚至数年的病程中,病情慢性进展,逐渐向邻近组织蔓延并造成邻近肌肉、肌腱、筋膜和骨骼的破坏。本病不出现全身播散性感染,也无提示全身感染的症状和体征存在。少数未被重视的病例可因继发细菌感染和脓毒血症而死亡。最终肢体肌肉逐渐减少、肢体变形及组织破坏而使受累肢体不能活动。感染晚期,受累肢体异常肿胀、变形,局部形成杯状的囊性肿块。多个相互连通的窦道和瘘管形成,排出含有特征性白色或黑色颗粒的浓厚的或血清血液样渗出物。

真菌性足菌肿的治疗原则:① 抗真菌治疗;② 常需外科手术清除病灶甚至截肢。

在真菌引起的感染中,某些真菌对两性霉素 B、伊曲康唑或酮康唑敏感,但有些真菌对现有抗真菌药均耐药。大多数病例在抗真菌治疗后会复发,很多病例在治疗期间病情并无改善甚至进一步恶化。临床治疗时应根据病原真菌的种类选择抗真菌治疗方案。常用的抗真菌治疗药物如下。① 酮康唑:剂量为 400～800 mg/d,治愈率与剂量有关。② 伊曲康唑,效果良好,复发率低。研究显示伊曲康唑 400 mg/d 的治疗方案具有良好的临床疗效。伊曲康唑是临床上治疗真菌性足菌肿使用最多的抗真菌药物。

抗真菌治疗可能会持续多年,甚至可长达 10 年以上。接受治疗的患者应定期进行 X 线检查、血常规和肝功能检查。

外科手术清除病灶是必要的。真菌性足菌肿病灶常被包膜包裹,手术时勿使包膜破裂,因包膜破裂会将真菌成分转移到手术区的其他部位而导致病情复发。完全控制感染有时需要截肢,如今很少行截肢手术,它适用于一般情况不佳的晚期病变,是一种挽救生命的手术。

真菌性足菌肿治疗相对困难,来自巴西的 13 例真菌性足菌肿病例分析显示:致病真菌主要为 *Madurellamycetomatis*、*Acremonium*、*Scedosporiumapiospermum* 和丝状真菌,临床治疗选择伊曲康唑单用,或联合特比萘芬、氟康唑或两性霉素 B,治疗疗程为最短 6 个月、最长 144 个月,绝大多数病例接受了外科手术治疗(其中 1 例截肢)。

应每 8 周进行一次随访,评估治疗和治愈情况,并早期发现是否复发。通过临床、血清学、放射和超声检查来评价是否治愈。治愈的标准为:皮下肿块消失,鼻窦愈合,皮肤恢复正常;骨骼重建后恢复正常的放射检查外观;超声检查无高反射回波和空洞;细针抽吸活组织检查(FNA)未发现颗粒。

(沈银忠)

参 考 文 献

[1] MRC. Mycetoma management guidelines [EB/OL]. https://www. mycetoma. edu. sd/mycetoma-management-guidelines.

[2] Mhmoud NA, Fahal AH, Mahgoubel S, et al. The combination of amoxicillin-clavulanic acid and ketoconazole in the treatment of *Madurellamycetomatis* eumycetoma and *Staphylococcus aureus* co-infection[J]. PLoS Negl Trop Dis, 2014, 8(6): e2959.

[3] Sampaio FM, Wanke B, Freitas DF, et al. Review of 21 cases of mycetoma from 1991 to 2014 in Rio de Janeiro, Brazil[J]. PLoS Negl Trop Dis, 2017, 11(2): e0005301.

八、毛霉目

关键点

● 毛霉病是一种罕见但具有侵袭性及高病死率的真菌性疾病,主要影响糖尿病和免疫功能严重低下的患者,包括恶性血液病患者和实体器官移植受者。随着免疫抑制剂药物使用的增加及诊断技术提高,近年来毛霉病的检出率有所增加。根据临床表现和解剖部位的累及程度可分为鼻-眶-脑型、肺型、皮肤型、胃肠道型、播散型和其他类型。

- 早期识别、及时诊断是毛霉病救治成功的关键。尽管临床表现和影像学特征可能具有特征性,但应尽快进行紧急组织诊断(病理和培养)。毛霉病的治疗包括系统性抗真菌药物使用(两性霉素 B、泊沙康唑、艾莎康唑)以及手术清除坏死组织,还要尽可能减少导致免疫抑制的诱因。

毛霉是一种普遍存在的真菌,通常存在于土壤、腐烂的有机物、堆肥和受污染的食物中,其真菌孢子可通过吸入呼吸道、创伤皮肤伤口以及消化道,直接摄入等侵袭全身多部位,从而导致感染。最常见的类型是真菌孢子吸入鼻窦造成的鼻-眶-脑型,此外根据临床表现和累及的解剖部位还有肺型、皮肤型、胃肠道型、播散型和其他类型,总全因病死率为 40%～80%。血糖控制不佳的糖尿病患者是毛霉病最显著的合并症,有荟萃分析提示糖尿病是罹患鼻-眶-脑型毛霉病的独立危险因素。近 20 年来,随着肿瘤患者的增多、免疫抑制药物应用愈发广泛,潜在免疫抑制的易感人群也越来越多;加之真菌诊断技术的不断改进,毛霉病的发病率有增加的趋势。此外,毛霉病还见于血液系统恶性肿瘤、同种异体干细胞移植、创伤(皮肤直接侵入)、高铁负荷、静脉药瘾以及营养不良患者。2020 年 COVID-19 世界大流行以来,COVID-19 合并毛霉病(CAM)的报道越来越多,多见于机械通气患者,特别是在以印度为代表的中低收入国家。一项关于 958 例 CAM 患者的荟萃分析显示:COVID-19 并发毛霉病的患者多有糖皮质激素治疗史(78.5%)和糖尿病病史(77.9%)。而糖尿病酮症酸中毒、恶性肿瘤、潜在的肺肾疾病、肥胖、高血压以及合并曲霉感染等,均会增加 CAM 患者病死率(30%～80%)。

临床上早期识别和快速诊断是毛霉病治疗管理的关键,治疗上以外科清创联合系统性的抗真菌为主,同时尽量消除导致免疫功能低下的诱因。体外药敏研究显示,毛霉亚门内,种属间比较一致的结果是对氟康唑、伏立康唑以及包括卡泊芬净、米卡芬净和阿尼芬净在内的棘白菌素类全部耐药。目前抗毛霉药物主要有两性霉素 B 及其含脂复合制剂、泊沙康唑以及艾莎康唑(具体用法用量见下页表 3-2-1)。

两性霉素 B(AMB)是体外抗毛霉最有效的药物,目前仍是初始治疗的首选。2019 年欧洲医学真菌联盟(ECMM)全球指南强烈建议,一线应用大剂量两性霉素 B 脂质体治疗毛霉病,建议中等强度静注艾莎康唑和泊沙康唑针剂或缓释片。另外,两性霉素 B 脱氧胆酸盐(AMB-D)由于其较大的副作用不推荐用于治疗毛霉病,但在某些资源有限的地区可能是唯一选择。对于疑似或确诊毛霉病患者需快速应对,能手术控制病灶的患者应尽早行边缘清洁的外科清创术,目的在于控制疾病进展、获得微生物以及组织病理学的诊断依据,同时立即启动抗真菌治疗。对于肾功能正常的、累及中枢神经系统或实体器官移植的毛霉病患者,建议从起病第一天起立即予以两性霉素 B 脂质体 5～10 mg/(kg·d)或者两性霉素 B 脂质复合物 10 mg/(kg·d)进行治疗,

表 3 - 2 - 1　治疗毛霉病的抗真菌药物

抗真菌药物	剂量及用法	常见副作用
初始治疗		
两性霉素 B‑脱氧胆酸盐	1～1.5 mg/kg.d 静脉滴注	输液反应、静脉炎、急性肾损伤、低钾血症、低镁血症、贫血
两性霉素 B 脂质体	5～10 mg/kg.d 静脉滴注	
两性霉素 B 脂质复合物	5～10 mg/kg.d 静脉滴注	
降阶梯 or 挽救性治疗		
泊沙康唑	静脉针剂：D1 为 300 mg，q12 h，后 300 mg qd 口服混悬液：200 mg qid，病情稳定后 400 mg bid 缓释片：D1 为 300 mg，bid，后 300 mg qd	恶心、呕吐、腹泻、头痛、QTc 间期延长、肝毒性
艾沙康唑	静脉针剂：前 6 剂 200 mg，q8 h，后 200 mg qd 口服片剂：前 6 剂 200 mg(2 粒) q8 h，后 200 mg(2 粒)qd.	恶心、呕吐、腹泻、头痛、皮疹、水肿、低钾血症、肝毒性、QTc 间期缩短、输液反应

注：qd：每日；bid：每日 2 次；qid：每日 4 次。

避免两性霉素 B 缓慢增加剂量延误了最佳的治疗时间窗。对于存在肾功能不全的毛霉病患者，建议予以艾沙康唑针剂静滴，前 48 h 以 200 mg q8 h，序贯 200 mg qd 或者泊沙康唑针剂静滴，前 24 h 以 300 mg q12 h，序贯 300 mg qd。ECMM 指南反对使用口服泊沙康唑、小剂量两性霉素 B 脂质体[＜5 mg/（kg·d）]或者任何剂量的两性霉素 B 脱氧胆酸盐。

　　毛霉病容易造成全身播散，从而累及各个系统，其治疗难度大、疗程长，治疗过程中需动态评估治疗反应，包括炎症指标及影像学动态复查。对于初始治疗病情稳定或部分好转者，继续一线治疗方案或者序贯口服艾莎康唑或者泊沙康唑；对于疾病持续进展或者出现不良反应的患者，建议使用艾沙康唑针剂或者泊沙康唑肠溶片及两性霉素 B 脂质体，不建议使用泊沙康唑混悬液口服。目前尚无足够的证据支持联合用药：如多烯类联合三唑类、多烯类联合棘白菌素类，但在挽救性治疗或者无法手术时可适当考虑联合治疗，未来需要更多研究进一步提供循证医学证据。

　　治疗毛霉病所需的疗程尚未明确，通常需要数周至数月。有研究表明，艾沙康唑作为一线用药或挽救治疗的中位持续时间为 84 d。几项泊沙康唑混悬液的研究表明：疗程可从数周至近 3 年不等，平均治疗时间约为 6 个月。因此，毛霉病的具体疗程应由临床医生根据患者具体情况决定，指南强烈建议抗真菌支持治疗应直到免疫抑制永久逆转和影像完全缓解。近期的研究正在确定控制毛霉致病潜力的新基因和机制，以及它们与宿主的相互作用，为开发对抗毛霉病的具体策略提供了新选择。

（卢桂阳）

参 考 文 献

[1] Steinbrink JM, Miceli MH. Mucormycosis[J]. Infect Dis Clin N Am, 2021, 35: 435 - 452.

［2］Dannaoui E. Antifungal resistance in mucorales[J]. International Journal of Antimicrobial Agents,2017, 50(5): 617 - 621.

［3］Oliver A Cornely, Ana Alastruey-Izquierdo, DorotheeArenz,et al. Global guideline for the diagnosis and management of mucormycosis: an initiative of the European Confederation of Medical Mycology in cooperation with the Mycoses Study Group Education and Research Consortium[J]. Lancet Infect Dis, 2019, 19(12): e405 - e421. doi: 10. 1016/S1473-3099(19) 30312-3.

［4］Özbek L, Topçu U, Manay M, et al. COVID - 19-associated mucormycosis: A systematic review and meta-analysis of 958 cases[J]. Clinical Microbiology and Infection, 2023, 3: 8.https://doi.org/10.1016/j.cmi.2023.03.008.

［5］Carlos Lax, Carlos Pérez-Arques, María Isabel Navarro-Mendoza,et al. Genes, pathways, and mechanisms involved in the virulence of mucorales[J].Genes, 2020, 11(3): 317.

九、镰刀菌属

> **关键点**
> - 镰刀菌感染的预后较差,治疗成功的关键是纠正免疫抑制并尽快接受正确的抗真菌治疗。
> - 治疗首选两性霉素 B 含脂质制剂或伏立康唑,单独或联合应用。

镰刀菌属(*Fusarium*)是土壤中的常见腐生菌,可引起广泛的感染,从浅表性和局部侵袭性感染到播散性感染,可引起角膜、皮肤、指(趾)甲、肺、骨以及播散性感染,尤其是在免疫缺陷患者,如骨髓抑制患者及血液系统恶性肿瘤患者,最常见的感染是甲真菌病、皮肤感染和角膜炎。感染往往先从一个区域开始,逐渐向身体其他部位播散,部分患者可表现为发热、咳嗽和胸痛等。镰刀菌属感染的临床经过取决于感染的途径以及宿主的免疫功能。播散性镰刀菌属感染与播散性曲霉病有许多类似之处。本病的诊断要求从患者血液或者皮肤病灶中分离出镰刀菌。

诊断一旦确立,就应给予以下两方面的治疗:抗真菌治疗和增强宿主的免疫功能。镰刀菌属对棘白菌素天然耐药,一些分离菌株表现出对唑类药物耐药。可供选择的抗真菌药物包括两性霉素 B、伏立康唑和泊沙康唑,两性霉素 B 和伏立康唑是临床首选药物,单独或联合应用。有报道显示艾沙康唑和特比萘芬也可用于侵袭性镰刀菌病的治疗。由于两性霉素 B 在体外有良好的抗镰刀菌活性,因此抗镰刀菌治疗方案中通常应包含两性霉素 B,临床上尽可能使用机体能够耐受的最大剂量。为了减少肾毒性,基于两性霉素 B 含脂质制剂疗效优于普通两性霉素 B,临床上建议优先选择两性霉素 B 脂质体。即使使用局部和全身抗真菌药物,镰刀菌感染的治疗也很困难且时间很长,通常持续 4 个月以上。宿主的免疫功能的改善对于镰刀菌感染的治疗至关重要,要尽可能纠正机体免疫缺陷状态。

(沈银忠)

参 考 文 献

［1］Batista BG, Chaves MA, Reginatto P, et al. Human fusariosis: an emerging infection that is difficult to treat[J]. Rev

Soc Bras Med Trop, 2020, 53: e20200013.

［2］ Nucci M, Barreiros G, Akiti T, et al. Invasive fusariosis in patients with hematologic diseases[J]. J Fungi (Basel). 2021, 7(10): 815.

［3］ Hoenigl M, Salmanton-García J, Walsh TJ, et al. Global guideline for the diagnosis and management of rare mould infections: An initiative of the European Confederation of Medical Mycology in cooperation with the International Society for Human and Animal Mycology and the American Society for Microbiology[J]. Lancet Infect Dis, 2021, 21(8): e246 - e257.

十、热带念珠菌

> **关键点**
> - 热带念珠菌是一种酵母样真菌,是健康人体微生物组的一部分,是最常见的导致侵袭性念珠菌病的非白念珠菌,具有高发病率及高病死率;过去 10 年热带念珠菌引起的感染持续增长,侵袭性热带念珠菌感染的病死率高。
> - 热带念珠菌的感染预防措施尚不明确,加强导管护理可能降低其发病率;抗真菌方面其对三唑类药物耐药率仍较低,但有逐年升高的趋势,对于侵袭性热带念珠菌病通常选用棘白菌素抗真菌药物。

热带念珠菌(*C. tropicalis*)是一种重要的机会致病性假丝酵母菌,可引起全身各个部位侵袭性感染。热带念珠菌在亚洲的分布是高发的,在中国排在第三位,占念珠菌血流分离株的 18.7%,仅次于白念珠菌(32.9%)和近平滑念珠菌(27.1%)。热带念珠菌能够在不同的部位定植,包括皮肤和胃肠道,泌尿生殖系统和呼吸道,并引起浅表感染;此外,热带念珠菌被认为是导致严重侵袭性念珠菌病的罪魁祸首,与高发病率和病死率相关,总病死率在成人中为 55%～60%,在儿童患者中为 26%～40%。热带念珠菌的致病性被归因于几个毒力因素,如逃避宿主防御的能力、黏附生物膜的形成、水解酶的分泌和丝状形态的发育。

虽然棘白菌素现在已被推荐为治疗念珠菌血症的一线药物,但仍建议将包括氟康唑在内的唑类药物作为逐步治疗或分离物检测易感的药物。与其他非白念珠菌种类相比,如光滑那他酵母和库德里阿兹威毕赤酵母,热带念珠菌通常对三唑类更敏感;然而,在中国、印度和泰国等亚洲国家,唑类耐药性已成为一个日益严重的问题。热带念珠菌感染尤其易发生在癌症、慢性肝病和恶性血液病患者中,该菌株对氟康唑的耐药率为 1.1%,在亚太地区为 37.8%,而对棘白菌素的耐药率(0.5%～ 0.7%)仅在北美和拉丁美洲有报告。2013 年全球 SENTRY 抗真菌监测报告显示,热带念珠菌对氟康唑的耐药率为 11.60%(共 31 个国家);而 CHIF－NET 数据显示,热带念珠菌对氟康唑的耐药率从 2009 年的 11.20% 上升到 2014 年的 42.70%。我国台湾地区每 4 年监测酵母种类分布的趋势和对常用抗真菌药物的敏感性研究发现,热带念珠菌对氟康唑耐药 2014 年约为 8.5%(25 株/294 株)2018 年升至 9.87%(31 株/314 株);编码唑类药物靶标的 *ERG11* 基因突变和过表达是导致耐药的主要机制,且没有患者间传播的证据。北京协和医院徐英春教授等对来自国内 10 家医院的 507 株热带念珠菌进行了 5 年的研究发现:氟康唑敏感株占 76.7%

（389/507），剂量依赖敏感株占 10.5%（53/507），耐药株占 12.8%（65/507）；10.7%（54/507）的分离株发生 *ERG11* 突变 A395T/w，全部对氟康唑耐药；*ERG11* 基因突变是中国热带念珠菌对三唑类抗真菌药物耐药的主要机制，*ERG11* 和外排泵编码基因 *MDR1* 和 *CDR1* 的过表达，以及 *CYTb* 基因的表达降低，也与唑类耐药有关。

近年来尽管在诊断、治疗和预防侵入性念珠菌病方面有所改善，但早期由于无特异性临床表现，识别和诊断仍然是一个挑战。一项关于热带念珠菌的系统性荟萃分析表明：① 大多数报告的感染病例发生在新生儿和成人 ICU；② 接受全肠外治疗、抗生素和留置导管以及近期手术的患者感染的风险较高；③ 环境和卫生保健人员的监测表明，交叉污染是一个主要的危险因素。在一次暴发调查中，人员监测表明热带念珠菌在健康人口腔（10%）、粪便（15%）、阴道（10%）中检出，进一步监测结果显示，无症状护理人员的手和指甲上均有热带念珠菌存在；这强调了需要更好的感染控制措施，包括严格的手卫生和宣教，特别是在新生儿和血液科。

热带念珠菌对唑类（包括氟康唑、伊曲康唑、伏立康唑和泊沙康唑）的抗真菌耐药率通常为 0～20%，一些研究报告的耐药率更高，为 40%～80%。由于这个原因，侵袭性热带念珠菌病通常是用棘白菌素类药物进行经验性治疗。对念珠菌病的抗真菌治疗的选择必须考虑到几个因素，如患者类型、导管的存在、疾病的严重程度、近期使用的抗真菌药物、当地流行病学、器官受损情况和念珠菌种类。根据 IDSA 和欧洲肝脏研究协会（EASL）指南，非中性粒细胞减少的念珠菌血症危重患者的一线治疗是棘白菌素（卡泊芬净：负荷剂量 70 mg，序贯 50 mg/d；米卡芬净：100 mg/d；阿尼芬净：负荷剂量 200 mg，序贯 100 mg/d）；待血培养转阴及病情稳定后若对唑类敏感可切换为氟康唑（负荷剂量 800 mg，序贯 400 mg/d）。疗程一般为第一次血培养阴性后 14 d，器官受累则疗程更长；早期拔除中心静脉导管可改善预后。此外，一些新型抗真菌药物，如萜类衍生物艾瑞芬净（ibrexafungerp，IBX）、半衰期增强的新型棘白菌素雷扎芬净、奥替康唑和 fosmanogepix 等正在进一步研发当中，未来还需要更多的研究来验证疗效。

（卢桂阳　马爱平）

参 考 文 献

[1] Zi-Li Zhou, Kuo-Yun Tseng, Yin-Zhi Chen et al. Genetic relatedness among azole-resistant Candida tropicalis clinical strains in Taiwan from 2014 to 2018[J]. International Journal of Antimicrobial Agents, 2022, 59: 106592.

[2] Carina Ferreira, Bruna Gonçalves, Diana Vilas Boas et al. Candida tropicalis biofilm and human epithelium invasion is highly influenced by environmental pH[J]. Pathog Dis, 2016, 74(8): 101.

[3] X Fan, M Xiao, D Zhang, et al. Molecular mechanisms of azole resistance in Candida tropicalis isolates causing invasive candidiasis in China[J]. Clinical Microbiology and Infection, 2019, 25(7): 885 - 891.

[4] Aleksandra Barac, Muge Cevik, Natasa Colovic, et al. Investigation of a healthcare-associated Candida tropicalis candidiasis cluster in a haematology unit and a systematic review of nosocomial outbreaks[J]. Mycoses, 2020, 63(4): 326 - 333.

[5] Dan Wang, Na An, Yuwei Yang, et al. Candida tropicalis distribution and drug resistance is correlated with ERG11 and UPC2 expression[J]. Antimicrob Resist Infect Control, 2021, 10: 54. https://doi.org/10.1186/s13756 - 021 - 00890 - 2.

[6] Jonathas Sales de Oliveira, Vandbergue Santos Pereira, et al. The yeast, the antifungal, and the wardrobe: a journey into antifungal resistance mechanisms of Candida tropicalis[J]. Can J Microbiol, 2020, 66(6): 377 - 388. doi: 10.1139/cjm-2019-0531.

[7] Anna Maria Tortorano1, Anna Prigitano, GianlucaMorroni, et al. Candidemia: Evolution of Drug Resistance and Novel Therapeutic Approaches[J]. Infection and Drug Resistance, 2021, 14: 5543 - 5553.

十一、近平滑念珠菌

关键点

- 近平滑念珠菌在非白念珠菌中的检出率逐年增高,常见于导管相关性血流感染。
- 新冠肺炎期间,耐唑类药物的近平滑念珠菌检出率增高,需进一步提高唑类药物合理化使用的理念。
- 棘白菌素类药物对于近平滑念珠菌的 MIC 较高,不作为经验性治疗的首选。

　　过去六年中,氟康唑对于近平滑念珠菌的耐药率急剧上升,从 2016 年前的 11.6% 上升至 2022 年的 36.7%。在新冠病毒流行期间,近平滑念珠菌感染率和耐药率仍继续处于上升趋势,这或许与新冠病毒肺炎患者长 ICU 住院时间、留置中心静脉导管以及广谱抗菌药物使用有关。

　　既往研究表明,近平滑念珠菌对两性霉素 B 和多数的唑类药物敏感性较高,临床使用的氟康唑、伊曲康唑、伏立康唑和泊沙康唑均能有效治疗近平滑念珠菌引起的系统侵袭性感染。但两性霉素 B 存在明显的副作用,特别是肾毒性。多数研究表明第一代唑类药物对降低血液科干细胞移植受者的病死率显示出相对较好的疗效,然而,其生物利用度差异很大,而且很容易产生对氟康唑的耐药性。相比之下,较新的三唑类药物如伏立康唑和泊沙康唑的抗菌谱更广,生物利用度更高,不良反应也明显少于第一代三唑类药物。棘白菌素如米卡芬净针对 $1,3-\beta-D$ 葡聚糖合成酶,可以抑制葡聚糖合成酶的合成,并阻止细胞壁形成,最终导致细胞死亡。与多数念珠菌不同,棘白菌素类对近平滑念珠菌的 MIC 高,提示可能治疗效果不佳。一项纳入 7 项随机对照研究共 2 434 名患者的荟萃分析显示,棘白菌素组治疗近平滑念珠菌感染的疗效明显低于其他抗真菌药治疗组。在临床使用时应谨慎,使用前应进行药物敏感试验。

(王丽辉　余跃天)

─────── 参 考 文 献 ───────

[1] Almirante B, Rodríguez D, Cuenca-Estrella M, et al. Epidemiology, risk factors, and prognosis of Candida parapsilosis bloodstream infections: case-control population-based surveillance study of patients in Barcelona, Spain, from 2002 to 2003[J]. J Clin Microbiol, 2006, 44(5): 1681 - 1685.

[2] Saxen H, Virtanen M, Carlson P, et al. Neonatal Candida parapsilosis outbreak with a high case fatality rate[J]. Pediatr Infect Dis J, 1995, 14(9): 776 - 781.

[3] Quindós G. Epidemiology of candidaemia and invasive candidiasis. A changing face[J]. Rev IberoamMicol, 2014,

31(1): S1130 - S1406.

[4] Wang H, Xiao M, Chen SC, et al. In vitro susceptibilities of yeast species to fluconazole and voriconazole as determined by the 2010 National China Hospital Invasive Fungal Surveillance Net (CHIF－NET) study[J]. J Clin Microbiol, 2012, 50(12): 3952 - 3959.

[5] Levy I, Rubin LG, Vasishtha S, et al. Emergence of Candida parapsilosis as the predominant species causing candidemia in children[J]. Clin Infect Dis, 1998, 26(5): 1086 - 1088.

十二、赛多孢霉属

> **关键点**
>
> ● 赛多孢霉属对两性霉素 B 和氟胞嘧啶耐药,并且对伊曲康唑、伏立康唑、泊沙康唑和米卡芬净表现出易变的敏感性。从体外药物敏感性来看,尖端赛多孢在体外对伏立康唑最敏感,泊沙康唑次之,伊曲康唑变化较大,两性霉素 B 的敏感度最差。
>
> ● 无论是免疫抑制的患者,还是溺水、肺囊性纤维化、肺移植、脑脓肿等患者,优先推荐用药均为伏立康唑。

赛多孢霉属对两性霉素 B 和氟胞嘧啶耐药,对伏立康唑、伊曲康唑、泊沙康唑和米卡芬净表现出易变的敏感性,首选推荐药物为伏立康唑。伏立康唑在成人体内呈现非线性药动学特征,个体差异大,因此各国指南推荐对肝功能不全患者、联合使用影响伏立康唑药动学的患者、细胞色素 P450 CYP2C19 基因突变患者、发生不良事件或疗效欠佳的患者、重症真菌感染危及生命的患者进行伏立康唑血药浓度监测,但各国指南对于赛多孢霉属的治疗浓度无统一定论。Bronnimann 等的研究表明,多育赛多孢霉 MIC_{90} 为 16 mg/L,尖端赛多孢霉 MIC_{90} 为 1 mg/L,波氏赛多孢霉 MIC_{90} 为 0.5 mg/L。伏立康唑的血浆蛋白结合率约为 58%,仅游离药物才能发挥药理作用,因此对于尖端赛多孢霉的总血药浓度应＞2.38 mg/L,波氏赛多孢霉的总血药浓度应＞1.19 mg/L,而多育赛多孢霉耐药程度高,应该根据药敏结果选药或者联合用药。

《桑福德抗微生物治疗指南》(新译第 50 版)中,尖端赛多孢霉仅对伏立康唑敏感,艾沙康唑、泊沙康唑抗菌活性不确定,首选药物推荐伏立康唑,替代药物为泊沙康唑,但疗效可能不佳,而所有抗真菌药物对多育赛多孢霉抗菌活性不佳。

由于多育赛多孢菌对单药敏感性差,可能需要联合治疗,如加用特比萘芬。另有研究表明,伏立康唑对赛多孢霉属的抗菌活性呈浓度依赖性,$AUC_{0\sim24h} \geqslant 80$ mg/(L·h),$AUC_{0\sim24h}/MIC \geqslant 100$ 时,可获得很好的杀菌效果,给予标准剂量时(负荷剂量:400 mg, q12 h;维持剂量:200 mg, bid)只有菌种对伏立康唑的 $MIC \leqslant 0.5$ mg/L 可很好地达到药动学/药效学(pharmacokinetics/pharmacodynamics, PK/PD)目标值。而有研究表明,当菌株对伏立康唑的 $MIC > 0.5$ mg/L 时,作用机制不同的抗真菌药物联合使用,可能会增加赛多孢霉属感染的治疗成功率。

(卢桂阳　马爱平)

参 考 文 献

［1］张叶金,廖慧君,李楚炎,等.一例尖端赛多孢子菌皮肤软组织感染患者的药学实践[J].中国合理用药探索,2022,19(8):109-113.

［2］Ramirez-Garcia A, Pellon A, Rementeria A, et al. Scedosporium and Lomentospora: an updated overview of underrated opportunists[J]. Medical Mycology, 2018, 56(suppl_1): S102-S125.

［3］D, Meißner A, Lackner M, et al. Prognostic factors in 264 adults with invasive Scedosporium spp. and Lomentosporaprolificans infection reported in the literature and FungiScope[J]. Critical reviews in microbiology, 2019, 45(1): 1-21.

［4］Mello TP, Bittencourt VCB, Liporagi-Lopes LC, et al. Insights into the social life and obscure side of Scedosporium/Lomentospora species: ubiquitous, emerging and multidrug-resistant opportunistic pathogens[J]. Fungal Biology Reviews, 2019, 33(1): 16-46.

［5］Lackner M, Guarro J. Pathogenesis of Scedosporium[J]. Current Fungal Infection Reports, 2013, 7(2): 326-333.

［6］杨之辉,余进,李若瑜.中国大陆地区赛多孢霉感染流行现状的回顾性分析[J].中国真菌学杂志,2019,14(3):183.

［7］Noni M, Katelari A, Kapi A, et al. Scedosporiumapiospermum complex in cystic fibrosis; should we treat? [J]. Mycoses, 2017, 60(9): 594-599.

［8］Hedayati M T, Tavakoli M, Maleki M, et al. Fungal epidemiology in cystic fibrosis patients with a special focus on Scedosporium species complex[J]. Microbial pathogenesis, 2019, 129(8): 168-175.

［9］Bouchara J P, Papon N. Scedosporiumapiospermum[J]. Trends in Microbiology, 2019, 27(12): 1045-1046.

［10］Cortez K J, Roilides E, Quiroz-Telles F, et al. Infections caused by Scedosporium spp[J]. Clinical microbiology reviews, 2008, 21(1): 157-197.

十三、多育节荚孢霉

关键点

- 多育节荚孢霉可造成全身多器官和系统感染,播散性感染可致命。临床上结合流行病学史、临床表现和影像学结果进行诊断,确诊需依靠真菌培养或组织病理学检查。
- 多育节荚孢霉对多种抗真菌药物有耐药性,目前首选以伏立康唑为基础的联合抗真菌治疗。必要时辅以手术切除病变部位治疗。

多育节荚孢霉感染可造成呼吸系统、血液系统、中枢神经系统等的多个器官和系统受累,严重时可引起致死性感染,常见于血液系统疾病和免疫功能低下人群,其临床表现较复杂,诊疗难度大。

多育节荚孢霉对目前可选的抗真菌药物具有一定耐药性,其治疗原则仍存疑议,需进行菌种鉴定,才能准确合理治疗。首选治疗方案是以伏立康唑为基础,并联合其他抗真菌药物进行治疗,抗真菌总疗程至少 4 个月,具体治疗方法如下。

1. 抗真菌治疗

（1）首选方案:伏立康唑(D1 负荷剂量 6 mg/kg,1 次/12 h;D2 起维持剂量 4 mg/kg,1 次/12 h)+ 特比萘芬(250~500 mg,2 次/d)。

（2）替代方案：伏立康唑（剂量同上）±两性霉素 B[3～10 mg/(kg·d)]，或伏立康唑±米卡芬净（100 mg/d），其中两性霉素 B 不良反应多，需严密监测。使用伏立康唑期间，应进行血药浓度的监测。

（3）二线治疗药物：包括艾沙康唑和泊沙康唑；不推荐两性霉素 B 单药治疗。局灶性感染且免疫功能较强的患者，可使用伏立康唑（D1 负荷剂量 6 mg/kg，1 次/12 h；D2 起维持剂量 4 mg/kg，1 次/12 h）单药治疗。

（4）补救治疗：初始治疗方案疗效不佳者，推荐使用伏立康唑（D1 负荷剂量 6 mg/kg，1 次/12 h；D2 起维持剂量 4 mg/kg，1 次/12 h）补救治疗。次选泊沙康唑（D1 负荷剂量 300 mg，2 次/d；D2 起维持剂量 300 mg/d）+两性霉素 B[3～10 mg/(kg·d)]+伏立康唑（剂量同上）或特比萘芬（250～500 mg，2 次/d）。

2. 有局部病灶者可手术切除治疗。

3. 对于免疫缺陷患者，可增强免疫功能等对症治疗。

（赵璧和　沈银忠）

参 考 文 献

[1] Hoenigl M, Salmanton-GarcíA J, Walsh TJ, et al. Global guideline for the diagnosis and management of rare mould infections: an initiative of the European Confederation of Medical Mycology in cooperation with the International Society for Human and Animal Mycology and the American Society for Microbiology [J]. Lancet Infect Dis, 2021, 21(8): e246 - e257.

[2] 王星星，孟涵，李曙光，等. 多育节荚孢霉感染的微生物实验室检测和诊疗现状[J]. 中国感染与化疗杂志，2022，22(3)：375 - 380. DOI：10.16718/j.1009 - 7708.2022.03.026.

[3] Konsoula A, Tsioutis C, Markaki I, et al. Lomentosporaprolificans: An Emerging Opportunistic Fungal Pathogen [J]. Microorganisms, 2022, 10(7): 1317. doi: 10.3390/microorganisms10071317.

十四、球孢子菌属

关键点

- 球孢子菌病临床表现个体差异大，多数表现为自限性的急性呼吸道感染，少数呈慢性播散性，可累及皮肤、骨骼、中枢神经系统等。诊断需结合临床表现和病原学检查结果确定。
- 球孢子菌病的轻症患者不需积极治疗即可自愈，对于慢性感染或播散性感染者，首选氟康唑或伊曲康唑治疗。两性霉素 B 和两性霉素 B 脂质体主要用于播散性感染的治疗，但不良反应较大，通常不作为首选抗真菌药物。此外，因氟康唑有致畸风险，故孕早期患者推荐使用伊曲康唑或两性霉素 B 治疗。脑膜炎患者首选氟康唑或伊曲康唑治疗。

参照 2016 年美国感染病学会制定的球孢子菌病治疗指南，根据不同人群的临床特点，具体治疗原则如下。

1. 免疫功能正常患者

（1）急性球孢子菌肺炎：通常为自限性病程，无需抗真菌药物治疗，可对症处理并定期随访。慢性感染、播散性感染或免疫力低下患者的感染，首选氟康唑或伊曲康唑治疗。

（2）无症状肺结节或肺空洞患者无需治疗；有症状的慢性肺空洞者可应用氟康唑或伊曲康唑治疗长于 1 年；肺空洞破裂者应予手术治疗；肺外软组织感染，首选氟康唑/伊曲康唑治疗，替代方案为两性霉素 B 治疗。

（3）轻度骨关节病可使用唑类药物治疗，严重者用两性霉素 B，病情稳定后可继续口服唑类药物维持；脊椎感染采用药物与手术联合治疗，尤其在存在脊髓损伤、韧带损伤及椎旁脓肿患者。

（4）球孢子菌性脑膜炎患者，可选氟康唑（400～1 200 mg/d）或伊曲康唑（200 mg，2～4 次/d）并终身服药；氟康唑初始治疗失败时，替代方案可选择两性霉素 B、其他唑类药物或增加氟康唑剂量。

2. 特殊人群

（1）骨髓造血干细胞移植患者、器官移植患者

1) 急性、慢性感染或稳定期患者：使用氟康唑（400 mg/d）持续治疗。

2) 快速进展期或重症患者：选用两性霉素 B 治疗，病情稳定后可选氟康唑。

3) 器官移植成功患者若处在感染活动期，可口服唑类，感染严重者可应用两性霉素 B。在不加重移植排斥反应的前提下，可适当调整免疫抑制剂的使用剂量来控制感染。

（2）孕妇

1) 有症状者应尽早治疗，孕期感染可全程应用两性霉素 B，由于唑类药物的致畸风险，孕 3 个月后方可调整为唑类药物口服。

2) 球孢子菌脑膜炎患者，孕 3 个月内应用两性霉素 B，孕 3 个月后可改为唑类口服；既往球孢子菌脑膜炎患者，孕期内每间隔 6～12 周全程进行血清学监测，直至分娩。

3) 非球孢子菌性脑膜炎者，若在缓解期怀孕，需停用唑类药物，并每间隔 4～6 周进行临床及血清学监测，或直接停用唑类药物后更改为两性霉素 B 治疗，孕 3 个月后再选择唑类药物口服。

（3）新生儿

1) 球孢子菌病的患儿可选择氟康唑[6～12 mg/(kg·d)]进行经验性治疗。

2) 哺乳期母亲服用唑类抗真菌药（氟康唑除外）期间，不建议进行母乳喂养。

（4）获得性免疫缺陷综合征患者

1) 外周血 CD4+ T 细胞<250 cells/μL 者，应及时持续治疗。

2) 外周血 CD4+ T 细胞≥250 cells/μL 者，治疗同 HIV 阴性者，亦可适时停药。

（5）器官移植者预防用药

1) 非流行地区接受器官移植的非感染患者推荐口服唑类药物（如氟康唑 200 mg/d）6～12 个月。

2) 在流行地区患者，在生物制剂治疗前，建议进行球孢子菌病血清学筛查以及定期的临床

随访。

3）不建议对无症状的接受生物制剂治疗的患者定期进行血清学检查或抗真菌检查及预防用药。

（6）其他：指南虽然未推荐伏立康唑、泊沙康唑等药物，但其治疗难治性球孢子菌病的有效性仍有待进一步观察与证实。

（赵璧和　沈银忠）

参 考 文 献

［1］IDSA. 2016 Infectious Diseases Society of America（IDSA）Clinical Practice Guideline for the Treatment of Coccidioidomycosis[J]. Clinical Infectious Diseases, 2016, 63(6): e112 - e146.

［2］梁官钊，刘维达，球孢子菌病的临床特征及诊治策略［J］.中国真菌学杂志，2020，15（5）：314 - 317.

［3］万华，梁荣月，于岩岩，等.播散性球孢子菌病一例［J］.中华传染病杂志，2017，35（7）：434 - 436.

十五、库德里阿兹威毕赤酵母（克柔念珠菌）

> **关键点**
> - 库德里阿兹威毕赤酵母是一种机会致病性真菌，可引起黏膜感染或侵袭性念珠菌病。临床上可结合患者高危因素、临床特征和病原学检查进行分层诊断后，再通过真菌培养及菌种鉴定加以确认。
> - 库德里阿兹威毕赤酵母对氟康唑天然耐药，其常用治疗药物包括伏立康唑、两性霉素 B、棘白菌素类药物和氟胞嘧啶。治疗方案应根据侵犯的部位及严重程度选择。

库德里阿兹威毕赤酵母是一种机会致病菌，可侵犯局部皮肤、黏膜以及全身各组织、器官，也可引起念珠菌血症等侵袭性念珠菌病，常发生于免疫功能低下患者，且预后不佳。库德里阿兹威毕赤酵母的治疗首先应明确感染部位，收集真菌涂片或培养等微生物学证据，再根据药敏试验结果确定个体化治疗方案。对于严重感染患者，未明确病原菌前，可先给予经验性抗真菌治疗。库德里阿兹威毕赤酵母对氟康唑天然耐药，因此不宜选用。根据感染部位不同，具体抗真菌治疗原则如下。

1. **念珠菌血症**　在获得药敏结果前，通常首选棘白菌素类药物：包括卡泊芬净（D1 负荷剂量 70 mg/d，D2 起 50 mg/d）、米卡芬净（100 mg/d）或阿尼芬净（D1 负荷剂量 200 mg/d，D2 起 100 mg/d）。当确定为库德里阿兹威毕赤酵母感染时，维持治疗推荐选用伏立康唑（D1 400 mg 或 6 mg/kg，1 次/12 h；之后 200 mg，1 次/12 h）。

2. **慢性播散性念珠菌病**　初始治疗首选棘白菌素类的卡泊芬净（D1 负荷剂量 70 mg/d，D2 起 50 mg/d）、米卡芬净（100 mg/d）或阿尼芬净（D1 负荷剂量 200 mg/d，D2 起 100 mg/d）±氟胞嘧啶[25 mg/(kg·d)]/两性霉素 B[0.7～1 mg/(kg·d)]/两性霉素 B 脂质体[5 mg/(kg·d)]，维持期则使用伏立康唑（D1 400 mg 或 6 mg/kg，1 次/12 h；之后 200 mg，1 次/12 h）治疗。

3. 感染性心内膜炎　急性期首选棘白菌素类的卡泊芬净(D1 负荷剂量 70 mg/d,D2 起 50 mg/d)或阿尼芬净(D1 负荷剂量 200 mg/d,D2 起 100 mg/d)±氟胞嘧啶[25 mg/(kg·d)]治疗 6 周以上,次选两性霉素 B 脂质体[5 mg/(kg·d)]/两性霉素 B[0.7~1 mg/(kg·d)]+氟胞嘧啶治疗 6 周以上,同时可辅以心脏手术治疗(清除赘生物及感染组织、心脏成形术),维持期予伏立康唑治疗,疗程 6 个月以上。

4. 中枢神经系统感染　可考虑初始治疗应用两性霉素 B[3~5 mg/(kg·d)]联合氟胞嘧啶(25 mg/kg,1 次/6 h),病情稳定后改用伏立康唑(D1 400 mg 或 6 mg/kg,1 次/12 h;之后 200 mg,1 次/12 h)维持治疗。

5. 复发或难治性泌尿系统念珠菌病　可选用两性霉素 B[0.5 mg/(kg·d),7~10 d]治疗。

6. 皮肤念珠菌病　首先应保持创面干燥,同时局部外用抗真菌药物治疗,包括克霉唑、特比萘芬、益康唑、咪康唑、阿莫罗芬和酮康唑等凝胶、乳膏或洗剂治疗,对于严重慢性皮肤黏膜感染和播散性念珠菌病的皮肤受累者可口服伊曲康唑(200 mg/d)治疗,疗程可持续数月至数年。

(赵璧和　沈银忠)

参 考 文 献

[1] 中国成人念珠菌病诊断与治疗专家共识组.中国成人念珠菌病诊断与治疗专家共识[J].中华传染病杂志,2020,38(1):29-43.

[2] Pappas PG, Kauffman CA, Andes DR, et al. Clinical practice guideline for the management of Candidiasis: 2016 update by the Infectious Diseases Society of America [J]. Clin Infect Dis, 2016, 62(4): e1-e50.

[3] 李妍,赵俊英.开放性肺结核并发大疱性类天疱疮合并皮肤克柔念珠菌感染一例[J].中华临床医师杂志(电子版),2013(15):7347-7348.

十六、格特隐球菌

> **关键点**
> ● 侵袭性格特隐球菌病危及生命,病死率通常为 10%~25%。免疫功能低下时风险更高,但健康个体也可受到侵袭。
> ● 格特隐球菌中枢神经系统感染常引起的颅高压及颅内隐球菌病需要重点关注。
> ● 治疗原则和用药方案与新型隐球菌基本相同。

格特隐球菌是一种全球分布的致病性酵母菌,主要存在于热带和亚热带地区环境中(土壤,某些树木等)。宿主吸入孢子后可导致感染。与新型隐球菌类似,它主要感染人的肺部和中枢神经系统。起初文献报道格特隐球菌导致的脑膜脑炎病例主要发生在免疫功能正常的人群中,但之后一些报告发现那些经常感染者存在一些潜在的疾病,可能与免疫抑制有关。

格特隐球菌的中枢神经系统感染往往非常严重,其表现包括脑膜炎、脑炎或更为常见的脑膜脑炎。感染者需要进行抗真菌用药至少 6 个月(通常更长)。

治疗方案通常取决于感染的严重程度和受影响的身体部位,根据美国 IDSA 指南,其治疗原则和用药方案与新型隐球菌基本相同。但有文献报道格特隐球菌的临床分离株可能表现出对三唑类药物的敏感性降低,继而影响巩固期和维持期的治疗。在这种情况下,有报道使用泊沙康唑、伏立康唑和艾沙康唑作为替代。

格特隐球菌中枢神经系统感染常引起严重的颅高压,导致相关症状突出。此外相较于新型隐球菌,格特隐球菌感染更容易引起颅内隐球菌病。因此,在格特隐球菌中枢神经系统感染的患者中,应积极处理颅内高压及脑积水;重视头颅影像学检查及时发现并处理隐球菌病。

（宋　炜　沈银忠）

参 考 文 献

［1］ Perfect JR, et al. Clinical practice guidelines for the management of cryptococcal disease: 2010 update by the infectious diseases society of America[J]. Clin Infect Dis, 2010, 50(3): 291 - 322. https://doi.org/10.1086/649858.

［2］ Morgan J, et al. Cryptococcus gattii Infection: characteristics and epidemiology of cases identified in a South African province with high HIV seroprevalence, 2002 - 2004[J]. Clin Infect Dis, 2006, 43(8): 1077 - 1080. https://doi.org/10.1086/507897.

［3］ Franco-Paredes C, et al. Management of Cryptococcus gattii meningoencephalitis[J]. Lancet Infect Dis, 2015, 15(3): 348. https://doi.org/10.1016/S1473 - 3099(14) 70945 - 4.

［4］ Torres-Rodríguez JM, Alvarado-Ramírez E, Murciano F, et al. MICs and minimum fungicidal concentrations of posaconazole, voriconazole and flucona- zole for Cryptococcus neoformans and Cryptococcus gattiiP [J]. J Antimicrob Chemother, 2008, 62(1): 205 - 206.

［5］ Okudo J, Civelli VF, Narang VK, et al. A rare case of cryptococcus gattii menin gitis in advanced HIV disease, sagittal thrombosis, and immune reconstitution syndrome, resolved with isavuconazonium[J]. J Investig Med High Impact Case Rep, 2020, 8(1 - 12): 2324709620959880.

十七、马尔尼菲篮状菌

关键点
- 环境中的马尔尼菲篮状菌孢子经呼吸道吸入,导致人体感染。
- 马尔尼菲篮状菌病是一种危及生命的疾病,尤其是对艾滋病患者。健康人也会感染。
- 治疗首选方案为两性霉素 B 或含脂质制剂静滴 2 周,之后使用伊曲康唑口服液治疗 10 周。艾滋病患者在完成治疗后应根据免疫状况继续使用伊曲康唑口服液（200 mg/d）进行维持治疗。

马尔尼菲篮状菌病是一种由马尔尼菲篮状菌感染所导致的疾病,大多数马尔尼菲篮状菌病的患者均有引起自身免疫受损的情况（如 HIV 感染/AIDS 患者）。马尔尼菲篮状菌对HIV 感染者的影响可能与非 HIV 人群不同。在 HIV 感染者中,马尔尼菲篮状菌更容易通过血液播散影响全身。在非 HIV 感染人群中,马尔尼菲篮状菌通常会影响肺部、肝脏和口腔（有时也会通过血液播散影响全身）。马尔尼菲篮状菌在 HIV 感染者中更容易引起发热和脾肿大。

目前治疗首选方案为两性霉素 B[0.5～0.7 mg/(kg·d)]或含脂质制剂[两性霉素 B 脂质体，3～5 mg/(kg·d)]静滴 2 周，之后使用伊曲康唑口服液(前 3 d，200 mg/次，3 次/d，之后 200 mg/次，2 次/d)治疗 10 周。艾滋病患者在完成治疗后应根据免疫状况继续使用伊曲康唑口服液(200 mg/d)进行预防。当患者不能耐受两性霉素 B 时，可采用伊曲康唑静脉滴注治疗(前 2 d，200 mg/次，2 次/d，之后 200 mg/次，1 次/d)，或使用伏立康唑进行治疗：第一天伏立康唑静脉滴注或口服 6 mg/kg(负荷剂量)，q12 h，然后改为 4 mg/kg，q12 h，不少于 2 周，而后口服伊曲康唑或伏立康唑 200 mg，q12 h，共 10 周。

(宋　炜　沈银忠)

参 考 文 献

[1] 中华医学会热带病与寄生虫学分会艾滋病学组. 艾滋病合并侵袭性真菌病诊治专家共识[J]. 中华传染病杂志，2019，37(10)：581 - 593.

[2] National Institutes of Health, Centers for Disease Control and Prevention, HIV Medicine Association, Infectious Diseases Society of America.Panel on guidelines for the prevention and treatment of opportunistic infections in adults and adolescents with HIV[EB/OL]. (2023 - 01 - 18)[2023 - 06 - 19].https://clinicalinfo.hiv.gov/en/guidelines/adult-andadolescent-opportunistic-infection.

十八、耶氏肺孢子菌

> **关键点**
> - 耶氏肺孢子菌是一种机会性真菌病原体，耶氏肺孢子菌肺炎是一种危及生命的疾病，病死率高。
> - 临床上一旦考虑耶氏肺孢子菌肺炎可能，就应尽早启动治疗，而不应等待病原学检测结果，治疗上首选复方磺胺甲噁唑，疗程 21 d。

肺孢子菌肺炎(*Pneumocystis pneumonia*，PCP)是耶氏肺孢子菌(*Pneumocystis jiroveci*)引起的一种严重感染，常发生于严重免疫缺陷人群中。艾滋病患者的 PCP 常呈亚急性起病，表现为进行性呼吸困难、发热、干咳及胸部不适。病情较轻的 PCP 患者，静息情况下肺部检查常无明显异常，活动后患者可出现气促、心动过速，肺部有弥漫性干性啰音。患者自觉症状较重而体征较少是 PCP 的重要特征，也是临床上发现该病的重要线索。

由于镜检涂片对标本来源(最好为肺泡灌洗液)以及标本的存放时间(2 h 内镜检)要求较高，且该疾病进展快，常导致呼吸衰竭而危及生命，故临床上根据典型的症状表现及肺部影像学特点，一旦怀疑耶氏肺孢子菌肺炎，应立即开始给予经验性抗肺孢子菌治疗，而非等到病原学检测结果明确后再用药。药物首选复方磺胺甲噁唑(SMZ - TMP)，轻到中度患者口服 TMP 15～20[mg/(kg·d)]，SMZ 75～100[mg/(kg·d)]，分 3～4 次用，疗程 21 d，SMZ - TMP 过敏者可试行脱敏疗法。当患者复方磺胺甲噁唑过敏而无法选择时，临床一般选择克林霉素[600～900 mg，静注，1 次/(6～8)h，或 450 mg 口服，1 次/6 h]进行治疗，但疗效较弱，这时可以考虑克林霉素联合卡泊芬净的治疗方案作为替代。对于重症患者可使用激素辅助治疗,中重度患者($PaO_2 <$ 70 mmHg 或肺泡-动脉血氧分压差 > 35 mmHg),早期(72 h 内)可应用激素治疗,泼尼松 40 mg, 2 次/d,口服 5 d;然后改 20 mg,2 次/d,5 d;再改 20 mg,1 次/d,至疗程结束;静脉用甲基泼尼松龙剂量为上述泼尼松的 75%。同时应注意给予呼吸支持治疗。卡泊芬净(首日负荷量 70 mg,以后 50 mg/d)也对耶氏肺孢子菌有效,可在重症患者中与复方磺胺甲噁唑联合用药。

根据美国移植学会传染病医学会 2019 年发布的指南,治疗 PJP 首选的一线用药是复方新诺明。严重感染时,静脉注射喷他脒是二线的选择,但是其副作用和毒性较大。在胰腺移植的患者中,应该避免使用喷他脒,因为会使细胞坏死。棘白菌素类药物仅对肺孢子菌的包囊期有效。在 HIV 感染的患者联合使用糖皮质激素可以提高生存率,但是在非 HIV 感染的 PJP 患者中却恰恰相反。虽有争议,在非吸氧条件下,$PaO_2 < 70$ mmHg 的低氧血症的患者,依然推荐加用糖皮质激素。糖皮质激素推荐在抗菌治疗 72 h 内使用。最佳剂量尚无明确标准,40~60 mg 的泼尼松 2~3 次/d 或针对儿童 1 mg/kg,2 次/d 使用 5~7 d,7~14 d 后逐渐减量用于避免肺炎复发。抗菌药物的疗程亦尚无明确规定,但至少使用 14 d,疗程取决于疗效以及疾病的严重程度。

移植患者中 PJP 发生率达 3%~5% 时,应考虑进行预防用药,多数的移植中心都常规进行预防性用药。对于具有危险因素的患者,在易感期坚持或恢复期用药都是必要的。所有移植患者在移植后 6 个月内都为高危期;实体器官移植的患者,移植后 6~12 个月应进行预防性用药;肺移植、小肠移植、心脏移植和肝移植的患者,通常需要终身服药。

预防用药推荐使用复方新诺明,其他药物作为二线用药。复方新诺明的副作用是与其他骨髓抑制药物联用时,容易发生骨髓抑制。甲氧苄啶具有抑制钾和肌酐分泌的作用,导致高钾血症,此时血清中肌酐的值并不能反映真实的肾功能情况。氨苯砜常被用于预防用药的二线药物,但是在使用复方新诺明后出现剥脱症、中性粒细胞减少、重症肾炎或肝炎或 G6PD 缺陷的患者身上,并不推荐使用。氨苯砜最常见的副作用是溶血性贫血和高铁血红蛋白血症,因此,需要定期监测血常规。

各类预防用药的选择见表 3-2-2。

表 3-2-2 肺孢子菌肺炎预防性用药

药 物	用 量	备 注
复方新诺明	成人/青少年:80 mg 甲氧苄啶/400 mg 磺胺甲噁唑(单倍)或者 160 mg 甲氧苄啶/800 mg 磺胺甲噁唑(双倍),口服,1 次/d 或 3 次/w 儿童:甲氧苄啶 5~10 mg/kg 加磺胺甲噁唑 25~50 mg/kg 口服(最大剂量为:320 mg 甲氧苄啶和 1 600 mg 磺胺甲噁唑),1 次/d 或者每日分剂量 2 次/d,或者 2~3 次/w	复方新诺明用于 PJP 的预防用药(强推荐,高证据等级)
氨苯砜	成人/青少年:50~100 mg,po qd 儿童:2 mg/kg(最多 100 mg),po qd 或者 4 mg/kg(最多 200 mg)po,1 次/w	氨苯砜是 HIV 感染患者预防二线用药。在实体器官移植患者中氨苯砜的血液学副作用被低估(弱推荐,低证据等级)

（续表）

药物	用量	备注
阿托伐醌	成人/青少年：1 500 mg po qd 儿童：1～3 个月和 24 个月～12 岁：30～40 mg/kg（最大剂量 1 500 mg）po qd 4～24 个月：45 mg/kg（最大剂量 1 500 mg）po qd	在无法耐受复方新诺明的 HIV 感染患者，阿托伐醌与氨苯砜预防 PJP 的效果相同。实体器官移植患者耐受良好。剂量低于 1 000 mg 时，有失败的报道（强推荐，中等证据等级）
喷他脒	所有年龄：300 mg 雾化吸入每 3～4 周 1 次	雾化的喷他脒需要将液滴雾化到 1～3 μg。副作用有：咳嗽和支气管痉挛。相较于复方新诺明和氨苯砜，突破感染率更高（强推荐，中等证据等级）
克林霉素联合乙胺嘧啶（儿童推荐用量研究不足）	最多克林霉素 300 mg po qd 联合 15 mg 乙胺嘧啶 po qd（一些临床医生分 3 次/w 而不是 1 次/d）	在一些 AIDS 患者中预防有效，预防效率低于复方新诺明或氨苯砜。比雾化吸入喷他脒的无效率高。胃肠道的不耐受有限（弱推荐，低证据等级）

注：po：口服；qd：每日；bid：每日两次；tid：每日三次；qid：每日四次。

（宋　炜　沈银忠）

参 考 文 献

［1］中华医学会热带病与寄生虫学分会艾滋病学组.艾滋病合并侵袭性真菌病诊治专家共识［J］.中华传染病杂志,2019,37(10)：581‐5932.

［2］中华医学会感染病学分会艾滋病丙型肝炎学组,中国疾病预防控制中心.中国艾滋病诊疗指南（2021 年版）［J］.中华传染病杂志,2021,39(12)：715‐735.

［3］National Institutes of Health, Centers for Disease Control and Prevention, HIV Medicine Association, Infectious Diseases Society of America.Panel on guidelines for the prevention and treatment of opportunistic infections in adults and adolescents with HIV［EB/OL］. (2023‐01‐18)［2023‐06‐19］.https://clinicalinfo.hiv.gov/en/guidelines/adult-andadolescent-opportunistic-infection.

十九、副球孢子菌属

关键点

● 副球孢子菌可累及肺部、皮肤黏膜、淋巴结等内脏器官。多数患者无临床症状，少数可出现慢性迁延的肺部或肺外表现。通过微生物镜检或组织病理学检查结果可确诊。

● 副球孢子菌病的治疗因疾病严重程度而异，轻中度者首选伊曲康唑，次选复方新诺明。重症或免疫抑制者可行两性霉素 B 短期诱导治疗+伊曲康唑维持治疗。

　　副球孢子菌（PCM）可感染肺部、皮肤黏膜，并扩散到淋巴结和其他内脏器官。多数患者无临床症状，少数可出现慢性迁延的肺部疾病或肺外表现，对于艾滋病等免疫功能低下患者，可引起严重侵袭性真菌感染，并危及生命。

伊曲康唑（200 mg/d，疗程 9～12 个月）是治疗轻度和中度 PCM 的首选药物。然而，鉴于伊曲康唑与合并症患者经常使用的各种药物之间的相互作用，磺胺甲噁唑与甲氧苄啶可联合使用（每日 800 mg/160 mg，疗程 18～24 个月）可用作第二选择治疗方案，联合使用的优点包括成本低、耐受性好、长期使用的安全性以及良好的中枢神经系统渗透性。复方新诺明（磺胺甲噁唑与甲氧苄啶的复方制剂）用于轻至中度 PCM 和神经副球孢子菌病患者。

在重度和播散性形式中，首选药物是两性霉素 B，患者需要延长伊曲康唑或复方新诺明的治疗。诱导期：首选两性霉素 B 脂质体［3～5 mg/(kg·d)］治疗 2～4 周至病情稳定；当两性霉素 B 不可用时，替代方案可选磺胺甲噁唑与甲氧苄啶联合使用（800 mg/160 mg，1 次/8 h）。维持期：伊曲康唑（200～400 mg/d，疗程 9～18 个月）。

目前尚未发现副球孢子菌抗真菌药物耐药性及耐药机制的报道。应进行新型抗真菌药物的药敏试验以及潜在的协同作用试验，以确保标准化和最优化的循证治疗方案。

（赵璧和　沈银忠）

参 考 文 献

［1］Thompson GR 3rd, Le T, Chindamporn A, et al. Global guideline for the diagnosis and management of the endemic mycoses: an initiative of the European Confederation of Medical Mycology in cooperation with the International Society for Human and Animal Mycology[J]. Lancet Infect Dis, 2021,, 21(12): e364 - e374.

［2］Griffiths J, Lopes Colombo A, Denning DW. The case for paracoccidioidomycosis to be accepted as a neglected tropical (fungal) disease [J]. PLoS Negl Trop Dis, 2019, 13(5): e0007195.

［3］Pietrobom PMP, Falqueto A, Gandarella ADR, et al. Case Report: Paracoccidioidomycosis in Solid Organ Transplantation: Disseminated Disease in a Liver Recipient and Literature Review [J]. Am J Trop Med Hyg, 2019, 101 (5): 1100 - 1106.

第三节　临床病例精选及解析

侵袭性真菌感染的规范化诊治始终是感染科医生临床工作所面临的重大挑战之一。在初始治疗之前，需再次评估宿主的免疫功能、临床感染征象、影像学改变及微生物学证据等，需仔细鉴别检出的真菌是定植抑或是感染状态。抗真菌治疗往往疗程偏长，需在临床医学、临床药物及临床微生物学等多学科共同协作下力争实现个体化治疗与精准治疗。现选取以下 21 个侵袭性真菌感染典型案例供参考。

病例一、播散性隐球菌病合并噬血细胞综合征

（一）一般资料

1. 患者信息　男性，73 岁。

2. 主诉　头痛伴乏力 2 个月，发热 3 周。

3. 现病史　患者 2 个月前出现头痛及乏力，伴记忆力减退，未就诊。3 周前出现发热，体温

最高 38.8℃,伴乏力纳差,就诊 CT 检查示:左肺下叶胸膜下斑片致密影(图 3-3-1-1A);头颅 MR 示双侧基底节区多发腔梗。予莫西沙星抗感染治疗,仍间断发热,一周后复查 CT(图 3-3-1-1B)较前加重,收入普通病房治疗,2 周内先后给予头孢哌酮/舒巴坦、亚胺培南及醋酸卡泊芬净(科赛斯)治疗,体温仍反复;曾予氟康唑治疗 2 d,因新发皮疹停用。其间血乳胶凝集试验、血培养检查均阴性。病程中血红蛋白、血小板进行性下降,结合骨髓细胞学、免疫学检查由血液科会诊,诊断为"继发性噬血细胞综合征",予地塞米松抗炎。1 d 前出现呼吸困难,收治入重症科。当日出现癫痫发作,再次复查 CT(图 3-3-1-1 中 C、D)见左肺多发团片状实变影。复查血乳胶凝集试验为 1:5,予完善脑脊液、肺泡灌洗液检查。

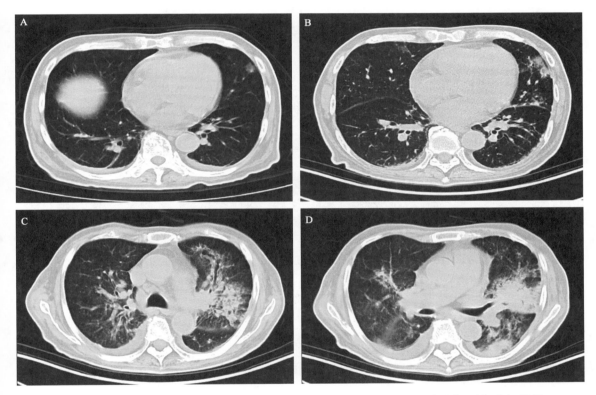

A. 单发结节型表现:下肺野外带胸膜下区;B. 多发结节表现:相邻多发结节形态聚集、后期融合,晕征;
C. 支气管征;D. 肺实变浸润表现

图 3-3-1-1　病情发展过程中肺 CT 不同表现

4. 既往病史　糖尿病病史十余年。确诊自身免疫性肝病一年余,入院前 3 个月门诊予糖皮质激素治疗。

（二）阳性体征

嗜睡、双下肺湿啰音,脑膜刺激征阳性。

（三）相关辅助检查

1. 血常规及炎症标志物　白细胞计数为 8.23×10^9/L,嗜中性粒细胞绝对值为 7.23×10^9/L,淋巴细胞绝对值为 0.48×10^9/L,血红蛋白为 49 g/L,血小板计数为 47×10^9/L。高敏 C 反应蛋白为

168 mg/L,铁蛋白＞1 500 μg/L,红细胞沉降率为 105 mm/h。

2. 脑脊液检查　压力 20 cmH₂O;常规:潘氏试验(＋＋＋),白细胞计数为 10×10⁶/L,红细胞计数 9 700×10⁶/L;生化:糖 5.85 mmol/L(血糖 9.6 mmol/L),蛋白 10 294 mg/L,氯化物 121 mmol/L,ADA 阴性。脑脊液乳胶凝集试验:1∶160。

3. 血生化　肌酐为 347.6 μmol/L,尿素氮 39.7 mmol/L,总胆红素 50.1 μmol/L,丙氨酸氨基转移酶 5 U/L,白蛋白 27 g/L。甘油三酯 1.93 mmol/L。

4. 血清学　1,3-β-D-葡聚糖 86 pg/mL,血清 GM 试验阴性。HIV 抗体阴性。

5. 影像学　见上图 3-3-1-1。

6. 微生物学检验　① 脑脊液:墨汁染色(图 3-3-1-2A)。② 尿液培养:新型隐球菌 5 000 CFU/mL(图 3-3-1-2B),氟康唑敏感,氟胞嘧啶敏感。

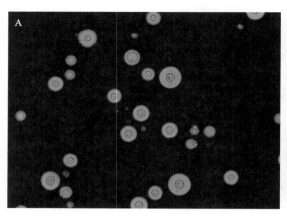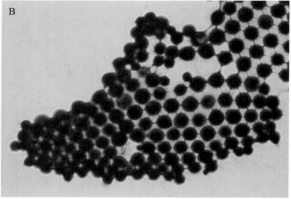

A. 脑脊液墨汁染色;B. 尿液培养新型隐球菌革兰染色

图 3-3-1-2　隐球菌镜检图

(四)疾病诊断

播散性隐球菌病(隐球菌肺炎隐球菌脑膜脑炎)、噬血细胞综合征、多脏器功能衰竭。

(五)治疗及预后

氟康唑 800 mg/d 起始治疗后 5 d 复查脑脊液潘氏试验转阴,蛋白 471 mg/L,白细胞阴性,脑脊液乳胶凝集试验:1∶40。病程中噬血细胞综合征、肾功能不全进展,因家属经济因素拒绝肾脏替代治疗,选择出院。

(六)诊疗体会

1. 新型隐球菌脑膜炎特点　非 HIV 感染患者隐球菌脑膜脑炎相关高危因素有免疫抑制、器官移植等,其症状更不典型,大多数患者表现为亚急性脑膜炎,症状可持续数月,可出现头痛、嗜睡、人格改变与记忆丧失。因起病症状非特异性,前期病程进展缓慢,G 试验假阴性可能与隐球菌生长缓慢相关。后期病程快速进展,尿培养见隐球菌,与其播散表现相符合。

2. 合并隐球菌脑炎的非 HIV 感染患者诱导期治疗　首选两性霉素 B 联合氟胞嘧啶,次选两性霉素联合氟康唑或氟康唑联合氟胞嘧啶,诱导期疗程至少为 4 周。该患者因存在肾功能不全、噬血细胞综合征,经济条件受限,无法选择合适的诱导方案。对于单药使用氟康唑,需采用高剂量 600～800 mg/d 尝试治疗。

（王洁敏）

病例二、HIV 相关隐球菌性脑膜炎、免疫重建炎症综合征

（一）一般资料

1. 患者信息　男性,31 岁。

2. 主诉　头痛、发热 1 个月,发现 HIV 抗体阳性 2 d。

3. 现病史　患者 1 个月前无明显诱因出现头痛,以前额部、双侧颞部胀痛为主,体温 38℃ 左右,无恶心呕吐。就诊于多家医院,接受"氟桂利嗪、散利痛、左氧氟沙星"等治疗后无缓解。2 周前患者头痛加重,伴有恶心和呕吐,突发意识丧失。当地急诊予以"头孢曲松、伐昔洛韦、甘露醇"对症治疗后未见好转。后转至上级医院就诊,完善腰椎穿刺检查:脑脊液隐球菌乳胶凝集试验阳性、隐球菌涂片阳性。考虑"隐球菌性脑膜炎",予以氟康唑(0.4 g qd)联合氟胞嘧啶(1.5 g qid)治疗后好转。出院后继续上述治疗,后因反复头痛于另一家医院就诊住院,予以"两性霉素 B+氟胞嘧啶+氟康唑"抗隐球菌治疗后症状改善。2 d 前在该院发现患者 HIV 抗体初筛阳性。

（二）相关检查及诊断依据

1. 入院查体　体温:36.9℃,脉搏:97 次/min,呼吸:18 次/min,血压:115/65 mmHg,发育正常,消瘦,自主体位,神志清楚。

2. 辅助检查　腰椎穿刺测脑脊液压力:300 mmH$_2$O;脑脊液白细胞计数 4.00×10^6/L;脑脊液蛋白 428.40 mg/L;脑脊液氯化物 125.00 mmol/L;脑脊液糖 2.88 mmol/L;脑脊液隐球菌抗原检测1:160;脑脊液墨汁染色找到隐球菌;脑脊液培养:新型隐球菌生长;CD4$^+$ T 细胞计数55 cells/μL;HIV 载量为 8.76×10^4 copies/mL。

（三）疾病诊断

隐球菌性脑膜炎、艾滋病。

（四）治疗及预后

患者艾滋病合并隐球菌性脑膜炎诊断明确,入院后予以两性霉素 B(25 mg qd)静滴联合氟胞嘧啶(1.5 g qid)口服抗隐球菌治疗,辅以甘露醇控制颅压,水化、补充电解质等对症支持治疗。治疗期间患者血肌酐自 117.80 μmol/L 升高至 132.31 μmol/L,考虑为两性霉素 B 的肾毒性(自外院用药,此时两性霉素 B 已使用了 2 周),予以更换为氟康唑(400 mg qd)静滴治疗,同时继续口服氟胞嘧啶以完成 4 周的诱导期治疗。停药后患者血肌酐下降至 80.61 μmol/L。治疗 2 周时复查脑脊液,隐球菌培养转阴,治疗 4 周时开始抗 HIV 治疗(抗病毒治疗,ART),患者一般情况恢复正常,改为氟康唑(400 mg qd)口服进入巩固治疗阶段,予以出院。

回家后患者继续维持口服抗隐球菌及 ART,但在半年后因"头痛、发热、左下肢活动障碍"再次入院。

入院后行头颅 MR 检查:右侧顶叶见斑片状异常信号影(图 3-3-2-1A);CD4$^+$ T 细胞计数为 146.50 cells/μL,腰椎穿刺示脑脊液压力:200 mmH$_2$O,脑脊液白细胞 95.00×10^6/L,脑脊液蛋白

1 011.30 mg/L，脑脊液氯化物 125.50 mmol/L，脑脊液糖 2.27 mmol/L。脑脊液墨汁染色：未找到隐球菌，脑脊液隐球菌培养阴性。结合脑脊液炎症表现、CD4⁺ T 细胞计数的提升以及未发现其他病因，颅内病变考虑隐球菌相关的免疫重建炎症综合征，故继续氟康唑口服维持治疗同时给予甲泼尼龙（起始 40 mg iv bid，10 d 后减半，后口服维持并以每周减少 1 片的速度逐渐减量）联合沙利度胺（开始时 50 mg tid po，2 W 后减至 25 mg tid 维持至 8 周后停用）抗炎治疗。用药后患者症状迅速改善，6 周后复查头颅 MR 颅内病灶大部分已吸收（图 3-3-2-1B）。后抗真菌治疗按维持治疗方案使用，在患者 CD4⁺ T 细胞计数＞100 cells/μL 后结束。

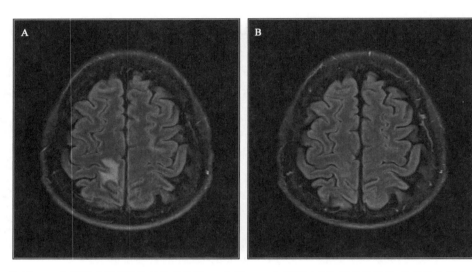

A. 头颅 MR：右侧顶叶见斑片状异常信号影；B. 头颅 MR：右侧顶叶少许异常信号灶，较前片大部分吸收

图 3-3-2-1　隐球菌感染头部 MRI

（五）诊疗体会

两性霉素 B 是治疗隐球菌性脑膜炎的重要药物，但它肾毒性较常见，使用期间需密切监测血各项指标并及时处理。本例患者出现了肾毒性后及时发现并停药，之后肾功能得到恢复。在艾滋病合并隐球菌性脑膜炎患者的治疗过程中常会出现免疫重建炎症综合征（有报道在非 HIV 感染人群的隐球菌性脑膜炎中也会出现），表现为原本稳定的疾病再度加重或颅内出现新发病灶（并非隐球菌本身再次繁殖或其他病因），造成临床诊治中的疑惑，需要我们对这一现象有所认识。

在非洲和东南亚，隐球菌病仍然是晚期 HIV 感染/AIDS 患者死亡的主要原因。2010 年，美国感染病学会（IDSA）在 *Clin Infect Dis* 上发布更新版隐球菌病管理临床指南，关于 HIV 感染/AIDS 患者隐球菌脑膜炎的抗真菌治疗方面，坚持以"诱导＋巩固＋维持"三步走治疗策略为基础，并推荐两性霉素 B＋氟胞嘧啶作为诱导期的核心治疗方案。巩固期推荐氟康唑（400 mg qd），维持期推荐氟康唑（200 mg qd）。世界各大指南在 HIV 合并隐球菌脑膜炎治疗策略上存在一定差异，差异主要体现在诱导期的治疗药物和剂量以及诱导期疗程的不同。而在得到了一些高质量临床研究结论支持后，2022 年 WHO 指南更新了使用单次高剂量两性霉素 B 脂质体的诱导期治疗方案。该药物近期也已获得国内的上市批准。

此外，根据不同情况，伊曲康唑、伏立康唑也用于抗隐球菌治疗。隐球菌免疫重建炎症综合征（C-IRIS）是指患者在治疗后免疫功能快速重建的同时,隐球菌疾病的临床症状却在恶化（并非隐球菌病原治疗失败所导致）。这一现象被认为是由宿主恢复的隐球菌特异性免疫介导,从而导致过度的炎症反应。在 HIV 相关隐球菌性脑膜炎患者中,过早进行抗 HIV 治疗（一般建议在抗隐球菌治疗 4 周后开始抗 HIV 用药）可导致免疫重建炎症综合征的发生,继而增加患者的病死率。但 C-IRIS 也可能发生在非 HIV 人群中,比如实体器官移植后或妊娠期的患者中。在治疗过程中患者出现临床症状加重时,如果没有出现隐球菌负荷增多或隐球菌培养再度生长,并且排除其他临床情况后,应考虑 C-IRIS。治疗方面首先仍需要继续强化抗隐球菌用药,另外可使用糖皮质激素、非甾体类抗炎药、沙利度胺等药物进行免疫调节治疗。

（宋　炜　沈银忠）

病例三、耳念珠菌血流感染

（一）一般资料

1. **患者信息**　黄某,男,67 岁,汉族,职业：退休公务员。住址：福建厦门市。入院时间：2018-04-06。

2. **主诉**　腹部疼痛伴黑色便 3 d。

3. **现病史**　患者 3 d 前出现腹部疼痛,有烧灼感,并伴有轻微的反胃和轻度腹泻。就诊消化内科门诊。查血常规：白细胞计数（WBC）为 15.2×10^9/L,N78.5%,血红蛋白（Hb）为 85 g/L,红细胞计数（RBC）为 3.01×10^{12}/L。C 反应蛋白（CRP）为 16.7 mg/L。血沉（ESR）为 65 mm/h。大便 OB（+）。血癌胚抗原（CEA）、甲胎蛋白（AFP）、多种血清肿瘤标志物（CA199、CA125、NSE、CY-211、SCC）均正常。血清胃蛋白酶原 PG I 410 ng/mL↑、PG II 22 ng/mL↑。CT 显示肺纹理增粗,支气管炎。

4. **既往史**　患者有糖尿病 10 年,2 年前有胃溃疡、胃出血史。患者一年前有韩国旅游史,3 个月前春节期间赴日本旅游,曾在日本泡过一次温泉。

5. **入院查体**　体温 37.2℃,脉搏 85 次/min,呼吸 24 次/min,血压 168/93 mmHg,氧饱和度 99%（未吸氧）。发育正常,偏瘦,全身黏膜正常。双肺呼吸音粗,轻微湿啰音。腹部压痛明显,叩诊有轻度腹水。

（二）入院诊断

胃出血、腹膜炎、支气管炎。

（三）治疗及预后

1. **胃部止血**　2018-04-08 有胃出血,量约 500 mL。

2. **抗感染**　先后使用哌拉西林/他唑巴坦 2.25 g bid,氟康唑 200 mg,qd,治疗 5 d。2018-04-08：腹水培养出肺炎克雷伯菌（非 CRE）,对头孢哌酮/舒巴坦、亚胺培南、美罗培南、哌拉西林/他唑巴坦敏感。后改为美罗培南 2 g q12 h,氟康唑继续 200 mg qd。2018-04-11：患者感觉腹部疼痛明显,高热 39.2℃,腹部引流处有红肿。拔除引流管,送血培养和引流管导管尖培养。2018-04-12：回报导管尖有酵母样真菌生长,同时血培养报告有念珠菌生长（双抽四瓶,两瓶需氧瓶均报阳性,报阳时间为 42 h）,见下页图 3-3-3-1。三株菌（导管尖、左右需氧瓶)质谱鉴定为耳念珠菌(图 3－3－3－2),送测序确认为耳念珠菌(下页图 3－3－3－3)。药敏结果显示：氟胞嘧啶 1 μg/mL,氟康唑≥128 μg/mL,两性霉素 B 0.5 μg/mL,伊曲康唑 0.25 μg/mL,卡泊芬净 0.25 μg/mL,米卡芬净 0.25 μg/mL,伏立康唑≥ 8 μg/mL,特比奈芬≥ 8 μg/mL。临床停用氟康唑,改为卡泊芬净 50 mg,qd,14 d,美罗培南 2 g,q12 h 继续使用至 2018－04－27。

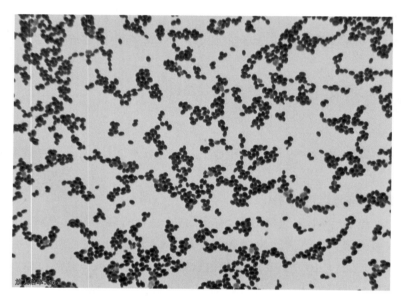

图 3－3－3－1　耳念珠菌镜检结果(×1 000)

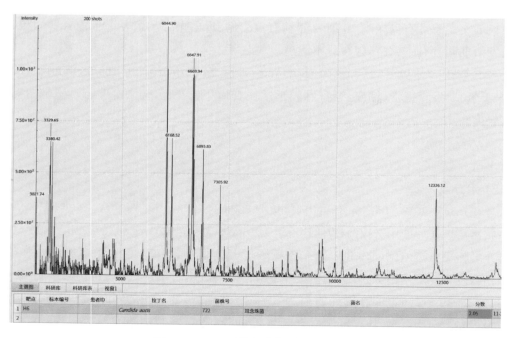

图 3－3－3－2　耳念珠菌质谱鉴定结果

[Candida] auris isolate CA7LBN chromosome III

Sequence ID: <u>CP076751.1</u>　Length: **1705957**　Number of Matches: **1**

Range 1: 1699059 to 1699483 GenBank　Graphics　　　　　　　　▼ Next Match　▲ Previous Match

Score	Expect	Identities	Gaps	Strand
785 bits(425)	0.0	425/425(100%)	0/425(0%)	Plus/Minus

```
Query  1        CTTGGTCATTTAGAGGAAGTAAAAGTCGTAACAAGGTTTCCGTAGGTGAACCTGCGGAAG   60
                ||||||||||||||||||||||||||||||||||||||||||||||||||||||||||||
Sbjct  1699483  CTTGGTCATTTAGAGGAAGTAAAAGTCGTAACAAGGTTTCCGTAGGTGAACCTGCGGAAG   1699424

Query  61       GATCATTATTGATATTTTGCATACACACTGATTTGGATTTTAAAACTAACCCAACGTTAA   120
                ||||||||||||||||||||||||||||||||||||||||||||||||||||||||||||
Sbjct  1699423  GATCATTATTGATATTTTGCATACACACTGATTTGGATTTTAAAACTAACCCAACGTTAA   1699364

Query  121      GTTCAACTAAAACAAAAACATAAAACTTTCAACAACGGATCTCTTGGTTCTCGCATCGAT   180
                ||||||||||||||||||||||||||||||||||||||||||||||||||||||||||||
Sbjct  1699363  GTTCAACTAAAACAAAAACATAAAACTTTCAACAACGGATCTCTTGGTTCTCGCATCGAT   1699304

Query  181      GAAGAACGCAGCGAAATGCGATACGTAGTATGACTTGCAGACGTGAATCATCGAATCTTT   240
                ||||||||||||||||||||||||||||||||||||||||||||||||||||||||||||
Sbjct  1699303  GAAGAACGCAGCGAAATGCGATACGTAGTATGACTTGCAGACGTGAATCATCGAATCTTT   1699244

Query  241      GAACGCACATTGCGCCTTGGGGTATTCCCCAAGGCATGCCTGTTTGAGCGTGATGTCTTC   300
                ||||||||||||||||||||||||||||||||||||||||||||||||||||||||||||
Sbjct  1699243  GAACGCACATTGCGCCTTGGGGTATTCCCCAAGGCATGCCTGTTTGAGCGTGATGTCTTC   1699184

Query  301      TCACCAATCTTCGCGGTGGCGTTGCATTCACAAAATTACAGCTTGCACGaaaaaaaaTCTA   360
                |||||||||||||||||||||||||||||||||||||||||||||||||        |||
Sbjct  1699183  TCACCAATCTTCGCGGTGGCGTTGCATTCACAAAATTACAGCTTGCACGAAAAAAAATCTA   1699124

Query  361      CGCttttttttttCGTTTTGTTGTCGCCTCAAATCAGGTAGGACTACCCGCTGAACTTAAG   420
                |||        |||||||||||||||||||||||||||||||||||||||||||||||||
Sbjct  1699123  CGCTTTTTTTTTTCGTTTTGTTGTCGCCTCAAATCAGGTAGGACTACCCGCTGAACTTAAG   1699064

Query  421      CATAT   425
                |||||
Sbjct  1699063  CATAT   1699059
```

图 3-3-3-3　耳念珠菌测序鉴定结果

患者于 2018-04-16、2018-04-27 送检血培养均为阴性生长。2018-04-16：导管尖端培养少量肺炎克雷伯菌。2018-04-27：送检导管尖端细菌真菌培养阴性。患者于 2018-05-06 好转出院。

(四) 诊疗体会

耳念珠菌是新近进化并可以快速适应宿主及环境能力的新物种,临床上以血流感染较为常见,占所有耳念珠菌感染的 40%～100%(病死率为 49%～68%)。自 2018 年我国发现首例耳念珠菌临床感染病例以来,其诊、治、防工作得到进一步的重视。

如本病例所述,耳念珠菌可以引起医院获得性感染,包括 ICU 获得性感染。其感染的风险因素包括高龄、糖尿病、手术、化疗、慢性肾病透析、HIV 感染、气管插管机械通气、留置导尿管、中心静脉导管、动脉导管、全肠外营养等。本例患者住院期间留置中心静脉导管且进行全肠外营养并存在异地旅游史,均为耳念珠菌感染的高风险因素。经导管尖端及血培养分离出病原体,质谱及测序明确为耳念珠菌。本病例后续可对分离菌株进行基因分型,以明确其来源。

确定耳念珠菌感染后,抗感染目标治疗应基于宿主临床表现(如感染部位、严重程度等)、宿主特征(如免疫功能、肝肾功能等)、PK/PD 等临床药理学指标及微生物抗菌药物敏感性结果,力争个体化、精准化治疗。在病原体明确鉴定之前,本例患者经验性使用氟康唑 0.2 g qd 抗感染治疗,效果欠佳。耳念珠菌明确鉴定后,抗真菌药物敏感性提示氟康唑耐药,棘白菌素类及两性霉素 B 敏感,将抗真菌方案改为卡泊芬净 50 mg qd,使用两周后好转。

棘白菌素类抗真菌药物能抑制真菌细胞壁 1,3 - β - D-葡聚糖合酶的活性,1,3 - β - D-葡聚糖合酶是由 *FKS1* 和 *FKS2* 基因编码的酶,对合成初级真菌细胞壁聚合物很重要。2%～10% 的耳念珠菌在治疗过程中可以表现出棘白菌素耐药性,因此需随访其治疗药物敏感性。若耳念珠菌血症使用棘白菌素类药物长期治疗后临床及微生物应答仍不理想,需要排查是否继发感染性心内膜炎,必要时联合外科手术治疗。两性霉素 B 对病原真菌具有广谱活性,并通过直接结合麦角固醇发挥其抗真菌作用,可作为棘白菌素类的替代选择。

(徐和平)

病例四、COVID - 19 相关肺曲霉病(CAPA)

(一) 一般资料

1. **患者信息** 男性,87 岁,退休职工。

2. **主诉** 低热、咳嗽 10 d,乏力伴气喘 3 d。

3. **现病史** 患者 10 d 前与新冠感染患者接触后出现咳嗽不适,起初为干咳,伴喉咙干不适、咽痛,全身乏力、酸痛不适,伴有低热,自测新冠病毒抗原阳性,后逐步发展为有痰,痰黏稠不易咳出,久咳后伴恶心呕吐不适,胃纳差,进食少,全身乏力不适。患者自测氧饱和度由 98% 降至 92%,为求进一步诊治来我院就诊。拟诊"肺炎、新冠病毒感染、高血压、糖尿病、肠癌术后"收治入院。患者自起病以来,精神可,大便如常,小便如常,睡眠尚可。

4. **既往史** 高血压,糖尿病病史 40 余年,口服利格列汀片及胰岛素皮下注射控制血糖,口服氯沙坦钾氢氯噻嗪片控制血压,平素血压维持在 135/75 mmHg 左右。

(二) 相关检查及诊断依据

1. **入院查体** 心率(HR)95 次/min,呼吸频率(RR)30 次/min,血氧饱和度(SPO₂)97%(吸氧 3 L/min)。神清,气稍促,精神可,全身皮肤黏膜未及黄染,全身浅表淋巴结无肿大。气管居中,双侧呼吸运动对称,听诊双肺细湿啰音。心律齐,未及杂音,腹平软,无压痛与反跳痛,肝脾肋下未及,双下肢无浮肿。

2. **相关辅助检查**

2022 - 12 - 29:鼻导管吸氧 3 L/min。血气血糖分析组合:PH 7.401,二氧化碳分压 33.3 mmHg↓,氧分压 77 mmHg↓,氧饱和度 96.0%。

2022 - 12 - 30:C 反应蛋白 61.85 mg/L↑。血常规:白细胞计数 4.36 × 10⁹/L,嗜中性粒细胞百分比 59.4%,淋巴细胞绝对值 1.06 × 10⁹/L↓,红细胞计数 3.79 × 10¹²/L↓,血红蛋白 116 g/L↓,血小板计数 97 × 10⁹/L↓。

2022 - 12 - 30:生化指标为丙氨酸氨基转移酶 34 U/L,天门冬氨酸氨基转移酶 70 U/L↑,总胆红素 9 μmol/L,尿素 9.91 mmol/L↑,肌酐 148 μmol/L↑,eGFR - EPI Cr 36 mL/min,葡萄糖 6.3 mmol/L↑,肌酸激酶 648 U/L↑,血钠 129 mmol/L↓,血钾 4.0 mmol/L,血氯 99 mmol/L,乳酸脱氢酶 301 U/L↑,γ 谷氨酰基转移酶 41 U/L,碱性磷酸酶 96 U/L,总蛋白 64 g/L,白蛋白 32 g/L↓,血酮体 0.3 mmol/L,甘油三酯 0.86 mmol/L,总胆固醇 2.67 mmol/L。

2022 - 12 - 30:胸部 HRCT 见右肺中叶不张,两肺广泛渗出实变,双侧胸腔积液;左肺上叶条索、条片灶,右肺下叶钙化灶。

2023-01-11:胸部平扫见两肺多发感染,两肺下叶病变范围略增大且实变影明显增多,考虑存在进展,两侧胸腔积液较前略增多;右肺中叶萎陷,左肺上叶纤维灶,右肺下叶钙化灶,双侧胸膜局部粘连。

2023-01-14:痰 mNGS,结果见表 3-3-4-1。

表 3-3-4-1　痰 mNGS 结果

类型	属(Genus)			种(Species)		
	名　　称	序列数		名　　称	序列数	相对丰度%
G+	肠球菌属	705136		粪肠球菌	648423	80.01
G-	嗜血杆菌	6191		副流感嗜血杆菌	4638	0.57
G+	念珠菌属	2001641		白念珠菌	1708190	98.30
G+	曲霉属	52391		烟曲霉	28690	1.61

2023-01-16:血清半乳甘露聚糖抗原试验(GM 试验)1.5 μg/L。

2023-01-17:支气管肺曲霉病相关检测:总 IgE 72.1 KUA/L↑,烟曲霉 m3 过敏原特异性抗体 sIgE 0.03 KUA/L,霉菌混合 mx 20.07 KUA/L。

2023-01-18:肺低剂量 CT 平扫:两肺多发感染,较前略显吸收,两侧胸腔积液较前相仿;右肺中叶萎陷,左肺上叶纤维灶,两肺下叶多发钙化灶,双侧胸膜局部粘连。

2023-02-14:肺部 CT:两肺多发感染,两侧胸腔积液较前有所减少。右肺中叶较小伴实变,左肺上叶纤维灶,两肺下叶多发钙化灶,双侧胸膜局部粘连。

2023-02-17:伏立康唑谷浓度 3.01 μg/mL。

2023-03-10:伏立康唑谷浓度 2.12 μg/mL。

(三)疾病诊断

1. 初步诊断　肺炎、新型冠状病毒感染、高血压、2 型糖尿病。

2. 补充诊断　Ⅰ型呼吸衰竭、COVID-19 相关肺曲霉病(CAPA)。

(四)治疗及预后

2022-12-29:患者入院后予以完善相关检查,吸氧,予 Paxlovid、头孢吡肟和左氧氟沙星抗感染,低分子肝素预防性抗凝、甲基泼尼松龙 40 mg 抑制炎性因子,氨溴索化痰等治疗。但患者气喘加重,出现大气道哮鸣音,加用布地奈德、左沙丁胺醇雾化,间断利尿治疗。

2023-01-05:经治疗后仍有咳嗽、黄痰、气短,痰不易咳出,听诊两肺干湿啰音,复查 CT 肺部渗出较前稍有增多,淋巴细胞绝对值低,加用丙种球蛋白 10 g qd 7 d 静滴及胸腺法新 1.6 mg qd 皮下注射。

2023-01-11:复查肺部 CT 两肺渗出较前增大且实变。

2023-01-12:送检痰 mNGS 检测,提示检出烟曲霉,考虑新冠病毒相关肺曲霉病,当日起加用伏立康唑 0.3 g q12 h 静脉滴注,次日改为伏立康唑 0.2 g bid 口服。

2023－01－18：经治疗后患者黄痰减少，肺部哮鸣音明显好转，复查 CT（图 3－3－4－1）见两肺感染较前略吸收，故予以出院，带药为口服伏立康唑。

2023－02－24：复查胸部 CT 见两肺感染较前明显吸收好转（图 3－3－4－2）。

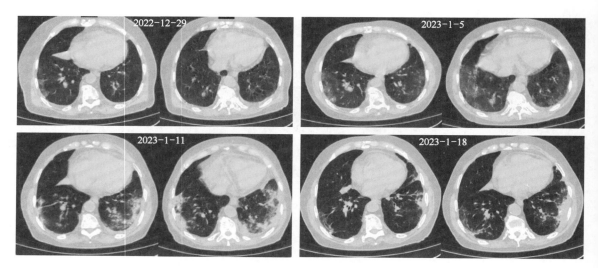

图 3－3－4－1　患者胸部 CT 变化（2022－12－29 至 2023－01－18）

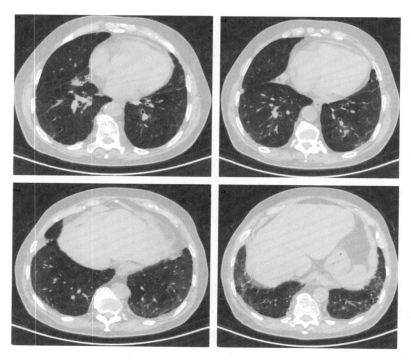

图 3－3－4－2　患者胸部 CT 变化（2023－02－24）

（五）疾病诊疗体会

COVID－19 相关肺曲霉病(CAPA)考虑新冠病毒感染导致肺泡上皮损伤，释放促炎性细胞因子和趋化因子，巨噬细胞和中性粒细胞募集至肺部，进一步诱发细胞因子风暴，过度炎症导致免疫失调,从而发生肺部真菌感染。重症 COVID-19 患者可存在淋巴细胞计数下降和功能缺陷,也容易导致真菌感染。另一方面糖皮质激素长时间使用也容易导致免疫失调而继发感染。CAPA 的发生可显著增加患者的病死率。因 COVID-19 的特殊性,导致肺穿刺活检或诊断性气管镜检查减少,更多依赖于血清学 GM 试验、G 试验、PCR 等。CAPA 治疗上以伏立康唑或伊曲康唑为主。在伏立康唑的治疗中,需要进行治疗性药物监测(TDM),以优化给药方案,提高临床疗效,减少药物不良反应。

（查琼芳）

病例五、烟曲霉致变应性支气管肺曲霉病（ABPA）

（一）一般资料

1. 患者信息　男性,66 岁,退休职工。

2. 主诉　反复咳嗽、气喘十余年,加重 1 个月。

3. 现病史　患者于 10 余年前开始出现反复咳嗽及气喘,伴咳白黏痰,且活动耐量逐渐下降,常在天气变化及吸烟后出现,诊断为慢性阻塞性肺病,规律使用噻托溴铵粉雾剂、硫酸沙丁胺醇吸入气雾剂等药物治疗,症状可有所缓解。2019 年 6 月 4 日因气急加重于外院住院治疗,胸部 CT 报告：慢性支气管炎、肺气肿;左肺上叶陈旧纤维化,主动脉硬化;ABPA 过敏原检测：烟曲霉 1.06 KUA/L↑,总 IgE 1 203 U/mL,诊断考虑变应性肺曲霉病,2019 年 6 月 19 日起予甲基泼尼松龙 28 mg（7 粒）qd po,同时因极重度阻塞性通气功能障碍嘱用家庭 Bipap 呼吸机治疗(IPAP 18 cmH$_2$O, EPAP 6 cmH$_2$O),甲基泼尼松龙规律减量,2019 年 8 月份复查 IgE 868 U/mL,甲基泼尼松龙减至 16 mg qd;2019 年 9 月份复查 IgE 552 U/mL,甲基泼尼松龙减至 12 mg qd;2019 年 11 月份复查 IgE 604 U/mL,甲基泼尼松龙减至 8 mg qd,2019 年 11 月 4 日起停用。

2021 年 7 月份患者咳嗽及喘息症状较前加重,天气变化时尤其明显,不吸氧 SpO$_2$ 下降至 85%,Bipap 辅助通气后症状可有所好转,2021 年 8 月 4 日到医院查肺部 CT 示：右肺上叶两枚不规则结节;两侧肺气肿伴两肺下叶肺大疱,两肺散在少许纤维灶,两肺多发斑点、小斑片灶较前片相仿;纵隔内多发小淋巴结;血烟曲霉 m3sIgE 2.52 KUA/L↑,2021 年 8 月 5 日 C 反应蛋白 5.34 mg/L、白细胞计数 8.85×10^9/L、嗜中性粒细胞百分比 56.5%、淋巴细胞百分比 21.5%、单核细胞百分比 8.4%、嗜酸性粒细胞百分比 12.2%↑、嗜碱性粒细胞百分比 1.4%、红细胞计数 5.07×10^{12}/L、血红蛋白 152 g/L。2021 年 8 月 12 日收治入院。

（二）相关检查及诊断依据

1. 入院查体　T：36.7℃;PR：110 次/min;RR：26 次/min;BP：133/60 mmHg;SPO$_2$：99%（鼻导管 3 L/min 吸氧）。神清,气促,精神可,双手手背及胸前区可见红色皮疹。气管居中,桶状胸,双侧呼吸运动对称,听诊双肺呼吸音低,双肺可闻及散在吸气相哮鸣音,未闻及湿啰音。心律齐,未及杂音,腹平软,无压痛与反跳痛,肝脾肋下未及,双下肢无水肿。

2. 相关辅助检查

2021-08-12：血气血糖分析组合,吸氧 3 L/min：PH 7.371,二氧化碳分压 53.8 mmHg↑,氧分压 133 mmHg↑,钠 135 mmol/L,钾 3.8 mmol/L,氯 98 mmol/L;C 反应蛋白 10.25 mg/L↑,白细胞

计数 3.43×10⁹/L↓,嗜酸性粒细胞百分比 0.0% ↓,血红蛋白 140 g/L,血小板计数 336×10^9/L;降钙素原 0.01 ng/mL;支气管肺曲霉病(新):总 IgE 2310.0 KU/L↑,烟曲霉 m3sIgE 3.00 KUA/L↑,霉菌混合 mx2 0.95 KUA/L↑↑。

（三）疾病诊断

1. 变应性支气管肺曲霉病（ABPA）。

2. 慢性阻塞性肺病（GOLD 4 级 D 组）。

（四）治疗及预后

入院后继续 Bipap 无创通气,同时予以甲基泼尼松龙 40 mg/d 对抗炎性反应,伏立康唑 0.2 g q12 h 静滴治疗,一周后患者气喘症状减轻,调整为泼尼松 25 mg qd po,伏立康唑 0.2 g bid po,布地奈德福莫特罗粉吸入剂、噻托溴铵粉吸入剂带出院用药。门诊继续予以泼尼松逐步减量,10个月后减至泼尼松 15 mg qd,伏立康唑 0.2 bid po。

复查胸部 CT 见图 3-3-5-1。

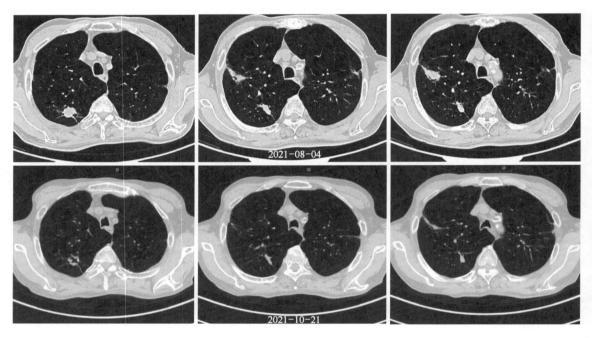

图 3-3-5-1　患者胸部 CT：2021-08-04(用药前)和 2021-10-21(用药后)比较

（五）诊疗体会

ABPA 较常发生于支气管哮喘、慢性阻塞性肺病、支气管扩张、肺囊性纤维化等慢性气道炎症性疾病的患者。如表现为控制不佳的哮喘、中央性支扩或慢性阻塞性肺病反复急性加重,要警惕 ABPA 的可能性。

ABPA 的诊断需考虑相应的临床特征、影像学表现和血清学检查结果,主要包括：① 哮喘或慢性咳喘病史；② 血清总 IgE 升高,通常＞1 000 U/mL；③ 血清曲霉 sIgE 升高；④ 血清曲霉 sIgG 升高；⑤ 胸部影像学显示支气管扩张。其他还包括咳黏液痰栓、外周血嗜酸粒细胞升高、胸部影像学显示片状游走性阴影和/或黏液嵌塞征、痰培养曲霉阳性等。

口服糖皮质激素是 ABPA 治疗的基础,抑制气道曲霉引起的变态反应,减少炎性损伤,抗真菌药物可减少气道内真菌定值,根据临床判断是否使用,必要时可予生物制剂奥马珠单抗等治疗。

(查琼芳)

病例六、白念珠菌血症并发感染性心内膜炎

（一）一般资料

1. 患者信息　男性,81 岁,退休。

2. 主诉　体检发现右下肺占位半月余。

3. 现病史　患者老年男性,半月前体检时行胸部 CT 检查,提示右下肺占位性病变,行PET－CT检查,高度提示恶性肿瘤。起病后患者自诉无咳嗽、咳痰,无咯血,无胸闷气急,无发热乏力纳差,现为求进一步诊治入院,拟行右下肺叶切除术。患者自起病以来精神可,胃纳可,两便正常,饮食未见异常,体重无明显变化。

（二）相关检查及诊断依据

1. 入院查体　T：36.4℃,双肺呼吸音清,未闻及啰音,右下肺呼吸音低,心律齐,未闻及杂音。全腹无压痛,无肌紧张及反跳痛,肝脾肋下未触及,肝肾脏无叩击痛,肠鸣音 4 次/min。双下肢无水肿。

2. 相关辅助检查

血常规：白细胞计数 $4.33×10^9$/L,中性粒细胞 63.5%。

炎症标志物：血沉 15 mm/h,PCT 0.31 ng/mL,CRP 12 mg/L。

心电图：未见异常。

心脏超声：右心增大,左房稍大,左室内径在正常范围,左室壁增厚,EF 为 65%。

肺功能：中度阻塞性通气功能障碍。

（三）疾病诊断

右下肺占位,肿瘤可能。

（四）治疗经过

1. 胸外科　患者入院后完善各项实验室检查,行胸腔镜下右下肺切除术,手术顺利,术后安返病房,后病理证实"右下叶"低分化鳞状细胞癌。术后 3 天出现低热,体温最高 38.3℃,伴有咳嗽,咳黄黏痰,肺部听诊两肺细湿啰音,考虑继发医院获得性肺炎,经验性予以莫西沙星 0.4 g qd口服抗感染治疗,效果不佳。1 周后患者最高体温逐步上升至 39.3℃,伴有气急,吸氧 8 L/min 情况下氧饱和度 91%,行胸部 CT 检查提示两肺弥漫性渗出伴胸腔积液(下页图 3－3－6－1),为求进一步治疗收入 ICU。

2. ICU　入 ICU 后留取支气管肺泡灌洗液及血培养,支气管肺泡灌洗液培养见铜绿假单胞菌(碳青霉烯类耐药,对于哌拉西林他唑巴坦及左氧氟沙星敏感),血培养见白念珠菌(氟康唑及卡泊芬净敏感)。拔除手术中留置的深静脉导管,根据培养结果使用哌拉西林他唑巴坦 4.5 g

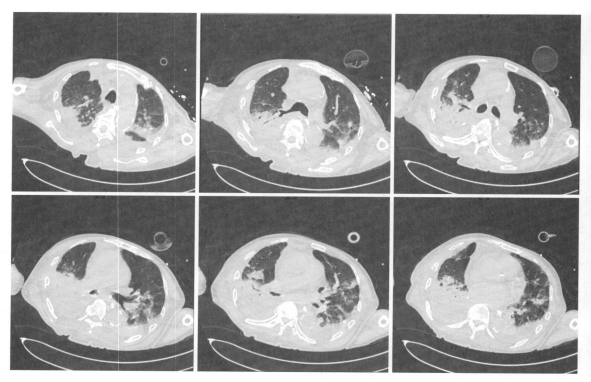

图 3-3-6-1 胸部 CT 提示：右肺术后改变,两侧胸腔积液伴两肺膨胀不全。气管、纵隔居中。两肺弥漫多发片状磨玻璃影伴小叶间隔增厚及铺路石征,可见多发斑片及片状实变影

q6 h 联合左氧氟沙星 0.5 g qd 静脉滴注,同时给予卡泊芬净静脉滴注抗念珠菌血症(首剂 70 mg,序贯 50 mg qd)。经治疗后患者体温高峰无明显下降趋势,治疗 10 d 后血培养仍见白念珠菌检出,考虑远端播散可能。行眼底检查及头颅 CT,未见异常。行床边心脏超声提示二尖瓣反流伴赘生物形成(图 3-3-6-2),考虑念珠菌心内膜炎。

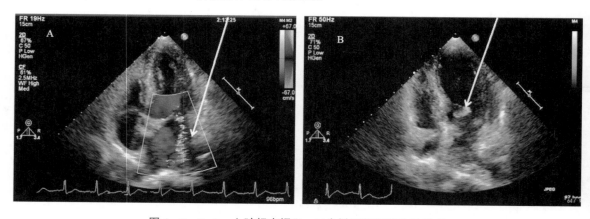

图 3-3-6-2 心脏超声提示：二尖瓣反流伴赘生物形成

(五)补充诊断

1. 念珠菌血症,感染性心内膜炎。

2. 医院获得性肺炎,Ⅰ型呼吸衰竭。

（六）治疗及预后

调整卡泊芬净剂量为 150 mg qd 静脉滴注，同时联系心脏外科拟行手术治疗，但家属考虑患者高龄，拒绝手术。经大剂量卡泊芬净治疗 2 周后患者体温正常，血培养转为阴性，家属要求自动出院，后未随访。

（七）诊疗体会

念珠菌心内膜炎的病原菌以白念珠菌和近平滑念珠菌最为常见，临床表现为心脏受累的症状和体征，与其他感染性心内膜炎相似，如发热、贫血、心脏杂音及脾大等表现，但瓣膜赘生物通常较大且脆，栓子易脱落引起栓塞，动脉栓塞较细菌性心内膜炎更为常见，预后差。因此，当念珠菌血症患者经积极抗真菌治疗后仍持续血培养阳性，或出现心脏病理性杂音、心力衰竭、栓塞表现时，应高度警惕念珠菌心内膜炎的发生，及时行经胸超声心动图或经食管超声心动图检查，明确心脏瓣膜有无赘生物极为关键。

念珠菌心内膜炎的治疗主要分为两个阶段，即急性期的感染控制和巩固期的长疗程维持治疗。在急性期需抗真菌药物和心脏手术联合治疗，首选棘白菌素类药物单用或联合氟胞嘧啶治疗 6 周以上，次选两性霉素 B 脂质体/两性霉素 B 联合氟胞嘧啶治疗 6 周以上。心脏手术治疗主要是清除赘生物及感染组织，以及心脏成形术（包括感染瓣膜的修补或置换手术）。对于置入式心脏电子装置感染患者应完全移除所有装置；心力衰竭患者有急诊手术指征。对于不接受心脏手术治疗患者，也可单用抗真菌药物治疗，但疗程需足够长，且存在心力衰竭、死亡等风险。急性期治疗病情稳定、血培养阴性后，若为氟康唑敏感菌株，可长期给予氟康唑维持治疗，疗程 6 个月以上，尤其是不能接受手术治疗或瓣膜置换术后感染患者，维持治疗时间更长，建议治疗 2 年以上，但需注意尽量避免与华法林同时使用。对于少数氟康唑耐药菌株，如天然耐药的库德里阿兹威毕赤酵母，可给予伏立康唑或棘白菌素类药物维持治疗。在数年内均应长期随访。

（朱　玎）

病例七、光滑那他酵母菌导致复杂性泌尿系统感染

（一）一般资料

1. 患者信息　男性，52 岁，自由职业者。

2. 主诉　反复尿频、尿急、尿痛 10 月余，加重 2 周。

3. 现病史　患者于 2022 年 11 月出现尿频、尿急、尿痛，伴有腰痛、发热，体温 39.0℃。外院就诊完善相关检查，泌尿系统造影显示：双侧输尿管结石，左肾重度积水，故于 2023 年 1 月 30 日住院期间在全麻下行"右侧输尿管软镜钬激光碎石术+ 双侧输尿管支架植入术"。此后患者反复出现尿频、尿急、尿痛伴腰痛，有发热，多次治疗效果不佳（具体不详）。此次入院 2 周前患者自觉先前症状加重并出现血尿，复查尿常规提示白细胞近满视野，为求进一步诊治，以"复杂性泌尿系统感染"收入院。

4. 既往史　患者既往有糖尿病史 6～7 年，服用二甲双胍、西格列汀等治疗，血糖情况控制不详。

（二）相关检查及诊断依据

1. 入院查体　T：36.4℃，腹软，耻骨上按压不适，余腹部无压痛、反跳痛，双侧上、中、下输尿管点无压痛，双肾区无叩痛，双下肢无水肿。

2. 相关辅助检查

血常规：白细胞计数 8.53×10⁹/L，中性粒细胞比率 64.9%，淋巴细胞比率 21.7%，血红蛋白 157 g/L。

尿常规：红细胞满视野/HP↑，潜血：3+，白细胞计数 2 470.0/μL↑，蛋白：2+。

炎症标志物：血沉 7 mm/h，PCT＜0.02 ng/mL，CRP＜3.11 mg/L。

肾功能：肌酐 82 μmol/L[eGFR 96 mL/(min·1.73 m²)]。

中段尿培养：光滑那他酵母菌（氟康唑中介，氟胞嘧啶、两性霉素 B 敏感）菌落计数 1 万 CFU/mL。

泌尿系统造影：双侧输尿管术后改变，双肾及输尿管上段积水，双肾周少许渗出改变（图 3-3-7-1）。

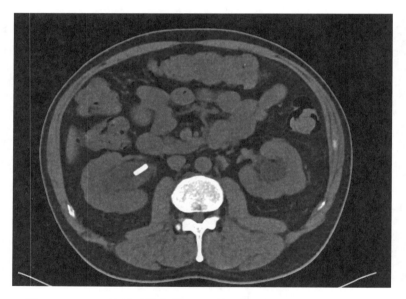

图 3-3-7-1　泌尿系统造影：可见输尿管术后改变，双侧肾周渗出

（三）疾病诊断

复杂性泌尿系统感染（光滑那他酵母菌）、肾积水伴肾结石、输尿管结石术后、2 型糖尿病。

（四）治疗及预后

入院后予氟康唑 400 mg qd 静滴联合氟胞嘧啶 1.5 g qid po 抗感染治疗。经治疗后，患者症状较前好转，尿常规白细胞有波动，予停用氟康唑，改为两性霉素 B 10 mg qd 静滴抗感染治疗（从 1 mg qd～2 mg qd～5 mg qd～10 mg qd 逐渐加量），复查尿常规白细胞较入院时明显下降（尿常规白细胞由 2 470/μL 降至 44.8/μL）。予出院至外院泌尿外科行手术去除输尿管支架。

（五）诊疗体会

泌尿系统感染的复杂因素包括：① 各种解剖因素或功能因素引起排尿功能不畅；② 人工异物置入；③ 尿路改道；④ 宿主免疫功能下降。

其中，泌尿系统结石、积水或支架置入均易引起真菌性泌尿系统感染。复杂性泌尿系统感染的首要治疗目的为尽可能根除复杂因素。抗菌药物治疗选择方面，虽然棘白菌素对念珠菌的体外抗菌活性较好，但在泌尿系统感染中，并非首选药物，因其泌尿系统浓度低，不足以达到治疗浓度。美国感染病学会建议对氟康唑敏感的念珠菌使用氟康唑治疗，如果菌群鉴定为氟康唑耐药的光滑那他酵母菌，可使用两性霉素 B 去氧胆酸盐联合/不联合氟胞嘧啶治疗。

（李　颖）

病例八、反复发热的播散型组织胞浆菌病

（一）一般资料

1. 患者信息　男性，70 岁，退休教师。

2. 主诉　反复发热 2 月余。

3. 现病史　患者于 2 个月前无明显诱因下出现发热，体温最高 38.5℃，感觉极度乏力、疲倦，无寒战、畏寒，稍咳嗽，无咳痰，无全身肌肉关节酸痛，至当地医院就诊，查血常规提示白细胞升高，红细胞计数正常（具体不详），胸部 CT 提示肺部感染，给予口服抗感染以及祛痰等药物治疗，无明显效果。3 周后再次就诊于当地医院，测体温最高 39℃，伴干咳。查肺部和上腹部 CT 提示右肺上叶以及前叶小结节，轻度脂肪肝，以及肝右叶小囊肿；尿常规提示蛋白（++）。血常规提示白细胞计数增高。考虑肺部感染，遂于当地医院就诊。入院后查：血常规(2014 - 10 - 06) 为 WBC 4.48×10⁹/L，N 3.1×10⁹/L，Hb 99 g/L，PLT 71×10⁹/L；ESR 56 mm/h，CRP 73 mg/L；自身抗体均阴性；血培养阴性。PET - CT 提示肝脾肿大伴 FDG 代谢弥漫性增高；腹膜后结节状 FDG 代谢增高灶，考虑肿大淋巴结摄取；右肺上叶钙化灶；腹盆腔部分结肠以及小肠条形 FDG 代谢增高，考虑肠道炎性可能。骨髓细胞学检查提示：红系明显增生，粒细胞巨核系增生活跃。血小板聚集分布。给予抗感染以及支持对症处理后，患者仍反复发热，最高 39℃，仍觉乏力，疲倦较前减轻。患者自起病以来，精神欠佳，胃纳可，睡眠差，近两个月体重下降 15 kg 左右。

（二）相关检查及诊断依据

1. 入院查体　体温 36.1℃，脉搏 74 次/min，呼吸 18 次/min，血压 130/70 mmHg。神志清楚，发育正常，营养中等，回答切题，被动体位，查体欠合作，扶入病房。全身浅表淋巴结无肿大，皮肤黏膜未见出血点及皮疹。巩膜无黄染，双侧瞳孔等大等圆，对光反射灵敏，副鼻窦区无压痛。颈软，无抵抗。胸骨无压痛。双肺呼吸音清，未闻及干湿性啰音。心率 74 次/min，心律齐，未闻及病理性杂音。腹软，无压痛，无肌紧张及反跳痛，肝肋下未及，脾肋下 3 cm，质韧，无触痛，双肾区无叩击痛。双下肢无水肿。肌力正常，肌张力正常，生理反射存在，病理反射未引出。

2. 相关辅助检查

（1）血常规：WBC 1.80×10⁹/L，Hb 62 g/L，PLT 27×10⁹/L。

（2）尿常规：WBC 13.3/μL，RBC 63/μL，蛋白（+）。

（3）肝肾功能：ALT 35 U/L，AST 18 U/L，总胆红素 28.80 μmol/L，AKP 320 U/L，γ‑GT 98 U/L，白蛋白 27 g/L，球蛋白 26 g/L，CK 9 U/L，LDH 109 U/L，肌酐 114 μmol/L。

（4）ESR 6 mm/h，CRP 33 mg/L。

（5）T‑SPOT.TB 阴性、自身抗体阴性、血培养阴性。

（6）胸部 CT 平扫：两肺纹理增多，右上肺可见钙化，随访，脂肪肝。

（7）腹部 B 超：肝脾肿大，脾脏（148 mm×52 mm），肝脏囊肿，后腹膜淋巴结肿大，盆腔少量积液。

（8）心超：左心收缩功能正常，左心舒张功能轻度减退。

（9）骨髓涂片：骨髓有核细胞增生活跃，粒细胞红细胞比例属于正常，粒系增生且左移，偶见双核性早幼粒细胞及粒系有丝分裂型，部分成熟中性粒细胞可见中性颗粒丢失，颗粒增粗、空泡等退行病变；红系比例尚可，少数晚幼红细胞有 H‑J 氏小体以及脱核障碍，成熟红细胞轻度大小不一；片上巨噬细胞可见，大部分可见吞噬病原体，该病原体为椭圆形或者卵圆形，胞质淡灰色，有一层透明较厚荚膜，核大，染紫红色，位于病原体一端，该病原体均见于巨噬细胞胞质内，细胞外未见（图 3‑3‑8‑1）；除此之外可见一些噬血细胞；全片找到巨核细胞 87 个，分类 50 个，其中 43 个颗粒型，7 个少量产板，片上散在的血小板少见。

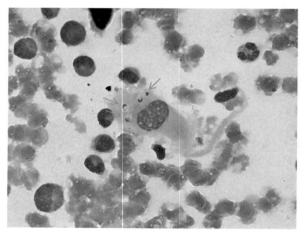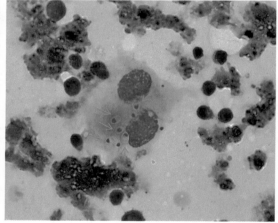

图 3‑3‑8‑1　患者的骨髓涂片图像。箭头所指为组织胞浆菌，均位于细胞内，该菌形态特征为细小的卵原体（1～5 μm），胞质淡灰蓝色，有较厚的荚膜，核大，染深紫红色，位于胞体的一端

（10）骨髓活检：小片状骨皮质伴隆介状，未见骨髓腔，仅见少量造血细胞，巨核细胞偶见，各系造血细胞形态未见明显异常。

（三）疾病诊断

播散型组织胞浆菌病。

（四）治疗及预后

考虑到患者有三系降低，可能无法耐受两性霉素 B 的治疗，于是给予伊曲康唑 200 mg q12 h 2 d，继以 200 mg qd 抗真菌治疗。患者体温逐渐恢复正常，状态逐渐恢复，治疗 2 周后复查腹部 B 超提示：肝囊肿，脾肿大（121 mm×59 mm），复查血常规：WBC 3.99×10⁹/L，N 78.9%，

Hb 87 g/L,PLT 86×10⁹/L。治疗 1 个月后复查骨髓涂片：与 M1 相比,骨髓象增生较活跃,粒系、巨核系成熟障碍,部分粒细胞伴退行性变;红系增生活跃,部分有轻度血红蛋白充盈不足,铁染色示铁利用障碍;片上巨噬细胞仍较易见,大部分有吞噬病原体空壳,少数可见吞噬少量病原体实体(图 3-3-8-2)。患者伊曲康唑抗真菌治疗效果明显,各项指标明显好转,共治疗 12 个月后停药,恢复良好。

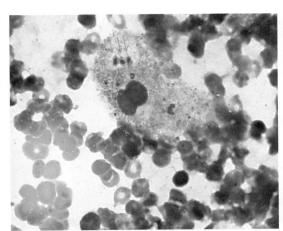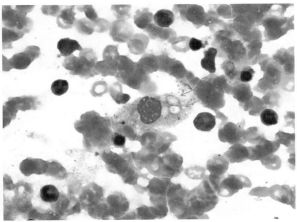

图 3-3-8-2 患者治疗 1 个月后复查的骨髓涂片图像。箭头所指为位于细胞内的组织胞浆菌

(五) 诊疗体会

本例患者表现为反复发热伴三系进行性下降,并有肝脾淋巴结肿大,很容易误诊为血液系统疾病,入院后经详细检查最终得到了确诊,并取得很好的治疗效果。临床上的播散型组织胞浆菌病,除发热外,以巨脾为多见。该患者入院时脾脏触诊为肋下 3 cm,仅为轻度肿大,可能是组织胞浆菌病,常导致巨脾、发热的习惯性临床思维,最初并未考虑到"组织胞浆菌病",认真仔细的骨髓涂片检查看似普通,却非常重要,实际上当地医院的骨髓片上我们重新阅片时也找到了病原体,因此提高辅助科室人员对各种病原体的认识水平也颇为重要。另外,值得注意的是,在骨髓涂片上要注意鉴别组织胞浆菌与杜氏利什曼原虫,二者的形态非常相似,但前者均位于细胞内,后者既可见于细胞内、也可见于细胞外。近年来分子生物学检测的兴起,为病原学的精准检测提供了不少工具,临床医生可选择适当的样本送检,以提高病原体检出率。

(邵凌云)

病例九、糖尿病患者并发鼻-眶-脑毛霉病

(一) 一般资料

1. 患者信息 男性,43 岁,农民。

2. 主诉 左侧面部肿胀伴发热 1 周。

3. 现病史 患者 1 周前无明显诱因下出现左侧颜面部肿胀,轻压痛,局部皮肤呈黑褐色,伴张口受限,间断发热,体温最高达 39.5℃,无寒战、咳嗽及咳痰,无胸闷、气促,无吞咽困难、意识不清及呼吸困难等不适,曾就诊外院完善头胸部 CT(2020-12-06)提示：符合左侧颌面部多间

隙感染表现,左侧颞叶新见低密度灶,考虑病灶侵及颅内,建议完善头颅核磁共振增强扫描;双肺新见少量炎症病变,双侧少量胸水。外院予以抗感染(具体不详),无明显好转遂转诊我院,为明确诊治,门诊以"左侧面部蜂窝织炎"收入耳鼻喉科。患者自起病以来,精神尚可,张口受限,纳差,睡眠欠佳,大小便未见异常,近 2 个月来体重减轻约 10 kg。

4. 既往史　高血压病及糖尿病病史多年,未规律诊治及监测。否认其他慢性病史、手术史及过敏史。

(二)相关检查及诊断依据

1. 入院查体　体温 36.6℃,脉搏 58 次/min,呼吸 20 次/min,血压 114/70 mmHg,身高 165 cm,体重 51 kg,神志淡漠,消瘦,平车入院,可简单对答,心肺腹部查体无阳性体征。左侧颌面部肿胀、无压痛,皮温稍高,皮肤可见大小为 1.0 cm×5.0 cm 灰黑色焦痂样改变,波及部分左侧鼻翼。面颊部两侧不对称,双颞下关节无压痛,张口受限,开口度约 2 横指,咬合关系尚可;左上颌颊腭侧牙龈灰白,左侧硬腭见 1.5 cm×1.5 cm 大小糜烂面,压痛+ ,无明显波动。左下肢小腿可见散在黄褐色皮肤色素沉着,表面伴有脱屑,无明显瘙痒、压痛等。右侧肢体肌力 1～2 级,左上肢肌力 3～4 级,下肢肌力 2～3 级,双侧巴氏征未引出。见图 3-3-9-1。

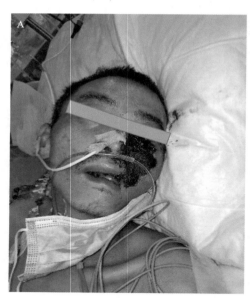
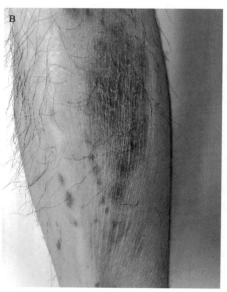

A. 鼻-眶-脑型毛霉病;B. 毛霉病下肢播散受累

图 3-3-9-1　毛霉病感染

2. 相关辅助检查(影像学,实验室检查,病理检查等)

2020-12-12:WBC 14.54×10⁹/L,NE% 77.3%,HGB 95 g/L,PLT 80×10⁹/L;CRP 38.32 mg/L,PCT 0.355 ng/mL,IL-6 122 pg/mL,ALT 75 U/L,AST 180 U/L,ALB 23.7 g/L,UREA 6.5 mmol/L,CRE 47 μmol/L。

2020-12-14:伤口分泌物培养见干酪乳杆菌、粪肠球菌、白念珠菌。

2020-12-17:WBC 10.67×10⁹/L,NE% 90.0%,HGB 68 g/L,PLT 84×10⁹/L;CRP 7.6 mg/L,PCT 0.215 ng/mL;曲霉半乳甘露聚糖抗原试验阴性。

2020－12－17：伤口分泌物培养：毛霉属（图 3－3－9－2、图 3－3－9－3）。

2020－12－23：铁蛋白（FER）1 389.4 μg/L。

2020－12－27：血培养：ESBL（＋）大肠埃希菌。

2020－12－28：WBC 5.24×10^9/L，NE％　66.3％，HGB 85 g/L，PLT 79×10^9/L；CRP 29.08 mg/L。

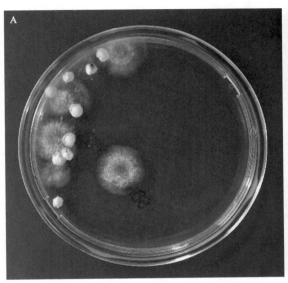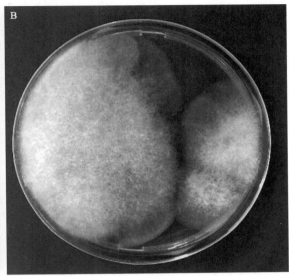

A. 伤口分泌物培养：毛霉属；B. 伤口分泌物培养：毛霉属

图 3－3－9－2　毛霉培养

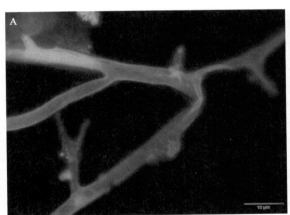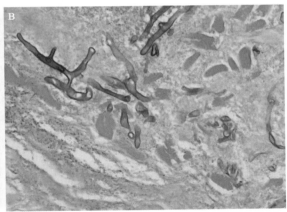

A. 免疫荧光：毛霉属；B. 毛霉组织活检病理

图 3－3－9－3　毛霉镜检

2020－12－12：颅脑 CT＋三维重建：左侧额颞岛叶大片状低密度灶；左眼球突出，左面部广泛软组织肿胀伴积气，左上颌窦前壁骨质变薄，副鼻窦黏膜增厚（见下页图 3－3－9－4，A 与 B）。

2020－12－14：颅脑 CT 与 2020－12－12CT 相比，左侧额颞顶叶、岛叶、左侧小脑半球大片状低密度灶，较前范围增大，考虑梗死灶可能；左眼球突出，左侧面部广泛软组织肿胀伴积气，左上颌窦前壁骨质变薄，较前变化不著（见下页图 3－3－9－4，C 与 D）。

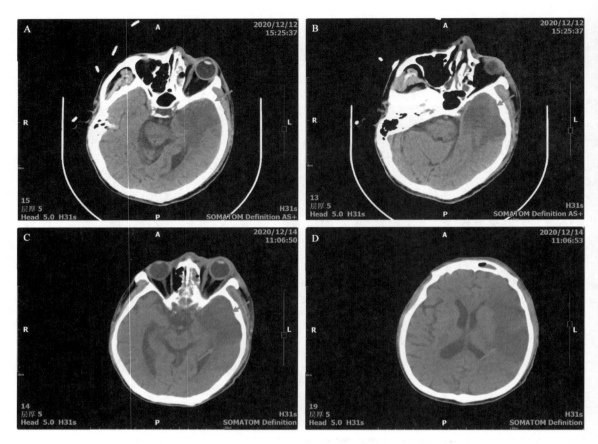

A. 鼻-眶-脑型毛霉病累及左侧眼球及大脑；B. 鼻-眶-脑型毛霉病累及左侧眼球及大脑；
C. 鼻-眶-脑型毛霉病左侧大脑梗死进展图；D. 鼻-眶-脑型毛霉病左侧大脑梗死进展

图 3 - 3 - 9 - 4　颅脑 CT+ 三维重建

2020 - 12 - 15：颅脑+海绵窦+鼻咽部 MRI：左颌面部弥漫性软组织炎症病波及左三叉神经、左眼球及眶周；伴左侧颈内动脉、左侧大脑中动脉炎症继发左侧额枕顶颞叶、脑干偏左侧脑梗死；倾向于真菌感染可能性大，建议结合临床；右侧侧脑室后角及四脑室少许积脓可能。左侧副鼻窦炎症并局部少许积液。见下页图 3 - 3 - 9 - 5。

2020 - 12 - 16：心脏彩超：二尖瓣前叶 A2 区脱垂可能并二尖瓣轻中度偏心性反流，三尖瓣轻度反流，估测肺动脉压 27.2 mmHg；左房增大，左室比例略增大，EF 58%。

2020 - 12 - 18：左颌面部伤口组织病理活检：镜下见：不定型物中见无分隔、分支不规则、不固定角度或直角分隔的菌丝，排列无定向，并见囊状孢子。真菌荧光（+），特殊染色：PAS（+），六胺银（+）。病理诊断考虑真菌感染，形态学考虑毛霉感染。见下页图 3 - 3 - 9 - 6。

2020 - 12 - 21：病理显微摄影术（左颌面部伤口组织）见送检炎性坏死渗出物中存在无分隔、分支不规则、不固定角度或直角分隔的菌丝，排列无定向，见囊状孢子、另一类较小真菌孢子，大小相对一致，周围可见较多放线菌菌丝团。病理诊断考虑真菌感染，形态学考虑毛霉感染伴大量放线菌菌落。

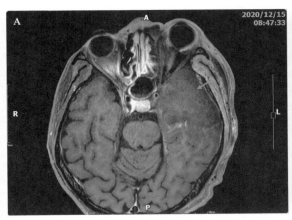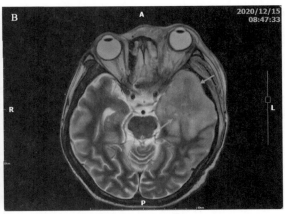

A. 毛霉累及左侧额顶颞叶、左侧脑干梗死图；B. 毛霉累及左侧额顶颞叶、左侧脑干梗死

图 3-3-9-5　颅脑+海绵窦+鼻咽部 MRI

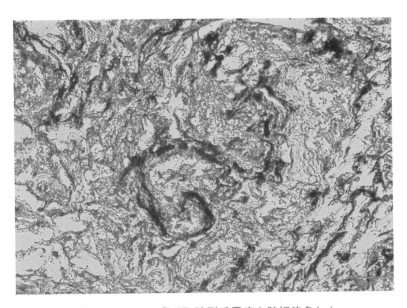

图 3-3-9-6　鼻-眶-脑型毛霉病六胺银染色(+)

（三）疾病诊断

鼻-眶-脑型毛霉病继发性脑梗死、脓毒症血流感染、肝功能异常、继发性血小板减少、2 型糖尿病、左侧眼眶炎症双侧急性结膜炎、高血压病 2 级，极高危、贫血（轻度）、低蛋白血症。

（四）治疗及预后

患者以"左侧面部肿胀伴发热 1 周"急诊收住耳鼻喉科，入院当晚因"意识障碍"经会诊后考虑"颅内感染可能"转入综合 ICU。入科后完善颅脑 CT、MRI 及病原学等相关检查，初始抗感染治疗，考虑颜面部皮肤软组织感染侵犯中枢神经系统可能，经验性予以美罗培南 1.0 g q6h ivgtt（2020-12-11～2020-12-15）联合利奈唑胺 600 mg q12h ivgtt(2020-12-11～2020-12-21)，同时予以甘露醇联合白蛋白、速尿脱水降颅压、控制血糖、保肝、抑酸、营养支持等对症治疗。但患者仍有间断中到低度发热，体温波动在 37.0～38.6℃，WBC、CRP、PCT 等炎症指标下降不明显；考虑患者长期高血糖控制不佳,结合其面部黑斑及影像学结果,高度怀疑"毛霉病",遂予以两性霉素 B 脂质体注射液(2020 - 12 - 15～2020 - 12 - 28:D1 25 mg,D2、D3 50 mg,D4～D10 100 mg,D11～D14 200 mg),联合泊沙康唑口服混悬液(200 mg qid 鼻饲);同时完善伤口分泌物培养及病理检查。

2020 - 12 - 17:分泌物培养回报毛霉、粪肠球菌。

2020 - 12 - 21:伤口组织显微摄影报告毛霉+放线菌。

2020 - 12 - 27:血培养报告大肠埃希菌。遂明确诊断为"鼻-眶-脑型毛霉病及细菌混合感染",调整抗生素方案:两性霉素 B 脂质体逐渐增加剂量,停用美罗培南改用头孢曲松(2020 - 12 - 15～2020 - 12 - 18)、亚胺培南西司他丁(2020 - 12 - 24～2020 - 12 - 28)。

经上述积极治疗,患者体温略有好转,但仍呈低热约 37.5℃,意识障碍改善不明显,同时请眼科、皮肤科、耳鼻喉科、神经内科及神经外科等相关科室协助诊治,考虑患者颜面部皮肤创缘界限不明确,清创手术后感染扩散风险极大,建议继续保守治疗。

2020 - 12 - 24:因意识不清、咳痰无力,SPO$_2$ 下降,遂行气管切开术,并吸出较多血性痰液后 SPO$_2$ 逐渐恢复正常。

2020 - 12 - 28:经积极治疗后患者病情仍无明显改善,考虑患者整体预后差,家属因经济原因放弃治疗办理自行出院。出院时经气管切开人工鼻给氧,SPO$_2$ 可维持在 98% 以上,仍有发热,体温 38.2℃,呈嗜睡状,呼唤右眼可睁眼,不配合查体,左侧颜面部见一大小为 5 cm × 5 cm 灰黑色皮肤坏死,波及部分左侧鼻翼和左眼眶,左眼突出不能自主睁眼,右侧肢体偏瘫,肌力 1～2 级,左侧肢体肌力约 3 级。

(五)诊疗体会

毛霉病病例在我院较为罕见,在疾病早期阶段(包括外院)存在认识不足漏诊可能,后经查阅文献及相关科室会诊后第一时间考虑毛霉病可能,局部组织病理活检明确诊断;毛霉病最常见的高危因素是血糖控制欠佳,其次见于血液恶性肿瘤、免疫功能低下等患者。在治疗方面,因患者毛霉侵犯范围广泛,特别是左侧大脑半球多部位累及,难以进行彻底清创手术,导致感染源难以控制;此外,在抗真菌方面我们选用了两性霉素 B 脂质体联合泊沙康唑混悬液治疗方案,但在两性霉素 B 脂质体剂量使用上由于担心其副作用,使用剂量偏小,最后采取逐步增加剂量的方法,没有用到指南推荐的最佳剂量。

(卢桂阳)

病例十、肾移植术后继发播散性微小根毛霉感染

(一)一般资料

1. 患者信息 男性,39 岁。

2. 主诉 反复右下腹痛 2 个月,加重 1 d。

3. 现病史

2022 - 11 - 19:患者因尿毒症行"同种异体肾移植术",术后 2 周逐渐出现右下腹痛伴间断发热,最高 38℃,血肌酐进行性上升,移植肾 B 超提示血流分布减少、肾动脉阻力指数增高、肾

静脉血流充盈差。

2022‑12‑06：行移植肾切除术，术中见移植肾呈暗紫色伴可疑感染灶，肾实质内正常结构消失，肾静脉内见 1 cm 血栓。术后恢复腹透状态，1 月余后再次出现右下腹痛、伴右侧腰痛及肉眼血尿，增强 CT 提示髂外动脉‑髂总动脉汇合处假性动脉瘤、少量造影剂外渗。

2023‑02‑13：行剖腹探查术见原移植肾区大量血块，右侧髂动脉一破口直径 2 mm，于 DSA 介入治疗下于右侧髂血管置入覆膜支架 2 枚，覆盖动脉破口。其间曾予卡泊芬净抗真菌治疗。介入治疗后 1 周，患者再次出现右下腹剧烈疼痛，伴大量血性腹腔引流液约 1 000 mL。

2023‑02‑21：手术探查见右侧髂外动脉、髂总动脉全层断裂，原右侧髂血管支架裸露；右侧输尿管断裂。予行：经人工血管由左侧股动脉向右侧股动脉搭桥，结扎输尿管近心端。术中取"髂血管组织"送检培养及 mNGS。

（二）相关辅助检查

1. 血常规　白细胞计数 $4.2 \times 10^9/L$，嗜中性粒细胞绝对值 $3.1 \times 10^9/L$，淋巴细胞绝对值 $0.86 \times 10^9/L$，血红蛋白 60 g/L，血小板计数 $184 \times 10^9/L$。

2. 炎症标志物　C 反应蛋白 12.6 mg/L，降钙素原 1.59 ng/mL，红细胞沉降率＞140 mm/h。

3. 肝肾功能　肌酐 479.6 μmol/L，尿素氮 20.89 mmol/L，总胆红素 9.5 μmol/L，丙氨酸氨基转移酶 5 U/L，白蛋白 29.4 g/L。

4. 真菌标记物　1,3‑β‑D‑葡聚糖＜10 pg/mL，血清 GM 试验 0.33 S/CO。

5. 病原学

2023‑02‑20：引流液真菌培养，阴性。

2023‑02‑21：髂血管组织真菌培养，阴性。

2023‑02‑21：髂血管组织 mNGS，微小根毛霉，序列数 19220，相对丰度 98.47%。

2023‑02‑21：血浆 mNGS，真菌（‑）。

2023‑03‑02：引流液 mNGS，微小根毛霉，序列数 51，相对丰度 41.88%。

6. 影像学　详见图 3‑3‑10‑1。

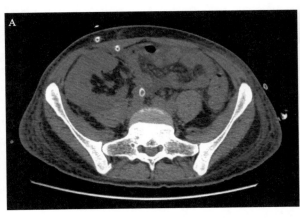
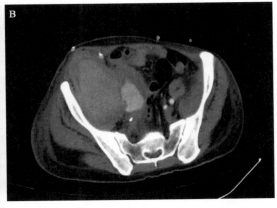

A. 移植肾感染表现：可见移植肾密度不均，包膜下混杂密度影；
B. 髂血管假性动脉瘤：可见右盆腔混杂密度团块灶，内可见对比剂填充

图 3‑3‑10‑1　患者影像学检查

7. 病理报告　"移植肾"出血坏死伴大量急慢性炎细胞浸润，局灶脓肿形成。六胺银染色（+）可见真菌。"输尿管"急慢性炎症（图 3-3-10-2、图 3-3-10-3）。

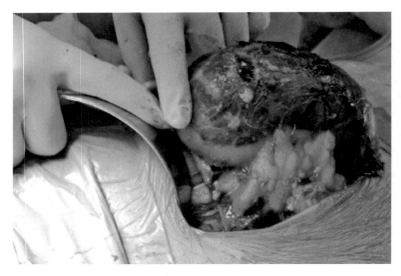

图 3-3-10-2　移植肾缺血坏死

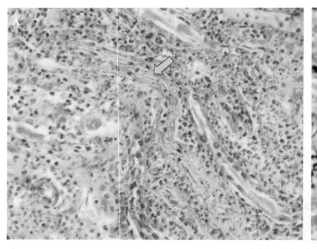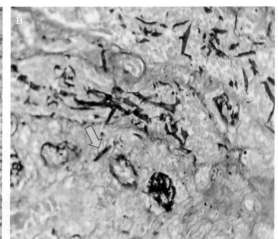

A. 肾脏组织：可见宽大菌丝，HE，×100；B. 肾脏组织：菌丝呈不规则分枝，GMS，×200

图 3-3-10-3　病理组织标本镜检图

（三）疾病诊断

肾毛霉病、异体肾移植术后移植肾切除术后状态、右侧髂动脉破裂后人工血管搭桥术后状态、慢性肾脏病 5D 期。

（四）治疗及预后

2023-02-23：艾沙康唑 200 mg q8 h ivgtt 2 d，后 200 mg qd 维持。

2023-02-26：两性霉素 B 胆固醇硫酸酯复合物逐渐加量（50～100 mg），2023-02-28 起维持 150 mg ivgtt qd。

2023 - 03 - 02：复查引流液 mNGS，微小根毛霉序列数 51。

两药联合方案静脉连续治疗 7 周，2023 - 03 - 02、2023 - 03 - 22、2023 - 03 - 30 血 mNGS 均未见微小根毛霉。病程中无肺毛霉病表现，肺 CT 检查均未见相关影像学改变。该病例目前仍在持续治疗中。

（五）诊疗体会

1. 宿主高危因素分析　实体器官移植受者中，毛霉病的危险因素包括：移植、肾衰竭、糖尿病、糖皮质激素治疗，预防性使用唑类、棘白菌素类。

2. 肾毛霉病临床特征　表现为血管侵犯、肾盂增厚、肾实质梗死。本病例移植肾脓肿坏死、髂血管反复受累破裂均可能为微小根毛霉感染侵犯的表现。

3. 毛霉病的诊断　依赖于组织病理学特征及组织微生物培养确诊，具有难度。组织研磨将导致毛霉无法存活，造成培养结果阴性。血清学检查如 1,3 - β - D - 葡聚糖测定和曲霉半乳甘露聚糖测定，均无对毛霉病的诊断价值，因毛霉不存在这些细胞壁成分。本病例最终由分子诊断明确病原体，提示在高危宿主中须考虑到本病，及早进行侵入性组织学检查及培养以做出诊断。

4. 毛霉病的治疗　包括受累组织的外科清创联合抗真菌治疗，静脉两性霉素 B 脂质制剂为初始治疗的首选药物。本病例在受累移植肾切除后仍出现进展，伴血管受累表现，提示应尽早逆转免疫抑制状态并联合抗真菌治疗。

（王洁敏）

病例十一、镰刀菌致感染性角膜炎

（一）一般资料

1. 患者信息　男性，47 岁，农民。

2. 主诉　右眼玉米叶划伤后，眼红眼痛伴视力下降十余天。

3. 现病史　患者十余天前在农田中劳动，右眼不慎被玉米叶划伤，后眼红眼痛自行使用左氧氟沙星滴眼液，症状未见好转来院治疗。

4. 既往史　体健，否认其他疾病。

（二）相关检查及诊断依据

1. 入院查体　体温 36.7℃，脉搏 58 次/min，呼吸 16 次/min，血压 116/69 mmHg。神志清，精神可。眼部检查，右眼：VOD= 0.02，IOP 为 25 mmHg，眼睑正常无红肿，上下泪点大小及形态可，泪道通畅，按压泪囊区未见异常分泌物，混合充血，角膜颞上方可见 3 mm×4 mm 灰白色溃疡浸润，局部角膜水肿（下页图 3 - 3 - 11 - 1）。左眼：VOS= 1.0，IOP 为 17 mmHg，角膜透明，前房深可，瞳孔圆，晶体密度高。

2. 相关辅助检查

共聚焦显微镜：可见中量炎性细胞及大量菌丝结构浸润，周边可见大量树突细胞浸润及神经纤维分布，基质层成像欠清，周边相对透明区内皮层可见少量强反光光团。

角膜刮片检查：荧光染色镜检可见较多断裂菌丝，少量分生孢子，涂片染色镜检可见较多脓细胞，未见细菌（下页图 3 - 3 - 11 - 2）。

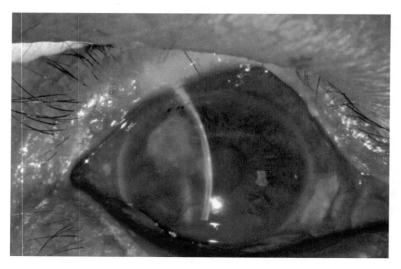

图 3-3-11-1　眼部大体像

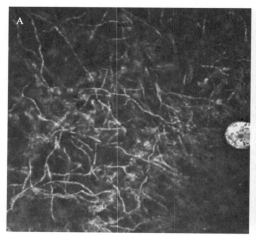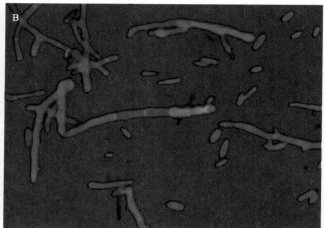

A. 共聚焦显微镜检查可见较多菌丝浸润；B. 角膜刮片荧光白染色可见较多菌丝及少量分生孢子

图 3-3-11-2　培养物镜检图

体外培养：将角膜刮取物接种血琼脂平板和沙堡弱琼脂平板，分别置于 35℃ 培养箱行细菌培养和 28℃ 培养箱行真菌培养；普通培养 3 d 未见细菌生长；28℃ 培养 2 d 可见丝状真菌生长，经 ITS 测序结合形态学鉴定为轮枝镰刀菌（下页图 3-3-11-3）。

（三）疾病诊断

右眼真菌性角膜炎（轮枝镰刀菌感染）。

（四）治疗及预后

患者入院后行抗炎抗真菌治疗，普拉洛芬滴眼液(普南扑灵)，1 滴/次，4 次/d；加替沙星滴眼液(美清朗)，1 滴/次，1 次/2 h；加替沙星眼用凝胶，1 滴/次，晚睡前一次；10 mg/mL 伏立康唑眼水，1 次/30 min。用药 5 d 后，眼痛、眼磨症状未见明显缓解，且视力逐渐下降。用药 7 d 后，

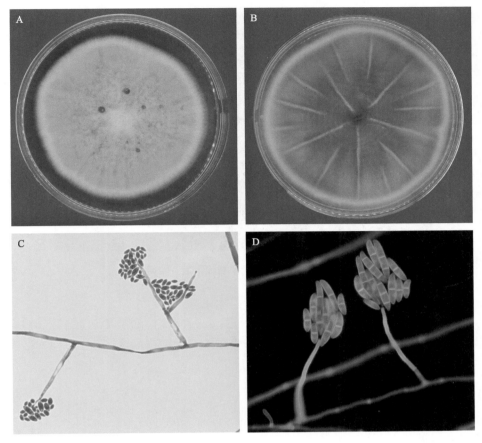

A. 轮枝镰刀菌菌落（正面）,SDA,25℃,7 d；B. 轮枝镰刀菌菌落（背面）,SDA,25℃,7 d；
C. 轮枝镰刀菌镜下（乳酸酚棉兰染色）；D. 轮枝镰刀菌镜下（荧光染色）

图 3 - 3 - 11 - 3　轮枝镰刀菌菌落及镜检

在球周阻滞麻醉下行"角膜病损切除术联合角膜基质注射术",基质内注射 0.1 mL（500 mg/L）伏立康唑。术后用药：10 mg/mL 伏立康唑眼药水,1 次/h；0.25% 两性霉素 B 眼药水, 1 次/2 h；重组牛碱性成纤维细胞生长因子眼用凝胶, 4 次/d；氧氟沙星眼膏（泰利必妥）, 4 次/d；普拉洛芬眼液, 4 次/d,用完即可停药。术后 2 个月复诊,右眼结膜轻度充血,颞上方角膜溃疡愈合,无浸润,基质略变薄,余角膜尚透明,前房深可,瞳孔圆,晶体密度高,视力提高到 0.25（下页图 3 - 3 - 11 - 4）。

（五）诊疗体会

早发现早诊断早治疗,对真菌性角膜炎的治疗非常重要。角膜组织除上皮层外均不可再生,即使伤口愈合也会留下瘢痕而影响视力。该病例诊断较早,病灶浸润深度尚浅,且病灶处于角膜的边缘位置,在用药无法缓解症状的情况下及时行角膜病损切除术,将病原体及病灶尽早清除利于病灶的愈合,且对视力影响不大。该病例的致病菌体外培养鉴定证实为轮枝镰刀菌,而轮枝镰刀菌对伏立康唑的敏感性较好,故角膜基质内注射伏立康唑也可以预防真菌复发,再者镰刀菌在角膜内多以水平方式生长,适合病损切除术。

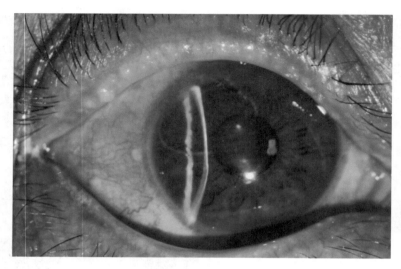

图 3-3-11-4 病损切除术后 2 个月

（鹿秀海）

病例十二、新冠肺炎合并热带念珠菌病

（一）一般资料

1. 患者信息 女性，78 岁，无业。

2. 主诉 发热、咳嗽、咳痰 1 周。

3. 现病史 患者 1 周前出现发热，体温最高 38℃，伴咳嗽、咳痰，为黄痰，略气喘，无畏寒，就诊于我院急诊科，血常规（2023-01-03）WBC 4.98×10^9/L，HGB 93 g/L，PLT 94×10^9/L，CRP 64.34 mg/L；血气、心肌酶及心电图未见异常，胸部 CT 提示双肺支气管炎改变，双肺间质性改变伴多发炎性灶较前进展，右肺下叶肺气囊等。急诊予以多索茶碱平喘、甲强龙 40 mg 静点抑制炎症反应，症状略缓解，遂以"肺部感染"收住呼吸内科。

4. 既往史 2 型糖尿病病史 10 余年，现服用"格列苯脲 2 mg qd；二甲双胍 0.5 g bid"，自测空腹血糖 8～9 mmol/L，餐后血糖未监测；高血压病史 10 余年，血压最高（180～190）/80 mmHg，现予以"络活喜 2 粒 qd，倍他乐克缓释片 1 粒 qd"。9 年前因股骨颈骨折行"左全髋关节置换术"；6 年前行双侧"膝关节双间室置换术"，有输血史。否认冠心病、肝炎、结核等慢性病史，无食物药物过敏史。

（二）相关检查及诊断依据

1. 入院查体 体温 36.9℃，脉搏 100 次/min，呼吸 22 次/min，血压 150/78 mmHg，神志略淡漠，对答可，急性病容，皮肤黏膜正常，未见皮疹、黄染、出血点，全身浅表淋巴结未触及肿大，双肺呼吸音粗，可闻及散在哮鸣音，未闻及湿啰音。腹软，无压痛、反跳痛，肠鸣音正常，四肢肌力正常，无水肿，病理征未引出。

2. 相关辅助检查

2023-01-03：胸部 CT 示双肺支气管炎症改变，双肺间质性改变伴多发炎性病灶，右肺下叶肺气囊，见下页图 3-3-12-1。

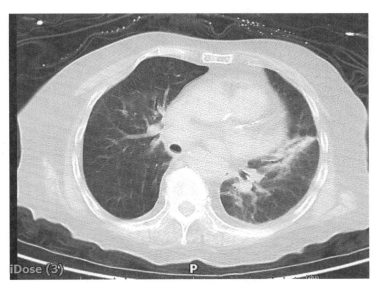

图 3 - 3 - 12 - 1　胸部 CT 平扫（2023 - 01 - 03）

2023 - 01 - 04：新型冠状病毒核酸检测阳性。

2023 - 01 - 05：血沉 71 mm/h；晨痰涂片：革兰阳性球菌较多，酵母菌极少，真菌菌丝及抗酸杆菌未检出；真菌 1,3 - β - D - 葡聚糖阴性；军团菌抗体 IgM、肺炎支原体抗体 IgG/IgM 均阴性。

2023 - 01 - 09：血常规 WBC 1.24×10^9/L，NE% 43.60%，CRP 4.83 mg/L，PCT 0.039 6 ng/mL，IL - 6 23 pg/mL；血清曲霉半乳甘露聚糖试验阴性。

2023 - 01 - 12：胸部 CT 平扫（图 3 - 3 - 12 - 2）：双肺多发炎症部分较前无明显好转，双侧胸腔新增少量积液。

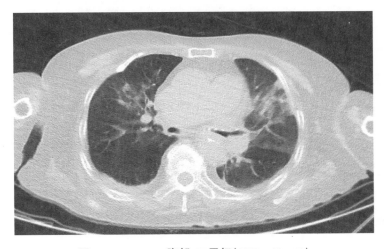

图 3 - 3 - 12 - 2　胸部 CT 平扫（2023 - 01 - 12）

2023 - 01 - 15：床边支气管镜：主支气管管腔通畅，黏膜充血肿胀，未见狭窄及新生物；隆突锐利无固定，左右侧各叶、段支气管管腔通畅，黏膜充血肿胀，可见少许黄色脓痰潴留，右下叶基底段明显，未见狭窄及新生物。镜下诊断：气道炎症充血。床旁胸片见下页图 3 - 3 - 12 - 3。

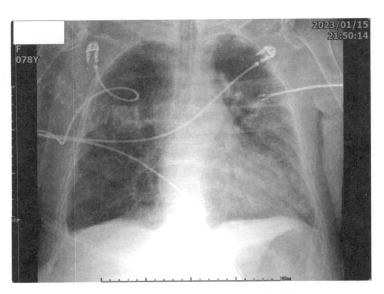

图 3-3-12-3 2023-01-15 床旁胸片

2023-01-16：床旁血气（MV，FiO$_2$ 50%）：pH7.402，PCO$_2$ 45 mmHg，PO$_2$ 84.1 mmHg，K$^+$ 3.0 mmol/L，Na$^+$ 154 mmol/L；糖化血红蛋白 HbAlc 6.5%；隐球菌荚膜抗原阴性。ANA 自身免疫抗体及抗磷脂抗体均阴性；抗中性粒细胞胞浆抗体 pANCA 阳性，蛋白酶 3 测定 PR3 弱阳性；IL-6 5 485 pg/mL，IL-8 1 556.07 pg/mL，IL-2 25.15 pg/mL，余细胞因子均正常。

2023-01-17：床旁胸片见图 3-3-12-4。

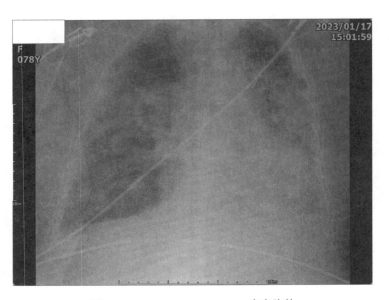

图 3-3-12-4 2023-01-17 床旁胸片

2023-01-18：肺泡灌洗液培养：热带念珠菌生长；真菌 1,3-β-D 葡聚糖 653.4 pg/mL（阳性）；血清 GM 1.88(阳性)；2023-01-23、2023-01-24、2023-01-26、2023-01-28 四次血培养为热带念珠菌，氟康唑敏感（MIC 1.0 mg/L），见下页图 3-3-12-5。

姓 名 Patient		性 别 Sex	年龄 Age	病 员 号 Patinent No.		病人 类别 Patient type
科 室 Department		病区 Ward	床号 Bed	申 请 医 生 Ordering physician		临 床 诊 断 Clinical Indication：
条 码 号 Specimen No.		标 本 种 类 Specimen Type		采 样 日 期 Date Collected		接 收 时 间 Date Received

检测结果：热带念珠菌

药敏结果	热带念珠菌			鉴定评语：	
序 No	抗菌药物	抑菌圈直径 K-B(mm)	最低抑菌浓度 MIC(mg/l)	结果解释	折 点 MIC/K-B
1	5-氟胞嘧啶		4		
2	阿尼芬净		0.06	敏感	S≤0.25;I=0.5;R≥1
3	卡泊芬净		0.06	敏感	S≤0.25;I=0.5;R≥1
4	米卡芬净		0.03	敏感	S≤0.25;I=0.5;R≥1
5	泊沙康唑		0.03	野生型	WT≤0.12
6	伏立康唑		0.06	敏感	S≤0.12;I=0.25-0.5;R≥1
7	氟康唑		1	敏感	S≤2;SDD=4;R≥8
8	两性霉素B		0.5	野生型	WT≤2
9	伊曲康唑		0.25	野生型	WT≤0.5

| 备 注
Comment | | | 检 测 仪 器
Instrument | |
| 检测时间
Test date | 报告时间
Date of Report | 打印时间
Print time | 检验者
Technician | 审核者
checkmen |

图 3-3-12-5 血培养热带念珠菌药敏结果

2023-01-26：血常规 WBC 38.02×10⁹/L，NE% 96.0%，LY 0.84×10⁹/L，HGB 95 g/L，PLT 25×10⁹/L；床旁血气（MV FiO₂ 90%）：pH 7.262，PCO₂ 62.3 mmHg，PO₂ 39 mmHg，Lac 9.4 mmol/L；PCT 3.02 ng/mL，IL-6>5 000 pg/mL。

2023-01-27：痰液及血培养均为：鲍曼不动杆菌（CRAB，仅对替加环素、阿米卡星敏感）。

（三）疾病诊断

1. 脓毒症重症肺炎（重度）。

2. 多器官功能障碍综合征：呼吸衰竭、感染性休克、急性肾损伤（AKI）3 期、肝功能损害、继发性血小板减少，三系减少。

3. 侵袭性念珠菌感染（热带念珠菌）。

4. COVID-19。

5. ANCA 相关性血管炎？

6. 高血压病 3 级，极高危。

7. 2 型糖尿病、类风湿关节炎。

（四）治疗及预后

患者入院后完善相关检查，予以头孢哌酮/舒巴坦 3.0 g q8 h（2023-01-03～2023-01-12）抗感染，甲泼尼龙 40 mg qd（2023-01-03～2023-01-09）抑制炎症反应，平喘、化痰，胸腺法新提升免疫力等治疗，监测血常规提示三系下降明显，予以升白细胞、升血小板及完善骨穿等处理，并停用头孢哌酮/舒巴坦改美罗培南 1.0 g q8 h（2023-01-12～2023-01-27）抗感染治疗。但患者病情仍持续进展，精神食欲差，氧和逐渐恶化，2023-01-14 患者氧和下降改用经鼻高流量吸氧可升至 92%～97%，血常规仍提示重度骨髓抑制，三系减少，予以丙种球蛋白支持，输注血小板等对症处理，2023-01-15 夜间血氧饱和度再次降至 70%，伴有意识不清、心率下降，血气分析提示Ⅱ型呼衰,遂予紧急气管插管呼吸机辅助通气转入 RICU,同时予以奈玛特韦 300 mg/ 利托那韦 150 mg 抗病毒,地塞米松 5 mg qd(2023‑01‑09～2023‑01‑17),托珠单抗免疫治疗、加用莫西沙星 0.4 g qd(2023‑01‑16～2023‑01‑19)联合美罗培南继续抗感染等积极治疗,但患者仍反复高热,血氧饱和度仍持续恶化,并出现肝肾功能等多脏器功能障碍,遂于 2023‑01‑18 转入综合 ICU,入科后予以肺保护通气并尝试俯卧位,CRRT 肾替代加强液体管理,气管镜充分吸痰引流及脏器支持等积极治疗,肺泡灌洗液 mNGS 结果:屎肠球菌、鲍曼不动杆菌、热带念珠菌,烟曲霉等,遂予以利奈唑胺 600 mg q12 h(2023‑01‑18～2023‑01‑27)联合美罗培南抗细菌,卡泊芬净(首剂 70 mg,后 50 mg qd, 2023‑01‑18～2023‑01‑27)联合两性霉素 B 雾化(10 mg q12 h)抗真菌治疗;同时因 pANCA 阳性相关科室会诊后考虑 ANCA 相关性血管炎,予以行血浆置换治疗(40 mg/kg,共 3 次)及脏器支持等积极治疗。患者病情仍持续进展,多次血培养提示热带念珠菌血症及 CRAB 多重耐药菌血流感染,血清 GM 阳性,伴有肝肾功能衰竭,遂根据药敏加用替加环素 100 mg q12 h 抗 CRAB(2023‑01‑22～2023‑01‑27),艾沙康唑针剂(200 mg q8 h)前 48 h;后 200 mg qd(2023‑01‑20～2023‑01‑27)。

虽经上述积极治疗,患者病情持续恶化,氧合难以维持,循环极不稳定,需要大剂量升压药维持血压,后因抢救无效于 2023‑01‑27 死亡。

（五）诊治体会

该患者系 COVID‑19 肺炎合并三系减少,后继发细菌、真菌混合感染,本身存在多种真菌感染的高危因素,其次在治疗过程一些医源性的因素也导致患者后期出现侵袭性真菌感染,如早期不适当的广谱抗生素的使用,长时间激素的应用等。在病原学诊断方面,早期对真菌的二重感染主观警惕性不足导致一定程度上的治疗延迟,后经过积极痰培养、血培养、G 试验、GM 试验及 mNGS 明确了细菌合并真菌的混合感染,但哪个病原体占据主导地位不能确定,临床治疗上我们重点的抗热带念珠菌的治疗(卡泊芬净、艾沙康唑、局部两性霉素 B 雾化)没能完全控制住感染进展,后又合并多重耐药菌血流感染,最终患者死亡。

（卢桂阳）

病例十三、肝癌术后近平滑念珠菌血流感染

（一）一般资料

1. 患者信息　男性,65 岁,退休。

2. 主诉　肝癌术后 2 周余,反复发热 10 d。

3. 现病史　患者因诊断肝癌,于 2022‑10‑25 在医院普外科全麻下行"肝段切除术（左半肝）,胆囊切除术,胆总管探查术,术中胆道镜检查",术后伤口愈合不佳,渗液明显,去除部分皮钉后予开放引流。2022‑10‑31 患者出现发热,体温最高 38.6℃。查血常规:白细胞计数 10.14×10^9/L↑,中性粒细胞% 79.8%↑。完善血培养,提示检出近平滑念珠菌,为求进一步诊治转入医院专科门诊。

（二）相关检查及诊断依据

1. 入院查体 体温 38.3℃，双肺呼吸音清，未闻及啰音，心律齐，未闻及杂音。上腹部见手术切口，伴大量渗出，敷料覆盖伤口，全腹无压痛，无肌紧张及反跳痛，肝脾肋下未触及，肝肾脏无叩击痛，肠鸣音 4 次/min。双下肢无水肿。

2. 相关辅助检查

血常规：白细胞计数 10.39×10⁹/L↑，中性粒细胞%：80.5%↑。

炎症标志物：血沉 55 mm/h↑，PCT 3.1 ng/mL↑，CRP 43 mg/L↑。

血培养：近平滑念珠菌（氟康唑、两性霉素 B、伊曲康唑、氟胞嘧啶、伏立康唑敏感），药敏结果见图 3-3-13-1。

上腹部 CT：腹部术后改变，肝右叶小囊肿。

下腹部 CT：右下腹壁不连续，盆腔积液。

姓 名 Patient		性 别 Sex	年 龄 Age	病 员 号 Patient No.		病人类别 Patient type
科 室 Department		病 区 Ward	床 号 Bed	申 请 医 生 Ordering physician		临 床 诊 断 Clinical Indication
条 码 号 Specimen No.		标 本 种 类 Specimen Type		采 样 日 期 Date Collected		接 收 时 间 Date Received

检测结果：近平滑念珠菌

药敏结果		近平滑念珠菌			鉴定评语：		
序 No	抗菌药物		抑菌圈直径 K-B(mm)	最低抑菌浓度 MIC(mg/l)	结果解释		折点 MIC/K-B
1	5-氟胞嘧啶			0.12			—
2	阿尼芬净			2	敏感		S≤2;I=4;R≥8
3	卡泊芬净			0.5	敏感		S≤2;I=4;R≥8
4	米卡芬净			1	敏感		S≤2;I=4;R≥8
5	泊沙康唑			0.03	野生型		WT≤0.25
6	伏立康唑			≤0.008	敏感		S≤0.12;I=0.25-0.5;R≥1
7	氟康唑			0.5	敏感		S≤2;SDD=4;R≥8
8	两性霉素B			0.5	野生型		WT≤1
9	伊曲康唑			0.06	野生型		WT≤0.5

备 注 Comment				检 测 仪 器 Instrument	
检 测 时 间 Test date	报 告 时 间 Date of Report	打 印 时 间 Print time	检 验 者 Technician	审 核 者 checkmen	

图 3-3-13-1 近平滑念珠菌药敏结果

（三）疾病诊断

近平滑念珠菌血流感染、肝癌术后、肝癌术后切口感染。

（四）治疗及预后

入院后给予卡泊芬净静脉滴注抗感染治疗（首剂 70 mg，序贯 50 mg qd），经治疗后患者体温高峰有所下降。

2022-11-04：血培养报阳，革兰染色见阳性球菌，在继续予以抗真菌治疗同时经验性加用万古霉素 1 g q12 h 抗感染。

2022-11-05：眼科会诊查看眼底，未发现脉络膜和玻璃体感染。血培养转阴。

2022-11-06：血培养结果回报粪肠球菌（氨苄西林耐药，万古霉素敏感），继续原方案抗感染治疗。隔日复查血培养。治疗期间,患者体温高峰逐渐下降,已降至正常(2022‑11‑10)。

2022‑11‑16:患者腹部手术切口渗出明显减少,外科予撤去引流条,伤口缝合后出院,出院后继续口服氟康唑 400 mg qd。

(五)诊疗体会

侵袭性念珠菌病是常见的院内感染,病死率高,其中念珠菌血症是主要的感染类型,其发生的危险因素包括使用免疫抑制剂、入住 ICU、广谱抗菌药物使用、念珠菌多部位定植,同时也与腹部手术、留置导管、肠外营养等医源性因素关系密切。美国感染病学会 2016 年更新了念珠菌病的诊治指南,与 2009 年指南相比,针对近平滑念珠菌血流感染,初始治疗推荐棘白菌素类(卡泊芬净、米卡芬净、阿尼芬净),氟康唑作为备选治疗方案,仅限于患者为非重症、氟康唑敏感念珠菌感染时才考虑应用。念珠菌血症在诊断后一周内均应由眼科医生进行详细的眼科检查。血培养应该每日或隔日进行,以确定念珠菌血症转阴的时间。对于无明显迁徙病灶的念珠菌血症,建议疗程为念珠菌从血液清除并且临床症状缓解后 2 周。

(李　颖)

病例十四、尖端赛多孢霉肺部感染

尖端赛多孢霉广泛分布于土壤、污水中,为人类条件性致病真菌,在免疫正常人群主要引起的感染是足菌肿,其余感染部位有眼、耳、中枢神经系统、内脏器官等,肺部最常见。肺部感染的临床特征主要为发热、咳嗽咯血,咳嗽是最常见的表现,临床症状和影像学改变上与曲霉相似,给医生治疗带来很大困扰,容易误诊,增加了诊疗的难度。现分享一例由尖端赛多孢霉引起的肺部感染,一青年女性长期反复咳嗽、咳痰伴咯血,保守治疗效果不佳,经局部感染手术清除感染灶提高患者治愈率。

(一)一般资料

1. 患者信息　女性,34 岁。

2. 主诉　反复咳嗽、咳痰伴咯血 6 年余。

3. 现病史　患者自诉 6 年余前无明显诱因反复出现咳嗽、咳痰伴咯血,痰为白色黏痰,可咳出,伴有咯血,量少,无畏寒、发热,无胸闷、胸痛等不适,胸部 CT 提示右肺支气管扩张并感染,诊断"支气管扩张伴咯血",考虑细菌感染,给予盐酸莫西沙星氯化钠注射液抗感染对症治疗。

4. 既往史　有甲亢病史。

(二)相关检查及诊断依据

1. 体格检查　体温 36.5℃,脉搏 76 次/min,呼吸 18 次/min,血压 96/62 mmHg;双肺呼吸音清,双下肺未闻及明显干湿性啰音。

2. 辅助检查

(1)实验室检查(2023‑03‑24)血常规:白细胞 6.06×10^9/L,淋巴细胞比例 22.3%,中性粒细胞比例 71.2%,血红蛋白 122 g/L,血小板 150×10^9/L。支气管肺泡灌洗液半乳甘露聚糖抗原检测(GM 试验):1.466↑,结核菌涂片未找到抗酸杆菌。

（2）影像学检查（2023-03-25）：右肺上叶前段、中叶支气管呈囊、柱状扩张，管壁增厚，右肺中叶管腔内见高密影填充，右肺中叶及两肺下叶散在分布结节状、片状密度增高模糊影，边缘模糊，病灶以右侧为显著，病灶较前减少、密度较前减低。诊断：右肺支气管扩张并感染、右肺肺泡出血（病灶较前减少），伴右肺中叶支气管黏液栓形成。两侧胸膜局部增厚、粘连（图3-3-14-1）；支气管镜影像检查（2023-3-25）：① 右中叶出血；② 气道炎症（下页图3-3-14-2）。

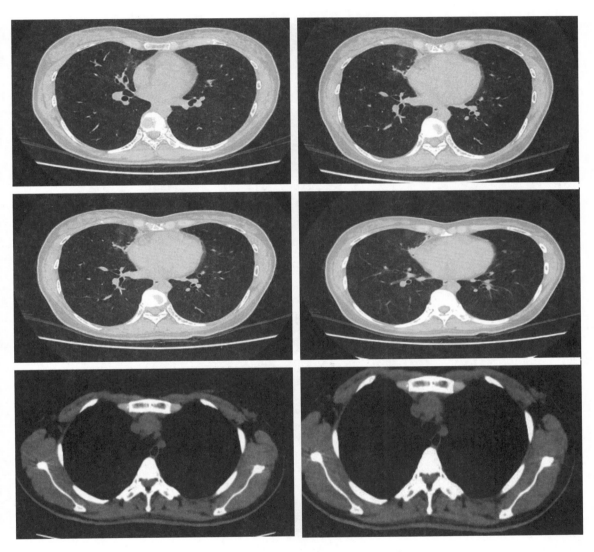

图3-3-14-1　胸部CT（2023-03-25）

（3）微生物检查：标本直接涂片可见分隔菌丝（下页图3-3-14-3A）；支气管肺泡灌洗液培养为尖端赛多孢霉（质谱与ITS测序确认），血琼脂培养基3d菌落生长良好，菌落表面绒毛状（下页图3-3-14-3B）；沙保弱平板上菌落为灰色，绒毛状，气生菌丝较长（228页图3-3-14-4A）；经乳酸酚棉蓝染色后见分隔菌丝和长短不一的分生孢子梗，末端有卵圆形分生孢子（228页图3-3-14-4B）。

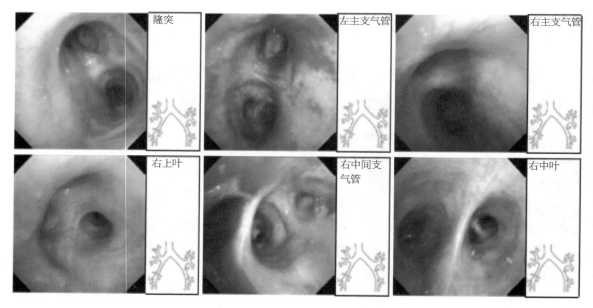

图 3-3-14-2　支气管镜影像检查(2023-03-25)

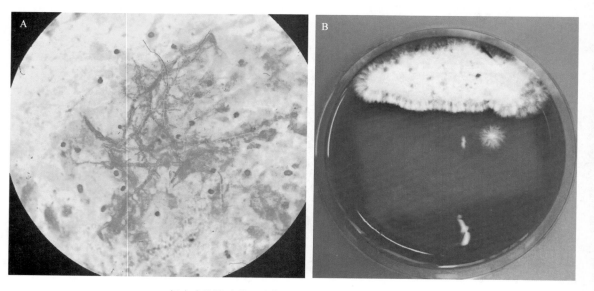

A. 标本直接涂片革兰染色×1 000；B. 血琼脂平板 35℃ 2 d

图 3-3-14-3　标本涂片镜检

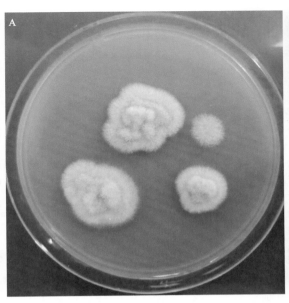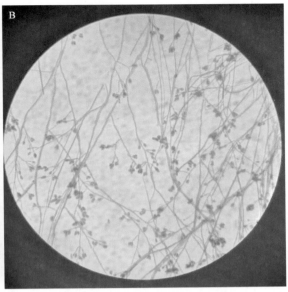

A. 尖端赛多孢霉菌落形态：SDA,28℃,3 d；B. 尖端赛多孢霉小培养镜下形态：SDA,28℃,3 d,乳酸酚棉蓝染色,×400

图 3-3-14-4　沙保弱平板上菌落及镜检

（三）诊疗经过

患者反复咳嗽、咳痰伴咯血 6 年于 2023 年 3 月 24 日入院,胸部 CT 提示右肺支气管扩张并感染,予盐酸莫西沙星氯化钠注射液抗感染治疗,目前患者仍有少量咯血。胸外科医师会诊意见：右中叶支扩并咯血明确,手术切除不是咯血的首选治疗方式,建议先止血、抗炎、对症处理,效果不佳可介入下栓塞止血,若以上治疗效果均不理想可考虑手术切除病肺。患者于 2023 年 3 月 31 日气管插管全麻下行胸腔镜下右肺病损切除术。

2023-04-08：术后 8 d 偶有咳嗽、咳痰,咳少量黄白色黏痰,咽部疼痛较前减轻,胸部切口干燥,无渗血、渗液,右肺呼吸音稍减弱,双肺呼吸音粗,未闻及明显干湿性啰音,右胸腔引流管已拔除,引流管口敷料干燥,无明显渗液,复查炎症指标均较前下降,真菌培养未见真菌生长。胸部正位 X 片：右肺中叶切除术后改变,疑右侧少量气胸。

2023-04-11：咳嗽、咳痰症状减轻,考虑抗感染有效,C 反应蛋白 0.10 mg/L,白细胞 6.48×10⁹/L,监测炎症指标恢复正常,患者术后恢复良好,病情平稳,予办理出院。

（四）诊疗体会

尖端赛多孢霉是条件致病菌,一般被认为在免疫功能低下或免疫抑制患者中易发生感染,偶尔也可导致免疫功能正常者患病。该菌可导致眼内炎、角膜感染、关节炎、骨髓炎、皮下组织感染、肺部感染、脑脓肿、心内膜炎甚至播散感染,肺部感染的临床特征主要为发热、咳嗽、胸膜炎性胸痛、咯血、咳痰和呼吸困难。咳嗽是最常见的表现（64%）,其次为咯血（59%）和发热（53%）。近几年来尖端赛多孢感染有上升趋势,在肺部感染常见丝状真菌中仅次于曲霉,在组织学上与曲霉和镰刀菌很难区别,这样给临床诊断造成困难,并且早期诊断率不高,治疗延迟可导致不良转归。因此,应提高对该菌的认识,明确诊断结果将为临床感染的诊治提供有力依据。

尖端赛多孢霉感染的患者,容易出现无明显诱因下反复咳嗽、咳痰伴咯血的肺部感染,早期使用过多种抗菌药物而病情无好转,临床表现较重,而体温常可与症状不一致,且一些炎性指标大多正常,容易误诊漏诊。因此,谨慎考虑疑似真菌感染的可能,确诊需要真菌培养或分子诊断,并准确鉴定到种,对明确诊断十分关键,提高早期诊断率及早发现早治疗。对于本病例我们需要引起重视,希望分享此病例能给大家工作带来一些帮助。

(覃雅爱 覃开益)

病例十五、多育节荚孢霉血流感染

(一) 一般资料

1. 患者信息　女,15 岁。

2. 主诉　反复头晕乏力 8 月余,加剧 2 d,胸闷、气喘。

3. 现病史　患者 8 个月前无明显诱因出现脸色苍白,晨起呕吐,无畏冷、发热、咳嗽,就诊当地医院血常规提示血象异常,经骨髓穿刺、流式细胞仪检查确诊"急性淋巴细胞白血病",予 VDLP 方案化疗 2 个疗程后复查骨髓象未缓解。5 个月前至福建某医院接受 Hyper－CVAD－B 方案化疗。4 个多月前复查骨髓象:① 有核细胞增生活跃;② 原始及幼稚淋巴细胞占 38%,考虑原发病未缓解,改为"VIP+ 中剂量阿糖胞苷"方案化疗,过程顺利。3 个多月前复查异常白细胞形态检查:原始白细胞 44%,中性中幼粒 2.0%,中性晚幼粒 3.0%,中性杆状 12.0%,中性分叶 17.0%,成熟淋巴细胞 20%。考虑原有化疗方案效果不佳,改予"MEA"方案化疗,过程顺利,出现化疗后骨髓抑制,予对症处理,病情好转后出院。1 个月前至同一家医院进一步治疗(具体化疗方案不详),化疗结束后出院。

2 d 前出现头晕、乏力加剧,伴活动后胸闷、气喘,遂就诊本院血液科。门诊血常规:白血病 35.9×10⁹/L,红细胞 1.63×10¹²/L,血小板 27×10⁹/L,涂片可见大量幼稚细胞,门诊拟"急性淋巴白血病"收住入院。

患者自入院以来,精神尚可,食欲减退,睡眠尚可,大便如常,小便如常,体重未见明显下降。

(二) 相关检查及诊断依据

1. 入院查体　体温 36.5℃,脉搏 135 次/min,呼吸 20 次/min,血压 116/85 mmHg。神志清楚,对答切题,查体合作。贫血面容,面色苍白。全身浅表淋巴结肿大,皮肤及巩膜未见黄染。四肢皮肤散在出血点及瘀斑,右下肺呼吸音清,未闻及干湿性啰音。心率 135 次/min,律齐,各瓣膜听诊区未闻及病理性杂音,腹平软,无压痛及反跳痛。四肢肌力、肌张力正常,生理反射存在,病理反射未引出。

2. 辅助检查　血常规,白细胞 14.2×10⁹/L,淋巴细胞比率 71.2%,中性粒细胞比率 16.8%,淋巴细胞数 10.1×10⁹/L,中性粒细胞数 1.7×10⁹/L,红细胞 2.4×10¹²/L,血红蛋白 84 g/L,血小板 34×10⁹/L。CRP 51.64 mg/L。

(三) 疾病诊断

急性淋巴细胞白血病。

（四）治疗及预后

1. 总体情况　2018 年 10 月 8 日给予维生素 K1、酚磺乙胺，预防出血处理，给予同型单采血小板和去白悬浮红细胞输注。10 月 15 日～10 月 17 日，FC 方案预处理化疗，并于 10 月 19 日回输 CART 细胞 30 mL，共 3.6×10^8 个，细胞活率 90.09%，预处理化疗及回输后出现发热，咳嗽，气促，腹泻，结合影像病原学、炎症指标、血气分析等结果，考虑"肺部感染（细菌+ 真菌）、Ⅰ型呼衰、肠道真菌感染、细胞因子释放综合征"，先后给予头孢哌酮舒巴坦、亚胺培南、利奈唑胺、万古霉素、头孢吡肟、替加环素、托珠单抗减轻炎症反应，地塞米松抗炎，伏立康唑、卡泊芬净、两性霉素 B 抗真菌，吸氧、补液对症等支持治疗，后患者家属放弃治疗出院。

2. 具体情况

2018－11－08：患者出现发热，最高体温 39.2℃，血压降低，(80～100)/(35～60)mmHg、心率加快(140～150 次/min)。严重腹泻（黄、稀，>15 次/d，大便常规检查可见真菌菌丝）、便血（潜血+）。分别于 11 月 10 日、11 月 15 日和 11 月 16 日送检血培养（双抽四瓶）共 12 瓶（需氧 6 瓶、厌氧 6 瓶）。先后在 11 月 14 日、17 日、18 日，6 瓶需氧瓶均报告有菌生长，经形态学（图 3－3－15－1）、质谱和测序鉴定均为多育节荚孢霉（Lomentospora prolificans），大便亦培养出多育节荚孢霉。其药敏结果：两性霉素 B 4 mg/L，伏立康唑 0.5 mg/L，氟康唑＞64 mg/L，氟胞嘧啶＞64 mg/L，泊沙康唑 4 mg/L，伊曲康唑 16 mg/L，米卡芬净 16 mg/L，阿尼芬净 8 mg/L，特比萘芬 0.5 mg/L。11 月 14 日首次报告血培养出多育节荚孢霉后，改用伏立康唑+ 两性霉素 B 联合治疗。

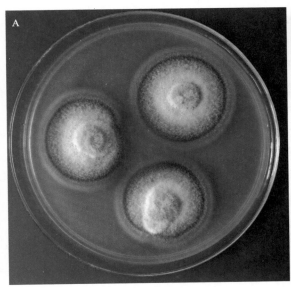
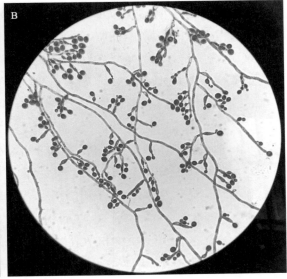

A. 多育节荚孢菌落：SDA，28℃，4 d；B. 多育节荚孢霉镜下：乳酸酚棉蓝染色，×400

图 3－3－15－1　多育节荚孢霉形态

2018－11－09：患者血压持续下降，血色素下降，发热，心率快，考虑存在休克，予：① 输注同型悬浮红细胞悬液改善贫血，纠正休克状态，警惕出血；② 继续抗感染治疗、控制体温；③ 补液、计出入量；④ 升压，予多巴胺升压；⑤ 密切观察病情变化。

2018-11-14：超敏肌钙蛋白 151.10 pg/mL，B 型脑钠肽前体 2710.5 pg/mL，肌酸激酶 8 U/L，肌酸激酶同工酶 MB 15 U/L，乳酸脱氢酶 147 U/L，现考虑"心功能不全"。邀请心内科会诊。会诊意见：① 复查 BNP，完善心脏彩超等相关检查；② 目前 BNP、超敏肌钙蛋白高考虑与感染性休克导致心肌损伤相关，建议定期复查，继续抗感染治疗，对症处理，心内科随诊。

2018-11-19：回输 CART 细胞 30 mL，共 3.6×10^8 个，患者仍反复发热，血氧下降，予以面罩呼吸，血氧波动为 90%~92%，目前患者仍反复发热，存在多部位感染、脓毒症、血流感染，腹腔及肺部感染无好转，混合感染，建议继续住院治疗，但患者家属拒绝，要求出院，劝阻无效，签字为证，经上级医师同意自动出院。

（徐和平　郑燕青）

病例十六、格特隐球菌重症肺炎和脑膜炎

（一）一般资料

1. 患者信息　男性，60 岁，长期从事煤炭行业，余无特殊。

2. 主诉　反复咳嗽 3 月余，咯血气喘半月。

3. 现病史　患者于 3 个多月前无明显诱因出现咳嗽，痰少色白，就诊于当地卫生院。行 CT 示双肺炎症改变，转结核科门诊，查痰找抗酸杆菌、PPD 试验均阴性。半月前咳嗽加重，伴咯血，颜色暗红，约 10 mL/d。遂就诊于当地医院，予"头孢哌酮舒巴坦 1.5 g q8 h"，后多次出现发热，最高 39℃，多于午后出现。行支气管刷检查 TBC、一般细菌涂片、结核 T-spot 试验均阴性；肺穿刺病理提示：肺泡碳素沉积。其间血常规、CRP、PCT 均较前增高，肺 CT 示炎症较前进展。调整使用"复方新诺明"经验性抗诺卡菌，加用"亚胺培南"抗菌及"利福平、异烟肼、乙胺丁醇"抗结核治疗，同时高浓度吸氧，患者病情逐步加重，血氧维持在 80%~90%。2021 年 1 月 22 日 15:00 患者送入抢救室，当时血氧饱和度 66%，予以吸氧无法缓解，17:19 行气管插管，呼吸机辅助呼吸，后收住 ICU。

（二）相关检查及诊断依据

1. 入院查体　神志清楚，气管插管，呼吸机辅助呼吸，体温 39℃，心率 123 次/min，血压 164/96 mmHg。颈部稍硬，下颌距前胸约 3 指，双肺听诊呼吸音粗，右肺闻及湿性啰音。

2. 相关辅助检查

肺部 CT：显示双肺弥漫性渗出实变，以下肺为主，伴右侧气胸（下页图 3-3-16-1）。

血气：PaO$_2$ 70 mmHg，PaCO$_2$ 47 mmHg，PH 7.248，BE -6.6，Lac 1.7 mmol/L，氧合指数 82。血常规：WBC 18.95×10^9/L，CRP 99 mg/L，PCT 3.9 ng/mL，ALB 20 g/L，肝肾功正常。凝血：PT 13.4 s，APTT 27.4 s，FIB 6.2 g/L，D-二聚体 4.56 mg/L，FDP 15.2 mg/L，AT-III 70.2 mg/L。心彩超：EF 42%，肺动脉压 33.7 mmHg。免疫全套阴性。无艾滋病病史。总 T 细胞 55 个/μL，CD4$^+$ T 23 个/μL，CD8$^+$ T 3 个/μL，NK 9 个/μL，B 56 个/μL。肺泡灌洗液 mNGS 回报格特隐球菌，序列数 1。血清隐球菌荚膜抗原 CrAg 阳性，滴度 1:2 560。肺泡灌洗液培养为格特隐球菌。脑脊液压力 150 mmH$_2$O，无色透明，潘迪试验阴性，细胞总数 1×10^6/L，氯 134 mmol/L↑，糖 6.16 mmol/L↑，蛋白 0.29 g/L。脑脊液墨汁染色阴性，隐球菌荚膜抗原 CrAg 阳性，滴度 1:20。脑脊液培养阴性。

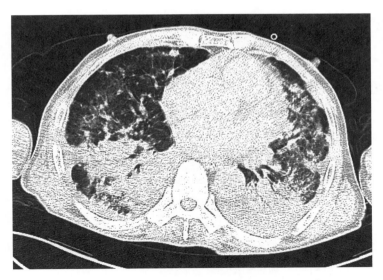

图 3-3-16-1　肺部 CT 显示双肺弥漫性渗出实变

（三）疾病诊断

格特隐球菌重症肺炎，隐球菌脑膜炎。

（四）治疗及预后

2023-01-22：入科后给予抗生素：亚胺培南+利奈唑胺+卡泊芬净+SMZ 抗感染，呼吸机小潮气量肺保护性通气+俯卧位治疗。俯卧位 12 h 后查血气：PaO_2 72 mmHg，$PaCO_2$ 67 mmHg，氧合指数 96，患者氧合无明显改善，二氧化碳逐步上升。

2023-01-23（入科第二天）：开始予以 VV-ECMO+ 俯卧位治疗。病原学证据确认后，给予两性霉素 B 50 mg、氟康唑 800 mg qd。

2023-01-29：肺泡灌洗液培养出鲍曼不动杆菌复合群，改为亚胺培南+多黏菌素 B（首剂 2.5 mg/kg，1.5 mg/kg,q12 h）。

2023-02-01：血培养出鲍曼不动杆菌复合群。

2023-02-03：头孢哌酮舒巴坦+替加环素+多黏菌素 B。

2023-02-05：入科第 15 d、ECMO 第 14 d，患者氧合好转，拔除 ECMO，继续呼吸机辅助呼吸+俯卧位。

2023-02-08：多黏菌素 B+替加环素（首剂 200 mg/100 mg,q12 h）+亚胺培南 1.0 g,q4 h。

2023-02-24：患者好转后自动出院。

（五）诊治体会

本例患者，男性 60 岁，长期从事煤炭行业，是表观健康者。可能是在煤炭从业环境中吸入了格特隐球菌的真菌孢子而致肺部感染后，又播散感染中枢神经系统致隐球菌脑膜炎。格特隐球菌是重要的真菌病原体，但国内流行病学数据尚少，主要集中在华南、华西、华东、西南，以及香港和台湾地区。

格特隐球菌主要是与环境中的腐木有关。既往格特隐球菌被认为主要局限于热带和亚热带地区，包括澳大利亚和巴布亚新几内亚。现已发现全球许多地区都有散发病例。特别是加拿大温哥华地区出现了格特隐球菌病聚集性暴发，随后蔓延至美国太平洋西北地区，改变了人们对该病的认知。

格特隐球菌感染中急性感染和潜伏感染再激活的占比仍不清楚,不过报道的格特隐球菌感染病例大多是原发性感染。格特隐球菌感染常表现为惰性疾病,最常累及中枢神经系统和/或肺部,表现为潜在致命性脑膜脑炎和/或肺部疾病。在澳大利亚等流行地区的格特隐球菌感染病例中,神经系统感染更常见,而在温哥华的暴发中,肺部表现更常见,可能与菌株型别有关。未来随着菌株型别资料的完善,有可能更好地指导临床诊疗。

头痛和颈强直是诊断时常见的神经系统症状。可能出现或在病程中逐渐演变的其他神经功能障碍包括癫痫发作、颅神经功能障碍、小脑异常、局部肢体无力以及精神状态异常(如意识模糊和人格变化)。本例患者主要以重症肺炎表现入院,同时伴有颈部稍硬。患者氧合差,及时给予 ECMO 辅助救治,本例患者血清脑脊液 CrAg 提示临床发现隐球菌肺炎时要筛查排除是否有导致脑膜炎。本例患者在抗格特隐球菌治疗过程中,痰检出多重耐药鲍曼不动杆菌复合群,后续不动杆菌入血,反复发热,条件致病菌的侵入给临床治疗带来了挑战。

本例患者病原学诊断采用了血清、脑脊液、肺泡灌洗液隐球菌抗原检测(LFA),mNGS 检测,肺泡灌洗液培养,墨汁染色等检测手段,较早确诊病原菌,为临床及时精准治疗带来了帮助。尽管 mNGS 检测格特隐球菌结果只有 1 个序列,临床依然要引起足够的重视。综合上述病原检测方法,LFA 法测血清隐球菌抗原已被 2019 年 EORTC/MSG 侵袭性真菌感染指南推荐为隐球菌感染确诊方法。尤其是首次就诊患者,临床可以首选 LFA 法测隐球菌抗原筛查隐球菌肺炎和脑膜炎。同时也需要多种方法互相验证,最终确定病原。

隐球菌的治疗比较成熟,国内外指南相差不大。本例格特隐球菌对氟康唑敏感,两性霉素 B MIC 0.5 mg/L,故根据隐球菌脑膜炎专家共识参考药敏,针对肺炎和脑膜炎,采用两性霉素 B 0.5 g 联合氟康唑 800 mg qd。患者接受 4 周的诱导治疗后自动出院。由于诱导疗程并未达到 8～12 周,也是该病例的遗憾之处。

(朱 波 徐和平)

病例十七、非 HIV 感染患者播散性马尔尼菲篮状菌病

(一) 一般资料

1. **患者信息** 男性,67 岁,农民,身高 158 cm,体重 40 kg。

2. **主诉** 腰骶部、双下肢疼痛 2 月。

3. **现病史** 2 个月前始出现左侧腰骶部、臀部疼痛,为骨骼及肌肉疼痛,仍可行走,无肢体麻木,无头晕、恶心及呕吐,无视物旋转、畏寒及发热,无胸闷、胸痛,无心悸、气急。十余天前出现右侧腰骶部疼痛,并逐渐出现双下肢疼痛,疼痛时骨痛、肌肉热痛,伴双下肢乏力、麻木,捏肌肉时疼痛明显,行走至约 10 m 处疼痛明显需停下休息。病后患者精神、食欲、睡眠一般,大小便正常,体重无明显改变。

4. **既往史及其他** 既往有"胆管闭塞"病史,具体不详;有慢性胃炎、2 型糖尿病、高血压病史,服用降糖、降压药不详;有慢性支气管炎病史,近期有咳嗽咳痰;2017 年 10 月份有脑梗死病史(遗留右侧肢体肌力稍差但不影响独立行走),2018 年行左颈内动脉支架置入术(1 枚);右肩类风湿关节炎 2 年,具体不详,近期右肩关节疼痛;有长期吸烟、饮酒史,现已戒烟。家族史无特殊。

（二）相关检查及诊断依据

1. 入院查体　体温 36.5℃，心率 108 次/min，呼吸 20 次/min，血压 129/74 mmHg。双肺呼吸音粗，左下肺闻及少量干性啰音。心律齐，各瓣膜听诊区未闻及杂音。腹平软，无压痛，肠鸣音正常。肝脾肋下未及，肝区无叩击痛。双下肢无水肿，四肢肌肉无萎缩，无肌纤颤；四肢肌张力正常，双上肢肌力 5 级，右下肢肌力 5-级。生理反射存在，病理征未引出。

2. 相关辅助检查

肺部 CT：显示慢性支气管炎，肺炎，肺气肿，两肺上叶空洞形成（图 3-3-17-1）。电子支气管镜检查示支气管黏膜炎性改变。

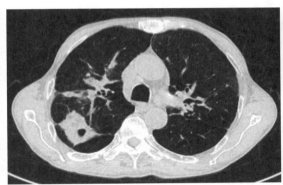
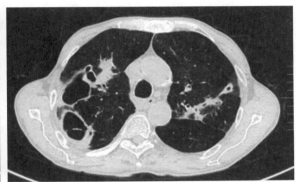

图 3-3-17-1　两肺上叶空洞形成

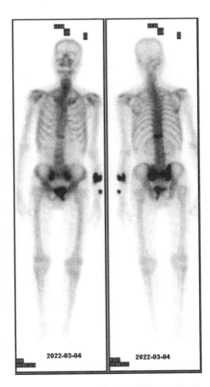

骨 ECT：骨盆多发代谢活跃灶，考虑特殊菌感染可能（马尔尼菲篮状菌？），不排除骨转移瘤（图 3-3-17-2）。

骨盆增强 MRI：① 两侧骶髂关节炎；② 盆腔少量积液。

肌电图：① 周围神经传导未见异常，② 肌肉未见神经源性及肌源性损害。

血常规：白细胞计数 10.28×10⁹/L，中性粒细胞绝对值 8.64×10⁹/L，淋巴细胞绝对值 0.65×10⁹/L，血红蛋白 104 g/L，血小板 446×10⁹/L。C 反应蛋白 134.22 mg/L，白介素-6 51.65 pg/mL，降钙素原 0.11 ng/mL，血清淀粉样蛋白 A 477 mg/L，红细胞沉降率 101 mm/h。类风湿因子(RF) 26.3 U/mL，HEV-IgM 阳性，HIV 抗体阴性，CD4⁺ Th 绝对计数 287 cells/μL。肺泡灌洗液 GM 试验 0.62 μg/L，静脉血 GM 试验 0.99 μg/L；血培养、骨髓培养均无菌生长。痰涂片、肺泡灌洗液涂片均未找抗酸杆菌，痰培养、肺泡灌洗液培养均未培养出致病菌。

支气管肺泡灌洗液微生物宏基因组二代测序（mNGS）检测：铜绿假单胞菌。

气道抽吸物培养：马尔尼菲篮状菌（下页图 3-3-17-3）。

图 3-3-17-2　骨盆多发代谢活跃灶

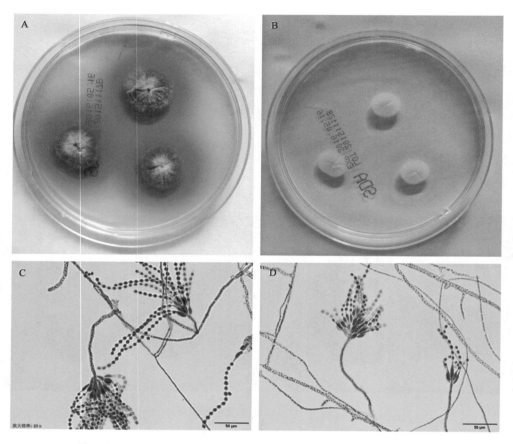

A. 马尔尼菲篮状菌菌落图，SDA，28℃ 7 d；B. 马尔尼菲篮状菌菌落图，SDA，35℃ 4 d；
C、D. 马尔尼菲篮状菌镜下：28℃，5 d，乳酸酚棉蓝染色，×400

图 3-3-17-3　马尔尼菲篮状菌

（三）疾病诊断

马尔尼菲篮状菌肺炎伴溶骨性破坏。

（四）治疗及预后

1. 治疗

2022-03-03：入院查炎症指标高，有抗生素使用指征，予哌拉西林钠-他唑巴坦 4.5 g q8 h 经验性抗感染治疗。后患者主要症状为骨痛、肌肉痛，需排除自身免疫、肿瘤相关疾病，予完善肿瘤标志物、骨 ECT 检查评估。患者有咳嗽、咳痰，查炎症指标高，结合肺部 CT 有肺部感染，继续予哌拉西林钠-他唑巴坦抗感染治疗。

2022-03-11：气管分泌物涂片和培养，涂片找到革兰阴性杆菌，3 月 16 日气管分泌物培养出马尔尼菲篮状菌。

2022-03-16：哌拉西林钠-他唑巴坦抗感染 2 周后复查肺部 CT 与前面的肺部 CT（2022-03-03）比较，新增下肺散在小片状高密度影。

2022-03-17：予停用哌拉西林钠-他唑巴坦，改用两性霉素 B 针 5 mg qd，治疗 3 d 后骨痛减轻，两性霉素 B 针剂量增至 25 mg qd 继续抗感染。同时予监测电解质、肌酐、血常规，预防性补钾,考虑药物的肾毒性,使每日液体量为 1 000～1 500 mL,适当使用利尿剂以避免液体过负荷。两性霉素 B 治疗时间 2 周,其间曾出现肾功能不全,经治疗好转。

2022‐04‐04:复查肺部 CT 可见两肺炎症较前减少,两肺上叶空洞较前缩小,予停用两性霉素 B,改用口服伊曲康唑 200 mg q12 h,10 周。

2022‐04‐07:复查骨 ETC 可见病灶浓聚程度及范围较前降低(图 3‐3‐17‐4)。

2022‐04‐08:出院,口服伊曲康唑继续治疗半年。

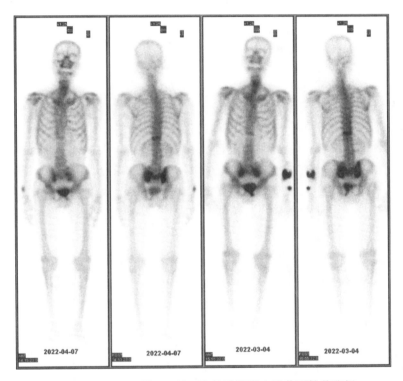

图 3‐3‐17‐4　骨 ETC 显示病灶浓聚程度及范围较前降低

2. 预后　2022 年 6 月 1 日患者复诊生命体征正常,骨痛消失,电解质、肌酐、血常规未见异常,肺部 CT 显示两肺炎症较前稍减少(图 3‐3‐17‐5)。

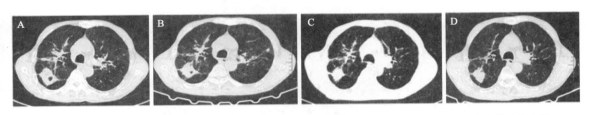

A:2022‐03‐03 两肺炎症,肺气肿,两肺上叶空洞形成;B:2022‐03‐16 新增左右下肺散在小片状高密度影;C:2022‐04‐04 两肺炎症较前减少,两肺上叶空洞较前缩小;D:2022‐06‐01 两肺炎症较前稍减少

图 3‐3‐17‐5　肺部 CT 显示两肺炎症较前稍减少

(五) 诊疗体会

一般认为马尔尼菲篮状感染在 HIV 阴性个体比较少见,所以 HIV 阴性患者的马尔尼菲篮状

菌病诊断往往会延迟。HIV 阴性患者感染马尔尼菲篮状菌病临床表现复杂多样,缺乏特异性,病原学检查阳性率低,早期诊断困难,类似的骨痛极易被误诊为结核、NTM、骨肿瘤等引起的骨髓炎。骨溶解性损害在 HIV 阴性的马尔尼菲篮状菌感染者中比较常见,但在临床工作中也常被忽视。临床表现以多发骨质破坏合并慢性肺部感染,可伴多发体表、深部淋巴结肿大、贫血、低蛋白血症、体重下降等进行性消耗性疾病表现,尤其是在马尔尼菲篮状菌病流行地区,应警惕马尔尼菲篮状菌感染可能。ETC 可以全面评估骨质破坏累及范围,确诊需要获取病原学证据。

(李艳玲)

病例十八、马尔尼菲篮状菌面部软组织感染

（一）一般资料

1. 患者信息　男性,44 岁。

2. 主诉　确诊 AIDS 8 年余,面部进行性溃烂 3 个月。

3. 现病史　患者 8 年前发现抗 HIV 阳性,后被确诊为 AIDS,之后长期进行抗 HIV 治疗（ART）,平素情况稳定,未曾出现过需要就医的病症。3 个月前出现上唇皮下极小包块,自行抠破后逐渐面积扩大,患者未引起重视。之后面部溃烂影响进食,3 周前到当地医院就诊,予输液治疗半个月（具体用药不详）,但上述症状无明显缓解。一周前在当地上级医院就诊,予以输注"阿莫西林克拉维酸钾、左氧氟沙星注射液",皮肤溃破仍无明显好转,故转来我院。

4. 既往史　患者长期居住在安徽某市,近 1 年未曾离开过居住地。

（二）相关检查及诊断依据

1. 入院查体　体温 37.1℃,脉搏 83 次/min,呼吸 16 次/min,血压 125/80 mmHg,发育正常,体形中等,自主体位,神志清楚。面部上唇至鼻之间及周围区域大面积溃烂,表面有薄痂（图 3-3-18-1）。

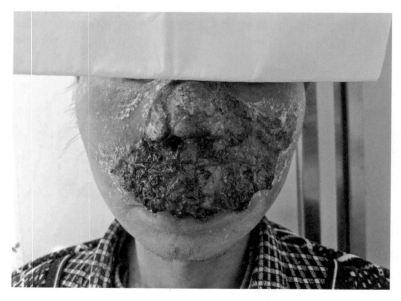

图 3-3-18-1　入院时面部溃烂表现

2. 辅助检查　血红蛋白测定 82.00 g/L，红细胞沉降率 74 mm/h，真菌 D - 葡聚糖检测 226.11 pg/mL，降钙素原 0.06 ng/mL，乳酸脱氢酶 151 U/L，HIV 核酸定量 466 copies/mL，CD4$^+$ T 细胞计数 141 cells/μL。胸部 CT 见两肺肺气肿，两肺散在结节、良性结节，两侧腋窝淋巴结稍大，纵隔肿大淋巴结，腹腔多发淋巴结。颌面（鼻咽部 MR）示颌面部软组织肿胀。面部溃烂组织病理示肉芽肿性炎伴炎性坏死渗出。溃烂组织培养见马尔尼菲篮状菌（2 d 后报阳）。

（三）疾病诊断

面部皮肤软组织马尔尼菲篮状菌感染、艾滋病。

（四）治疗及预后

入院后完善检查、评估病情，患者一般情况稳定，除面部溃烂外无其他症状表现。我们对面部溃烂组织进行病理检查及病原学培养，培养 2 d 后检验科报告见丝状真菌生长，正式报告于培养一周时出具，为马尔尼菲篮状菌生长。接到口头报告后立刻给予患者两性霉素 B 静滴治疗，其间患者情况稳定，面部溃烂逐渐好转，在治疗 2 周时已可见有明显改善（图 3 - 3 - 18 - 2）。后续予以口服伏立康唑巩固治疗，但患者受损的面部外观需要在治疗结束后至整形科处理。

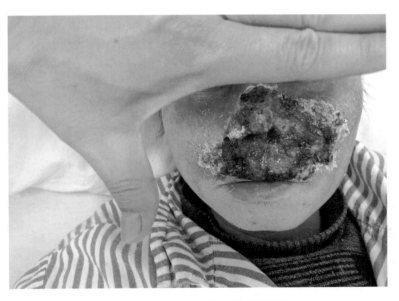

图 3 - 3 - 18 - 2　治疗 2 周后的对比

（五）诊疗体会

由于缺乏全身症状和特异性的实验室表现，相比肺部或系统性的马尔尼菲篮状菌感染，单纯的皮肤软组织感染更为隐蔽，早期更难被发现，造成溃烂处经久不愈。我们的这一例患者并非晚期丧失免疫功能的艾滋病患者，提示该疾病在免疫功能轻度受损的人群中也可出现。此外，本例患者长期居住生活在安徽黄山，说明该疾病出现的区域并非仅仅在我们传统认知中的南方省份，在疾病鉴别诊断时不能通过流行病学史来简单地排除。

在我们诊治的 HIV 感染/艾滋病合并马尔尼菲篮状菌感染的患者中，绝大多数均可取得病原学依据，所以在临床感染性疾病、发热待查的诊断、鉴别工作中，病原学的送检不可忽略。在马尔尼菲篮状菌系统性感染的患者中,血培养往往可获得阳性结果。此外,如疾病出现胸腹水、痰、肿大淋巴结等,其标本及穿刺液培养也有很高的阳性率。有了病原学依据、明确诊断之后,治疗并不困难。

在获得病原学依据之前,患者的基础状态(是否 HIV 感染或其他免疫受损人群)、旅居区域(是否有流行病学史)、起病特点(一般起病相对较慢)可以帮助临床医生是否需要考虑这一疾病。其他的一些临床表现及检查异常可进一步提示感染马尔尼菲篮状菌的可能:如发热、典型皮疹、腹腔内淋巴结肿大、血小板减少、肝功能受损、血真菌 D-葡聚糖、血降钙素原、乳酸脱氢酶等检测指标升高。马尔尼菲篮状菌在肺部可表现为两肺弥漫粟粒性结节,非常容易被误诊为粟粒性肺结核,需特别注意。

(宋　炜　沈银忠)

病例十九、肾移植术后继发肺孢子菌肺炎

(一) 一般资料

1. **患者信息**　男性,34 岁,职员。

2. **主诉**　咳嗽伴发热 1 周,加重 2 d。

3. **现病史**　患者此次入院前 1 周受凉后出现咽部疼痛伴干咳,偶有气急,体温最高 39.2℃,当地医院考虑"流感",经验性予以奥司他韦 75 mg bid 口服 5 d,症状未见明显缓解,且咳嗽进一步加重,为求进一步治疗,收治入院。

4. **既往史**　患者既往无糖尿病、心脏病、家族性遗传病史,否认"肝炎、结核"等传染病史,存在磺胺类药物及头孢菌素过敏史。

患者 4 个月前由于尿毒症、CKD5 期于本院行同种异体肾移植术,术顺,术后尿量为 1 500～2 000 mL/d,血肌酐 150 μmol/L,术后长期口服他克莫司 2 mg 及吗替麦考酚酯 0.75 g q12 h,泼尼松龙由 15 mg qd 逐步减量至 5 mg qd。

(二) 相关检查及诊断依据

1. **入院查体**　体温 39.2℃,呼吸 28 次/min,心率 98 次/min,血压 148/85 mmHg。两肺呼吸音低,可闻及两肺散在细湿啰音,未闻及哮鸣音;心律齐,腹部平软,无压痛及反跳痛。临床症状:气急明显,干咳为主,偶咳白黏痰,无咯血;无腰酸及腹部疼痛,尿量正常。

2. **相关辅助检查**

(1) 血常规:血红蛋白 120 g/L,血小板 299×10^9/L,白细胞 10.71×10^9/L↑,中性粒细胞百分比:89.5%↑,中性粒细胞绝对值:9.58×10^9/L↑。

(2) 感染指标:CRP 43.7 mg/L↑,PCT 0.08 ng/mL,G 试验:1 313.4 pg/mL↑,呼吸道病毒九联检、流感病毒、隐球菌乳胶凝集试验及痰涂片检测均为阴性。

(3) 免疫指标:淋巴细胞绝对值 0.65×10^9/L↓,调节 T 细胞 1.18%↓,$CD4^+$ Th 细胞 23.8%↓,T 细胞绝对值 406.3 cells/μL↓,Ts 细胞绝对值 228.9 cells/μL↓,Th 细胞绝对值 154.7 cells/μL↓,CD4/CD8 0.68↓。

(4) 血气分析:PH 为 7.303,PO_2 68 mmHg↓,PCO_2 42 mmHg,HCO_3^- 22.1 mmol/L,BE

3.1 mmol/L, Lac 2.6 mmol/L↑。

（5）肺部 CT 检查（2020-2-12）：两肺弥漫性渗出（图 3-3-19-1）。

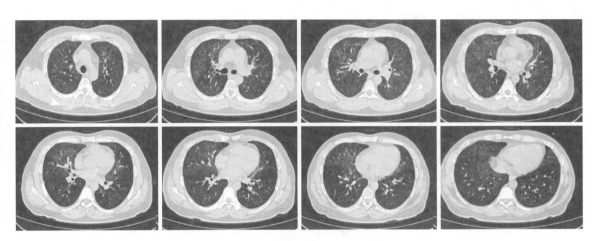

图 3-3-19-1　肺部 CT 平扫（2020-2-12）

（三）疾病诊断

肺部感染、肾移植术后。

（四）鉴别诊断

1. **急性支气管炎**　起病较快，无慢性咳嗽、咳痰及喘息等病史，开始为干咳，以后咳黏痰或脓性痰。常伴胸骨后闷胀或疼痛。发热等全身症状多在 3～5 d 好转，咳嗽、咳痰症状持续 2～3 周恢复。

2. **间质性肺病**　以干咳为主，进行性呼吸困难，可伴发热，听诊双肺底 velcro 啰音，影像学表现为两肺弥漫性毛玻璃样、网状或蜂窝状病变，肺功能变现为限制性肺通气功能障碍及弥散功能降低。

3. **肺脓肿**　起病急，中毒症状严重，寒战。发热、咳嗽、大量脓痰，周围血象白细胞总数和中性粒细胞计数增高，X 线空洞壁薄，内有液平、周围大片模糊炎性渗出阴影。

（五）诊疗及预后

1. **入院后**　停用免疫抑制剂（他克莫司+吗替麦考酚酯），予面罩吸氧（8 L/min），甲强龙 40 mg iv qd+卡泊芬净 50 mg ivgtt qd+左氧氟沙星 0.5 g ivgtt qd+更昔洛韦 0.25 g ivgtt q12 h。

2. **2020-02-12～2020-02-15**　CMV、EBV、痰培养、血培养及 GM 试验均为阴性；患者每日最高体温仍为 39.5℃，氧合分数由 130 mmHg 降至 80 mmHg，呼吸频率由 28 次/min 增至 35 次/min，两肺渗出较前加重（下页图 3-3-19-2）。

3. **2020-02-15**　夜间患者无法平卧，气急明显，干咳为主，无痰，无咯血，从普通病房转入 ICU，面罩吸氧改为 Highflow 供氧。

4. **2020-02-16**　早晨行纤维支气管镜镜检及灌洗并送检六胺银染色（下页图 3-3-19-3），同时将全血及支气管肺泡灌洗液标本送检 mNGS 检测，结果提示高序列耶氏肺孢子菌。由于患者存在磺胺类过敏史，快速脱敏（流程见下页表 3-3-19-1）后，予 TMP-SMZ 1 440 mg tid po，停左氧氟沙星及更昔洛韦，其余治疗方案维持不变。

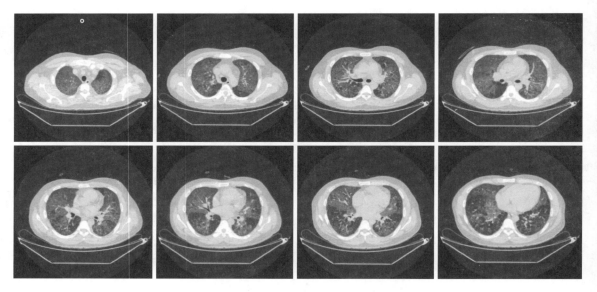

图 3-3-19-2　肺部 CT 平扫(2020-02-15)

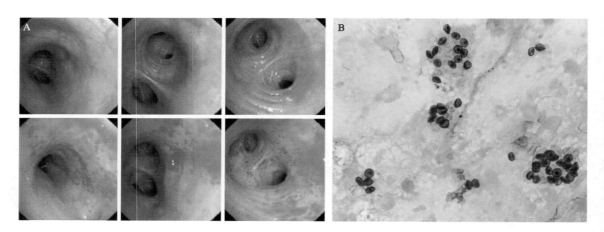

A. 纤维支气管镜镜检；B. 灌洗液六胺银染色结果

图 3-3-19-3　纤维支气管镜镜检及灌洗液染色(2020-02-16)

表 3-3-19-1　磺胺类过敏患者 TMP-SMZ 快速脱敏实验

时间(h)	TMP-SMZ 剂量(mg)
0	0.004/0.02
1	0.04/0.2
2	0.4/2
3	4/20
3	40/200
4	160/80

注：住院或门诊观察的条件下进行，避免使用激素、抗组胺和麻醉药品。

5. 2020－02－17～2020－02－20　患者每日 Tmax 39.5℃，呼吸频率最快 45 次/min，床旁胸片显示渗出加重，予 Bipap 通气（14/8 cmH₂O），氧合分数 60 mmHg，查 TMP/SMZ 峰浓度 78.348 mg/mL。

6. 2020－02－21～2020－02－27　将 TMP－SMZ 剂量增至 1 920 mg qid po，患者床旁胸片显示仍在进展（图 3－3－19－4），氧合状态无法维持。予气管插管有创通气，查 TMP－SMZ 峰浓度为 164.763 mg/mL。其中，针对性抗感染疗效不佳考虑与患者长期使用激素或免疫抑制剂，免疫功能持续低下有关，需改善患者免疫状态；氧合无法纠正考虑患者处于快速进展的呼吸衰竭，常规呼吸支持方式无法纠正低氧，此外 PJP 常导致自发气胸，纵隔气肿风险高，因此需要选择合适的呼吸支持技术。

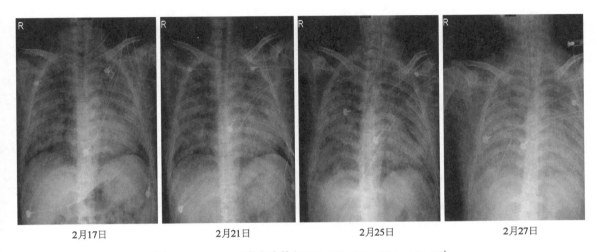

| 2月17日 | 2月21日 | 2月25日 | 2月27日 |

图 3－3－19－4　床旁胸片（2020－02－19～2020－02－27）

7. 2020－03－01　调整治疗方案，予 VV－ECMO+ IMV，维持甲强龙 40 mg ivgtt qd，TMP－SMX 1 920 mg qid po（峰浓度 98.45 mg/mL），增加卡泊芬净至 70 mg qd，同时予胸腺肽 10 mg im qd，2023－03－05 改为 10 mg im bid，2023－03－06 因患者出现 VAP（病原菌：CRPA）拔除气管插管予 ECMO+ Highflow，哌拉西林他唑巴坦 4.5 g ivgtt q8 h+ 阿米卡星 0.8 g ivgtt qd。2020－03－10 ECMO 撤机，2023－03－15 改为面罩吸氧，2023－03－19 转入普通病房并予 TMP－SMX 960 mg tid po，2023－03－27 减至 960 mg bid po，病情平稳，预出院。

8. 2020－03－29　患者再次发热，Tmax 38.3℃，持续 3 d，无气急，无腰酸及腹部疼痛，尿量 1 200～1 500 mL/d，听诊两肺呼吸音低，可以闻及两肺散在细湿啰音，未闻及哮鸣音，心律齐。腹部平软，无压痛，胸部 CT 显示两肺渗出较前好转（下页图 3－3－19－5），超声显示移植肾体积较前增大，血流阻力指数高，复查免疫指标：淋巴细胞绝对值 0.27×10⁹/L ↓，CD3⁺ Th 细胞 83.1% ↑，CD4⁺ Th 细胞 51.7% ↑，T 细胞绝对值 224.4 cells/μL ↓，Ts 细胞绝对值 82.3 cells/μL ↓，Th 细胞绝对值 139.6 cells/μL ↓，CD4/CD8 为 1.70。考虑患者再次发热为免疫力恢复导致移植物排异反应，予甲强龙 200 mg q12 h 3 d，联合他克莫司 2 mg q12 h po。

患者体温逐步恢复正常，尿量恢复至 1 500 mL～2 000 mL/d，肌酐降至 150 μmol/L，于 2020－04－10 出院，出院带他克莫司 2 mg q12 h po，吗替麦考酚酯 0.75 g q12 h po 及泼尼松龙 10 mg qd po。

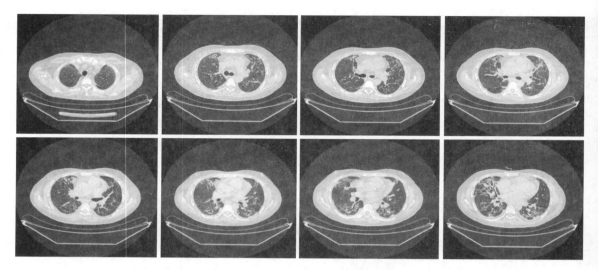

图 3-3-19-5　患者再次发热时胸部 CT,渗出较前好转(2020-03-29)

(六)诊疗体会

PJP 多见于免疫受损人群,是 HIV 感染患者最常见机会性感染和急性呼吸衰竭的主要原因。但近年来随着实体器官移植的普遍开展,且术后免疫抑制剂的常规使用,移植术后 PJP 发病率逐年增高。据报道,肾移植后 PJP 发病率为 5%～15%,病死率则因病例数、医疗水平等限制差异较大,为 3.7%～50.0%。肾移植术后早期需大量使用免疫抑制剂抗排斥反应,此时患者自身免疫功能受到严重抑制,是感染的高发期,目前多数肾移植后 PJP 报道发生于术后 6 个月内,因此多数指南建议移植后 3～6 个月使用 TMP-SMZ 预防 PJP;非 HIV 的 PJP 患者临床症状主要包括发热、干咳、呼吸困难等,且与 HIV 阳性患者相比起病更急、从出现症状到呼吸衰竭只需要 1 周,因此早发现早治疗是降低该类患者病死率的关键。

对 PJP 的诊断,常依赖于临床症状、影像学、病原学和血清学等综合分析。其中典型的胸部 CT 可表现为双侧或弥漫性磨玻璃影,然而非 HIV 感染人群的 PJP 由于起病迅速,初期影像学表现通常不明显,还需要结合病原学等进行判断。病原学诊断通常包括下呼吸道标本进行 PJ 的滋养体和包囊检查,传统方法的六甲基四胺银染色(GMS)、甲苯胺蓝 O 染色等均具有较高的灵敏度,宏基因组二代测序(mNGS)因灵敏、高效且检出迅速,近年来也在 PJP 诊疗中广泛应用。血清学检查如 β-D-葡聚糖试验、CD4$^+$ T 细胞计数等也可为 PJP 诊断提供辅助依据。

本病例报道的患者肾移植术后 4 个月,受凉出现咽部疼痛伴干咳、发热,经验性治疗后未好转,出现气急明显及干咳,并迅速出现呼吸衰竭症状,其发病时间、临床症状与文献报道一致;入院后患者的胸部 CT 影像、免疫指标功能、下呼吸道及全血的病原学检查均符合 PJP 诊断。

无论严重程度如何,TMP-SMZ 都是治疗 PJP 的首选药物,甲氧苄啶(TMP)和磺胺甲噁唑(SMZ)分别通过抑制二氢叶酸还原酶及二氢叶酸合成酶抑制剂,阻碍二氢叶酸代谢发挥杀灭 PJ 作用,肾功能正常的成人推荐治疗剂量: TMP 15～20 mg/(kg·d),SMZ 75～100 mg/(kg·d),每日分 3 次或 4 次静脉或口服给药,治疗持续时间一般为 21 d。因 TMP-SMZ 是治疗 PJP 最有效的药物,若患者对 TMP‑SMZ 过敏,建议给予脱敏处理(但若患者具有严重过敏史如 Stevens‑Johnson 综合征、中毒性表皮坏死松解症,则不推荐使用 TMP‑SMZ 或脱敏治疗)。该患者自述存在磺胺类及头孢类过敏史,但未曾发生严重过敏,使用常规治疗剂量前,进行逐级递增的 TMP‑SMZ 脱敏方案(具体流程见表 3‑3‑19‑1)。需要注意的是,脱敏治疗必须在住院或门诊观察的条件下进行,且每次服用对应剂量 TMP‑SMZ 后服用约 180 mL 水,脱敏过程中避免使用皮质激素和抗组胺药。

一般而言,TMP‑SMZ 血药浓度监测不常规推荐,但考虑重症患者具有血流动力学不稳定、个体药动学差异等特点,进行药物浓度监测(TDM)可提高临床疗效并减少不良反应。Hughes 建议治疗 PJP 需保证 SMZ 目标 C_{max} 为 100～150 mg/L,我国潘欢妍等研究者回顾性分析 60 例 PJP 患者 SMZ 初始 C_{max} 后发现,低于或高于目标浓度均为临床失败和 28 d 全因死亡的危险因素。本病例患者脱敏后使用 TMP‑SMZ 1 440 mg tid 连续 3 d,但仍保持每日 T_{max} 39.5℃,呼吸频率最快 45 次/min,氧合分数 60 mmHg,查 TMP‑SMZ 峰浓度为 78.348 mg/mL,考虑可能血药浓度未达标,因此增加给药剂量至 1 920 mg qid po,稳态峰浓度为 164.763 mg/m²,但浓度达标情况下,患者病情仍在进展,因此治疗还需要考虑其他综合因素。

从药物治疗角度,一线 TMP‑SMZ 治疗下疗效不佳可选择二线方案,如伯氨喹联合克林霉素、喷他脒、氨苯砜、阿托伐醌、卡泊芬净等。其中,卡泊芬净为棘白菌素类抗真菌药,具有破坏真菌细胞壁结构的作用,可导致 PJ 包囊破裂,抑制菌丝形成,同时具有快速起效特点,而 TMP‑SMZ 通常需 5～8 d 才发挥稳定疗效,两者联合具有协同抗 PJ 作用。动物研究显示,卡泊芬净与 TMP‑SMZ 联合使用在小鼠 PJP 模型中显示其疗效为单独使用 TMP‑SMZ 的 1.4 倍;此外,国内学者在 248 名 HIV 合并 PJP 患者中,对比联合方案卡泊芬净+ TMP‑SMZ 与单药方案 TMP‑SMZ 的安全性及有效性,结果显示联合方案具有更高的阳性反应率、住院生存率,以及较低的全因病死率。因此本病例患者在使用一线方案同时联合卡泊芬净,发挥协同抗 PJ 作用。

对重症 PJP 通常需要综合治疗:糖皮质激素、呼吸支持以及 ECMO 等支持治疗方案是改善 PJP 患者预后的重要部分。糖皮质激素可减轻肺水肿及肺内渗出,对 HIV 合并 PJP 患者疗效确切,在非 HIV 合并 PJP 人群中需要根据患者情况个体化应用。Ding 等学者的荟萃分析显示,糖皮质激素可显著降低非 HIV‑PJP 合并低氧血症患者的病死率,因此 PJP 急性病例且 $PaO_2 <$ 70 mmHg 的患者建议使用泼尼松。呼吸困难甚至急性呼吸衰竭为 PJP 常见临床表现之一,呼吸支持及 ECMO 可辅助患者从严重肺部感染中尽快恢复。

综上,PJP 是肾移植术后早期常见的感染,多发生于术后半年内,诊断需结合临床症状、影像学、病原学和实验室检查综合判断并及早治疗。同时,根据患者过敏史和病情进展,结合自身免疫状态变化及临床应答,及时调整治疗策略,以达到满意的临床疗效。

(朱　玲)

病例二十、HIV 相关肺孢子菌肺炎

(一) 一般资料

1. 患者信息　男性,24 岁。

2. 主诉 反复咳嗽 1 月余,加重伴气促 1 周。

3. 现病史 患者于 1 月余前出现咳嗽,咳少量痰,白色泡沫样,自行服用阿斯美、孟鲁司特钠对症止咳治疗,自觉症状逐渐加重伴活动后气急。1 周前至外院就诊,行肺 CT 检查提示双肺弥漫间质性改变。后网上购买 HIV 检测试纸自行检测发现阳性,4 d 前自己购买比克恩丙诺片抗 HIV 治疗(ART),因气急持续加重,前来我院。

(二) 相关检查及诊断依据

1. 入院查体 体温 37.7℃,脉搏 112 次/min,呼吸 25 次/min,血压 120/80 mmHg,指尖血氧饱和度 90%。发育正常,消瘦,自主体位,神志清楚,呼吸急促,双肺呼吸音粗,未闻及干湿性啰音。

2. 辅助检查 血液 G 试验 233.5 pg/mL,超敏 CRP 10.39 mg/L,红细胞沉降率 110 mm/h;CD4$^+$ T 细胞计数 10 cells/μL;HIV 核酸定量 3.93×10^3 copies/mL;肺泡灌洗液送检 mNGS 报耶氏肺孢子菌,序列数 129040;胸部 CT 示两肺见散在淡薄斑片状磨玻璃密度影,部分病灶内伴小叶间隔增厚,境界部分不清晰(图 3 - 3 - 20 - 1)。

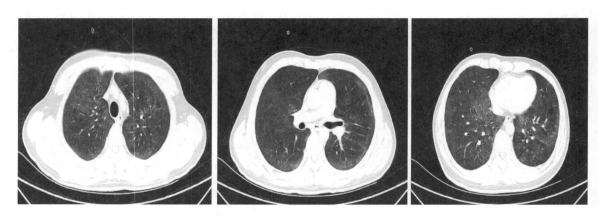

图 3 - 3 - 20 - 1　胸部 CT:两肺见磨玻璃密度影

(三) 疾病诊断

肺孢子菌肺炎、艾滋病。

(四) 治疗及预后

入院后立即给予复方磺胺甲噁唑(1.44 g/次,po,q8 h)抗肺孢子菌治疗,继续维持抗 HIV 用药,吸氧支持。患者肺部 CT 表现较重,予以激素甲泼尼龙 40 mg iv q12 h 抗炎辅助治疗。其间行气管镜检查,肺泡灌洗液送检 mNGS,结果回报有高序列耶氏肺孢子菌,诊断进一步明确。用药后患者症状逐渐改善,一般状况恢复,治疗 9 d 后复查胸部 CT 可见两肺炎症明显好转(下页图 3 - 3 - 20 - 2),后出院继续治疗完成用药疗程。

(五) 诊疗体会

肺孢子菌肺炎是晚期艾滋病患者最常见的机会性感染之一,主要表现为进行性加重的呼吸困难,影像学表现为典型的双肺弥漫性磨玻璃样间质性病变,血中乳酸脱氢酶和真菌 1,3 - β - D - 葡聚糖常升高,出现典型临床表现的患者,尤其是发生在免疫缺陷人群中,临床诊断常不难。本病如不及时治疗可迅速进展为呼吸衰竭、危及生命。临床上根据典型的临床症状和 CT 表现

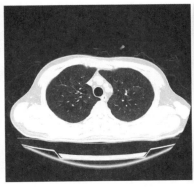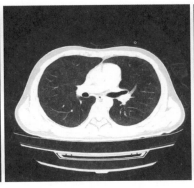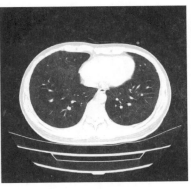

图 3‑3‑20‑2 治疗 9 d 后胸部 CT：较前片明显好转

即可诊断,给予复方磺胺甲噁唑治疗后病情大多可得到显著的改善,继而进一步明确了临床诊断。对于重症患者,在有效的抗感染治疗下,充足的呼吸支持以及早期的激素使用对疾病预后改善非常重要。实验室镜检肺孢子菌在绝大多数医院均难以开展,故当前肺泡灌洗液做 mNGS检查可作为一种病原体检测手段。

耶氏肺孢子菌肺炎在艾滋病患者中极为常见,也是患者死亡的重要原因。在首次确诊的艾滋病患者中,肺孢子菌肺炎发生率为 70%～80%,病死率为 20%～40%。90% 的肺孢子菌肺炎发生在 CD4$^+$ T 细胞计数＜200 cells/μL 的患者中。在 CD4$^+$ T 细胞计数低的艾滋病患者群体中,有相关症状及典型影像学表现者即可进行诊断并予以及时治疗,不必等待实验室病原学检测结果。但需要注意的是巨细胞病毒性肺炎也可有类似表现,临床送检病原学检测也是必需的,需要根据检测结果以及治疗效果等及时进行鉴别。

在如长期使用激素和免疫抑制剂的风湿免疫疾病和器官移植后患者群体中,耶氏肺孢子菌肺炎也较常见,诊断及治疗原则类似。对于发生免疫缺陷患者的肺孢子菌肺炎,治疗疗程结束后,应使用复方磺胺甲噁唑预防,直至患者免疫功能恢复(如 CD4$^+$ T 细胞计数＞200 cells/μL);对于免疫功能低下的艾滋病患者(CD4$^+$ T 细胞计数＜200 cells/μL)需要使用复方磺胺甲噁唑预防肺孢子菌肺炎的发生。

(宋　炜　沈银忠)

病例二十一、输入性播散型球孢子菌病

(一) 一般资料

1. 患者信息　男性,27 岁,飞行员。

2. 主诉　双侧臀部疼痛伴咳嗽、咳痰 2 个月,发热 12 d。

3. 现病史　患者曾在美国亚利桑那州居住一年,2014 年 12 月上旬出现右侧臀部疼痛,以右髋部疼痛为主,呈持续性针刺样痛,自服布洛芬后疼痛不能缓解,5 d 后出现咳嗽、咳白色泡沫黏痰。当地医院予口服泼尼松 20 mg q12 h、阿奇霉素 250 mg qd 治疗 5 d,右髋部疼痛完全消失,咳嗽减轻,但出现左侧髂后上棘疼痛,进行性加重,行走及改变体位疼痛加重,无发热。再次给予头孢克肟、多西环素、环苯扎林、氢溴酸右美沙芬、泼尼松等治疗,疗效不佳。腰骶部 MRI 示腰

椎、骶椎和双侧髂骨多发骨质破坏伴局部软组织肿块。

患者于 2015 年 1 月 22 日回国,出现持续性发热,体温 38.5～40.3 ℃,伴明显畏寒、寒战。外院实验室检查:白细胞计数 12.4×10⁹/L,中性粒细胞比例 0.77,Hb 为 102 g/L,血小板计数 239×10⁹/L。PET-CT 示全身多发淋巴结肿大、两肺多发斑片影、骨骼多处骨质破坏,¹⁸F-2-脱氧葡萄糖代谢异常增高,淋巴瘤待排查。左颌下肿大淋巴结活组织检查见大量淋巴细胞、少许坏死组织、上皮样细胞,疑结核性淋巴结炎。左颈部淋巴结活检示肉芽肿性病变伴坏死,进一步行过碘酸希夫染色(PAS)及六胺银染色均为阳性,考虑为特殊病原体感染。为进一步诊治收入院。患者自起病以来,精神欠佳,胃纳欠佳,睡眠差,近 2 个月体重下降 7 kg 左右。

(二)相关检查及诊断依据

1. 入院查体 体温 39.1 ℃,脉搏 102 次/min,呼吸 18 次/min,血压 121/78 mmHg。神志清楚,贫血貌,行走困难,双侧颈部、颌下、耳后、锁骨上淋巴结肿大;颅神经检查阴性,颈软,两肺呼吸音粗,未闻及干湿性啰音;心率 102 次/min,未闻及病理性杂音;腹平软,无压痛,反跳痛,肝、脾肋下未及;胸、腰椎无叩痛,骶尾椎叩痛阳性,弯腰受限;双侧髋部压痛阴性,四字征阴性,四肢肌力、肌张力正常。

2. 辅助检查 白细胞计数 18.64×10⁹/L,中性粒细胞比例 0.751,Hb 103 g/L,血小板计数 396×10⁹/L,嗜伊红细胞 1 276×10⁶/L;降钙素原 3.06 μg/L;结核感染 T 细胞斑点试验阴性,1-3-β-D 葡聚糖 484.40 ng/L;血 IgE≥2 640.00 g/L,IgG 26.2 g/L,肾功能均正常,C 反应蛋白 154 mg/L。2015 年 2 月 5 日脑脊液检查:白细胞计数 67×10⁶/L,多核细胞比例 27%,单核细胞比例 40%,糖 2 mmol/L,蛋白 449 mg/L。B 超示双侧颈部、锁骨上、腋下淋巴结异常肿大。肺部 CT 示两肺弥漫粟粒样结节伴左下肺胸膜下纤维灶,考虑血行播散性感染病变,气管隆突前淋巴结肿大(图 3-3-21-1)。头颅 MRI:硬膜及软脑膜见可疑点状及线样高信号。脑实质内未见明显异常,脑膜可疑强化(图 3-3-21-2)。骨髓涂片示骨髓坏死可能,并见球孢子菌,骨髓培养见丝状真菌,血培养阴性。颈部淋巴结病理切片见球孢子菌特征性改变(下页图 3-3-21-3)。

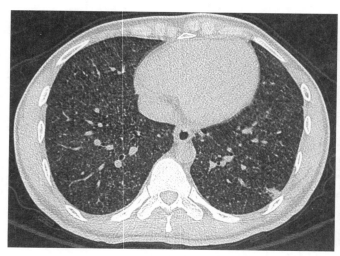

图 3-3-21-1 肺部 CT 示两肺弥漫粟粒样结节伴左下肺胸膜下纤维灶

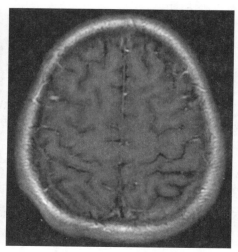

图 3-3-21-2 头颅 MRI:硬膜及软脑膜见可疑点状及线样高信号

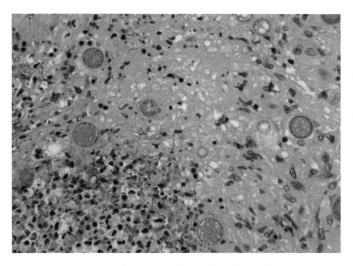

图 3－3－21－3　颈部淋巴结病理切片见球孢子菌特征性改变

（三）疾病诊断

输入性播散型球孢子菌病。

（四）治疗及预后

2015 年 2 月 6 日起给予伊曲康唑 200 mg q12 h 静脉滴注，2 d 后改为伊曲康唑 200 mg qd 静脉滴注。治疗 4 周后体温逐渐降至正常，以低热为主，咳嗽、咳痰减轻，淋巴结明显缩小，骨髓、脑脊液、血培养均阴性；脑脊液生化学常规检查结果较前好转。继续伊曲康唑静脉滴注（200 mg qd）与口服（200 mg q12 h）交替应用，患者髋部疼痛、腰部活动障碍等症状消失，胸部 CT 仍见两肺弥漫性粟粒样结节，但慢性炎症明显吸收（图 3－3－21－4），头颅增强 MRI 未见明显异常（图 3－3－21－5），胸腰椎 MRI 增强示第 1～4 腰椎椎体及第 1～2 腰椎、第 3～4 腰椎椎间盘病变，以第 2 腰椎和第 4 腰椎椎体骨质破坏为主。全身骨扫描病灶明显改善。2016 年 3 月起停用伊曲康唑，改为口服氟康唑 400 mg q12 h。

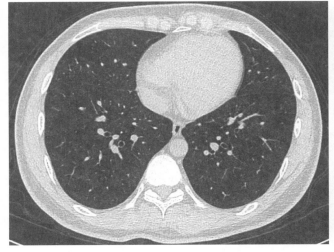

图 3－3－21－4　胸部 CT 仍见两肺弥漫性粟粒样结节，但慢性炎症明显吸收

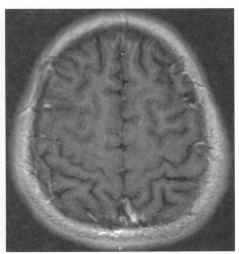

图 3－3－21－5　头颅增强 MRI 未见明显异常

（五）诊疗体会

球孢子菌病是由球孢子菌引起的一种局限性或播散性疾病，主要流行于美国加利福尼亚州、亚利桑那州、得克萨斯州和新墨西哥州。主要经呼吸道吸入感染，也可因外伤后经皮肤感染而发病。感染后 50%～60% 患者呈无症状隐性感染，40% 患者有自限性的感冒或流感样症状，10% 患者可发展为肺炎，＜1% 患者发展为播散性感染。血常规常表现为白细胞明显升高，嗜酸性粒细胞升高。我国较为少见，本例患者曾在美国亚利桑那州生活 1 年，故考虑为输入性球孢子菌病；主要临床表现为双侧臀部疼痛，咳嗽、咳痰、发热，病灶累及肺、淋巴结、骨髓、中枢神经系统等，系播散型球孢子菌感染。

根据美国感染病学会（Infectious Disease Society of America，IDSA）2016 年更新的球孢子菌病治疗指南，对于免疫正常宿主急性肺部感染，由于一般为自限性病程，故无需抗真菌治疗，只需定期随访；而对于慢性肺部感染、播散性感染或免疫低下患者的感染，则首选唑类药物（氟康唑、伊曲康唑）治疗。虽然两性霉素 B 治疗球孢子菌感染疗效确切，但不良反应较大，一般不作为首选抗真菌药物，仅用于唑类药物无法耐受或疗效不佳者、严重骨关节病变者、免疫低下且肺部病灶迅速进展或肺外播散者。脑膜炎患者推荐首选氟康唑或伊曲康唑治疗，次选其他唑类药物或鞘内注射两性霉素 B。

本例患者系播散型球孢子菌病，累及部位主要是肺部、骨骼、中枢神经系统，故伊曲康唑治疗 5 周，结果显示出较好的疗效和安全性。播散性球孢子菌病在我国虽然少见，但随着国际交往和旅游增加，国外的地方性流行病会带入我国，对此临床医师应给予足够的重视。

（江英骏　朱利平）